JN296951

ドラッグストアQ&A Part2

薬・健康食品・化粧品・ベビー・生活用品の情報BOOK

監修
尾関 孝英	高橋・尾関法律会計事務所、弁護士
河野 武幸	摂南大学薬学部教授
小松 龍史	同志社女子大学生活科学部食物栄養科学科教授
筒井 廣明	昭和大学藤が丘リハビリテーション病院整形外科准教授
堀 美智子	株式会社エスアイシー
宮澤 三雄	近畿大学理工学部応用化学科教授

薬事日報社

はじめに

　インターネットは，膨大な情報をもち，必要な情報，知りたい情報を，検索によって簡単に入手することができます。自分の要望事項をキーワードにして検索すると，ある商品群に行き着き，さらに，個の状況に応じて，その中から自分で商品を選ぶことができます。ある程度の情報に触発されながらも最終的には自分で選択した満足感と自分に合ったもの，自分の悩みを解決してくれるものであるという自信も加味され，顧客満足の上に商品が売買されるというのがインターネットを介した販売の一面です。しかし，医薬品を含むヘルスケア商品の場合，自分の満足とは裏腹に，実際には健康状態の把握は十分でなく，薬の知識も不十分なため，本来入手すべきものを得ていない可能性が高くなってしまうおそれも出てきます。

　ドラッグストアは接客販売をベースに，その人に合ったものを選び出し，リアルかつファジーな質問や悩み，要望などに応えられるような相談を実施していくべきだと思います。そのためには，医薬品や化粧品などはもちろん，生活に関わる広範囲な，さらに膨大なる情報を用意しておくことが必要です。それによって，真に顧客が満足するそして信頼できる情報を提供する場所としてドラッグストアは，インターネット以上に活用してもらえる場になるはずだと思います。

　本書の内容は，株式会社ユタカファーマシー各店舗で，実際に顧客等からいただいた質問とそれに対する回答事例をベースにしています。店頭勤務されている方は，読むうちに，同じような質問を受けたことがある，また，消費者の方は，同じような疑問を持ったことがあるとお気づきになられることでしょう。また読むうちに，ドラッグストアは，地域の方々にとって，ヘルスケア情報と商品を供給する重要な場所だと感じられるのではないでしょうか。現役薬剤師，登録販売者だけでなく，薬剤師を目指し学んでいる薬学生にも，そして消費者の方々にも役立つ情報であり，是非ご活用いただければと思います。

　末筆ながら回答作成にあたってご尽力いただいた監修者各位および出版にご努力いただいた薬事日報社に厚く御礼申し上げます。

2011年4月

株式会社ユタカファーマシー

本書の内容について

1. 本書は，㈱ユタカファーマシー各店舗で，実際にお客様から受けた質問とそれに対する回答をベースにまとめたものです，2005年に発行した初版の第2弾という位置付けのものです。

2. 収録した質問は実際の場合と同様に，医薬品や化粧品，健康食品，生活用品などの商品に関するもの，健康増進，病気，巷で報道されている医療や健康関連情報に関するものなど様々です。

3. 回答は個々のお客（患者）様に対するものであり，必ずしもすべての人に該当するとはかぎりません。また，現時点では正しくても，その後の科学の知見や法律改正などにより見直しをしなければいけないものも出てくることに注意してください。

4. 【参考】は，さらに詳しい情報を知りたい方のために付記しました。

5. 回答には他のＱ＆Ａや付録を参照せよというものがあります。次のような表示です。
　　⇒（Ⅰ）Q3 インフルエンザと解熱鎮痛薬の関係は？
この場合の(Ⅰ)は初版の"Q＆A"を意味しています。Part 2 の中でも相互に関連するQ＆Aはありますが，それを探す場合は索引をご利用ください。

6. 回答や気になる情報を探しやすくするため，索引を付けました。

目　　次

Q&A　目次

医薬品に関する質問

Q1　飲む育毛剤プロペシアとは？ …………………………………… 16
Q2　リアップとカロヤンの違いは？ …………………………………… 17
Q3　ワクチン接種4日後の発熱は副反応？…………………… 18
Q4　精神安定剤を海外旅行に持参することは可能か？………… 19
Q5　口渇を起こす可能性のある薬は？………………………………… 19
Q6　歯ぎしり防止用のマウスピースとは？……………………… 21
Q7　乳幼児に使える虫歯予防のトローチとは？……………… 22
Q8　口腔内に使える傷薬はあるか？…………………………………… 23
Q9　伸縮性と非伸縮性テーピングテープの使い分け方は？…… 24
Q10　子供の身長を伸ばす薬はあるか？……………………………… 24
Q11　生理を遅らせる薬はあるか？ …………………………………… 25
Q12　2枚爪の原因は？ ……… 26
Q13　にきび予防で気をつけることは？……………………………… 27
Q14　虹が見える目の病気とは？…………………………………… 28
Q15　熱中症対策として効果的な水分の補給方法は？………… 29
Q16　嘔吐に続いて下痢をしている子供への対応は？…………… 30
Q17　プラセンタ製剤の注射をした人は献血ができない？……… 31
Q18　薬剤性味覚障害には亜鉛がよい？……………………………… 32
Q19　むくみは鼻炎薬の副作用か？…………………………………… 33
Q20　虫刺されによる腫れと痛みの処置法は？ …………… 34
Q21　うがい薬は少しぐらい飲んでも問題ない？……………………… 35
Q22　ステロイドは傷口に塗ってもよいか？……………………………… 35
Q23　軟膏の基材で分泌物の吸収が良い物は？……………………… 36
Q24　プールに入れるカルキとは？…………………………………… 37
Q25　救心とシャントの違いは？…………………………………… 38
Q26　潤滑ゼリーを口に入れてしまったが大丈夫か？………… 39
Q27　センナの葉と実の違いは？…………………………………… 39
Q28　アリナミン錠シリーズの違いは？……………………………… 40
Q29　お屠蘇には何が入っているのか？……………………………… 41
Q30　独活葛根湯と疎経活血湯を一緒に飲んでも大丈夫か？… 42
Q31　不正出血（性器）の原因となる疾患は？………………… 44
Q32　メバロチンとニコチン酸

アミド入り飲料の併用は？… 44
Q33　ノイビタゴールドを飲むことでα-リポ酸を摂取できる？ …………………………… 45
Q34　インスリン製剤の内服薬はあるか？……………… 46
Q35　肉離れしたときの応急処置法は？………………… 47
Q36　食塩以外のナトリウムも高血圧に影響する？………… 48
Q37　いろんな塩類下剤があるが違いはあるのか？……… 49
Q38　鉄剤の種類と違いは？ … 50
Q39　女性のための脱毛予防法や育毛法は？……………… 51
Q40　モートン病の症状を緩和する靴の中敷とは？……… 52
Q41　リンゴ酸カルシウムはリン吸着剤の代わりになるか？… 53
Q42　飛行機に乗ったとき耳がツーンと痛くなるのは？…… 54
Q43　ピロリ菌除去薬物療法の中断は可能か？………… 55
Q44　甲殻類アレルギーでも服用可能な関節痛薬は？……… 56
Q45　足底腱膜炎によい健康食品は？…………………………… 57
Q46　歯科技工用のアロンアルファを購入できるか？………… 58
Q47　縫合手術後の傷口補強に使う市販のテープはあるか？…… 59
Q48　ホルマリンの入手方法は？ ……………………………… 59
Q49　イブプロフェンはアスピリンの心保護作用を減弱する？… 60
Q50　アディポネクチンとは？ ……………………………… 62

Q51　ピロリ菌に効く漢方薬はあるか？…………………………… 63
Q52　睡眠薬の代用品になるようなものはあるか？………… 63
Q53　ブロン錠の副作用は？ … 65
Q54　2歳の子どものやけどの処置法は？……………… 65
Q55　今治水は6歳の子供に使ってもよいか？……………… 67
Q56　水銀温度計の破損で水銀がこぼれたときの処理方法は？ …………………………… 67
Q57　貼り薬のソフラチュールとは？……………………… 68
Q58　救心は高血圧に影響する？ ……………………………… 69
Q59　ベルクリーンS軟膏中のリドカインの働きは？……… 70
Q60　どうしてハナノアの包装は2種類あるのか？……… 71
Q61　幼児に安全で良く効く熱さましは？……………… 72
Q62　酔い止めのアネロンニスキャップは24時間効く？… 73
Q63　頭部の湿疹の治し方は？ …………………………… 74
Q64　痒みのある手のひび割れへの対処法は？……………… 75
Q65　名称不明の液状薬品の廃棄法は？………………… 76
Q66　産後の貧血にはプラセンタ製剤がいいのか？………… 77
Q67　自動車のバッテリー液が目に入った時の対処法は？…… 78
Q68　目の周囲に塗布できる虫刺されの薬は？……………… 79
Q69　まわた薬とは？ ………… 79

Q70	肌に白く残らない皮膚薬は？ ………………………… 80
Q71	ヨーチンと赤チンの違いは？ ………………………… 81
Q72	下呂膏の黒いはがし跡をとるには？ ………………… 81
Q73	フェイスマッサージで肝斑が悪化する？ ………… 82
Q74	寒冷蕁麻疹の予防策は？ … 83
Q75	歯が透けて見えるのを防ぐ歯磨き粉とは？ ………… 84
Q76	イオン導入に有効なビタミンCはリン酸型のみ？ … 85
Q77	予防接種後の副反応に風邪薬で対応したら？ ……… 86
Q78	唇の腫れの原因と対処法は？ ………………………… 87
Q79	ルビーナと命の母の違いは？ ………………………… 88
Q80	アルピニーA坐剤は生後10ヵ月でも使える？ …… 90
Q81	グリセリンとグリセリンカリ液の違いは？ ………… 91
Q82	炭酸ソーダと重炭酸ソーダなどソーダ類の違いは？ …… 92
Q83	ドラッグストアで二硫化炭素を買えるか？ ………… 94
Q84	植物性のグリセリンはあるか？ ……………………… 94
Q85	医療ガーゼのタイプとは？ …………………………… 95
Q86	コンタクト用精製水は化粧品作りにも使える？ …… 96
Q87	重曹から泡を出す方法は？ …………………………… 97
Q88	動物用医薬品とは？ …… 98
Q89	消毒薬のグルタクリーンはドラッグストアで買えるか？ ………………………… 98
Q90	重曹やクエン酸の掃除での使い方は？ ……………… 99
Q91	超音波検査のとき塗るのはグリセリン？ ………… 101
Q92	ニコチンガム使用中に喫煙してもよいか？ ……… 101
Q93	禁煙補助薬のチャンピックスとは？ ……………… 102
Q94	法律関係（規制区分）…… 104
Q94の1	処方せん医薬品とは？ ………………………… 104
Q94の2	指定医薬品と第1類医薬品は同じ？ ……… 104
Q94の3	一般用で習慣性医薬品はあるか？ ………… 105
Q94の4	バポナ購入の際に代筆は認められる？ ……… 105
Q95	OTC薬で耳鳴りの改善薬はあるか？ ……………… 106
Q96	目薬をさすときの補助器具はあるか？ …………… 107
Q97	硫酸亜鉛の入った市販の目薬はあるか？ ………… 107
Q98	ナファゾリン目薬で2次充血が起きる？ ………… 108
Q99	目薬に防腐剤は必要なのか？ ……………………… 109
Q100	目薬の色が変わったら？ ………………………… 110
Q101	目薬をさして味を感じるのはなぜ？ …………… 111
Q102	目やにに効く目薬はあるか？ …………………… 112
Q103	甲状腺治療薬を服用中に

抗菌目薬を使ってもよいか？ ………………………………… 113
Q104　目の疲れに効く目薬は？ ………………………………… 114
Q105　医療機器 ……………… 115
Q105の1　医療機器のクラス分類とは？………… 115
Q105の2　血糖測定器のしくみは？……………………… 116
Q105の3　低周波治療器とは？ ………………………………… 116
Q105の4　血圧計のしくみは？ ………………………………… 117
Q106　検査値 ………………… 118
Q106の1　LDLコレステロール値の求め方は？………… 118
Q106の2　血中の酸素濃度を測る機器とは？………… 119
Q106の3　尿中尿酸値を測定する試験紙はあるか？…… 120
Q106の4　尿中の白血球数と混濁尿の意味は？…… 121
Q106の5　血液検査でのBNPとは？ …………… 121
Q107　コンタクトレンズ …… 123
Q107の1　コンタクトを外す道具とは？……………… 123
Q107の2　使い捨てコンタクトのケア用品は？………… 123
Q107の3　1デーコンタクト装用時の目薬は？………… 123
Q108　消毒剤 ………………… 124
Q108の1　ノロウイルス付着衣類の洗濯は？………… 124
Q108の2　消毒剤の強さとは？ ………………………………… 125
Q108の3　ヒビテンの薄め方は？ ………………………………… 125
Q108の4　消毒用エタノールIPのIPとは？………… 126
Q108の5　血液が付着した器具の消毒法は？………… 126
Q109　マグネシウム系便秘薬の相互作用は？………… 127
Q110　ワルファリン服用中の納豆菌入り整腸薬は？…… 128
Q111　高血糖治療中の風邪薬の服用は？……………… 129
Q112　前立腺肥大症の治療中に服用できる風邪薬は？… 129
Q113　高血圧患者に甘草の入った薬はよくない？………… 130
Q114　高血圧症の治療中でも服用できる咳止めは？………… 131
Q115　乳幼児に浣腸してもいいか？ ………………………………… 132
Q116　赤ちゃんの股ずれに塗る薬は？……………………… 132
Q117　妊婦，授乳婦と薬……… 133
Q117の1　妊婦でも飲める風邪薬は？……………………… 133
Q117の2　貼り薬なら妊娠中でも大丈夫？……………… 133
Q117の3　授乳中に薬を服用するときの注意点は？…… 134
Q118　ピジョンのベビー用外用剤の色による違いは？………… 135
Q119　センナ，ダイオウ，アロエに子宮収縮作用あり？…… 135
Q120　バーコール法とは？…… 136
Q121　妊娠検査薬の仕組みは？ ………………………………… 137
Q122　妊娠中の高血糖は当たり前？……………………… 138

Q123　排卵日検査薬とは？…… 139
Q124　精子を殺すゼリーとは？
　　　　……………………… 140
Q125　ノロウイルスとは？…… 140
Q126　ラミシールの青色と桃色
　　　の違いは？……………… 141
Q127　水虫 ………………… 142
Q127の1　水虫薬の成分は？
　　　　……………………… 142
Q127の2　水虫と間違えやすい
　　　皮膚疾患は？………… 143

化粧品に関する質問

Q128　薬事法における化粧品の
　　　定義は？……………… 146
Q129　香水を薄めるには何を
　　　使ったらよいか？…… 146
Q130　日焼け止めはどのように
　　　して紫外線を防ぐのか？… 147
Q131　パラベンは老化を進める？
　　　　……………………… 148
Q132　旧表示指定成分が入って
　　　いない化粧品は？…… 149
Q133　ヨモギクリームの作り方は？
　　　　……………………… 150

ベビーに関する質問

Q134　なぜ粉ミルクに核酸が入って
　　　いるのか？……………… 152
Q135　キシリトール含有率の高い
　　　お菓子は？……………… 152
Q136　授乳中の乳首の傷には馬油
　　　が良い？………………… 153
Q137　低出生体重児用ミルクとは？
　　　　……………………… 154
Q138　赤ちゃんの顔にできる赤い
　　　ブツブツは何？………… 155

Q139　周産期に飲むとよいと
　　　いうハーブティーとは？… 156
Q140　妊娠線を消すクリームは
　　　あるか？………………… 157
Q141　乳歯の生え始めの時期と
　　　順序は？………………… 158
Q142　ブレストパッドとは？… 159
Q143　ベビー用保湿剤の選び方
　　　は？……………………… 160
Q144　どうしたら赤ちゃんが
　　　ミルクを飲んでくれる？… 161
Q145　食物アレルギーは成長と
　　　ともになくなるのか？…… 161
Q146　西村の野菜ボーロは生後
　　　何ヵ月から食べてもいいか？
　　　　……………………… 162
Q147　子どもの指しゃぶりをやめ
　　　させる道具とは？……… 163
Q148　明治ラクトレスとは
　　　どんなミルク？………… 164
Q149　母乳が足りているのか
　　　どうかの判断は？……… 165
Q150　手づかみ食べはやめさせた
　　　方がいい？……………… 166
Q151　緑色の便は何かの病気？
　　　　……………………… 167
Q152　混ぜご飯じゃないと食べ
　　　ないのは偏食？………… 168
Q153　フォローアップミルクへの
　　　切り替え時期は？……… 169
Q154　おっぱいのしこりは病気？
　　　　……………………… 170
Q155　急に離乳食をたべなくなった
　　　のはなぜ？……………… 171
Q156　子供がいたずらしたら叱る
　　　べきか？………………… 172

健康食品・サプリメントに関する質問

- Q157　α-リポ酸とは？ …… 174
- Q158　アルカリイオン水で薬を飲んでいけない理由は？… 175
- Q159　ウコンで肝臓障害？…… 176
- Q160　蚕や桑の葉に血糖値を下げる作用がある？……… 177
- Q161　糖尿病にグルコサミンは要注意？……………… 178
- Q162　血糖値の上昇を抑える食物繊維は？……… 179
- Q163　ゲルマニウムは何にいいの？ ……………………… 180
- Q164　胆石の人が食生活で気を付けることは？……… 181
- Q165　スピルリナの特徴や作用は？ ……………………… 183
- Q166　スピルリナの抗酸化能とは？ ……………………… 184
- Q167　スピルリナの成分"核酸"とは？……………………… 185
- Q168　コラーゲンって身体にどういいの？……………… 186
- Q169　ヒアルロン酸，コラーゲン，コンドロイチンの違いは？……………………… 187
- Q170　発酵ヒアルロン酸とは？ ……………………… 188
- Q171　清涼飲料水に入っているムイラプアマとは？……… 188
- Q172　メチルスルフォニルメタン ……………………… 189
- Q172の1　メチルスルフォニルメタンの働きは？…… 189
- Q172の2　メチルスルフォニルメタンは血糖を上げる？ ……………………… 190
- Q173　タウリンの効果は？…… 190
- Q174　びわの葉エキス中のアミグダリンとは？……… 191
- Q175　DHEAとDHAは同じもの？ ……………………… 193
- Q176　クミスクチンとは？…… 193
- Q177　サジーにはどんな働きがあるの？……………… 194
- Q178　深海鮫生肝油と深海鮫エキスの違いは？………… 195
- Q179　コンフリーを食べていけない理由は？………… 196
- Q180　藻塩とは？ ………… 197
- Q181　キトサンに抗がん作用がある？……………… 198
- Q182　熱中症予防に使える塩タブレットとは？……… 199
- Q183　植物ステロールとは？… 200
- Q184　免疫乳酸菌とは？……… 202
- Q185　抗酸化力の測定方法は？ ……………………… 203
- Q186　寒天もゼラチンも便秘に効く？……………… 203
- Q187　頻尿にぎんなんが良いというのは本当？……… 204
- Q188　サメ軟骨には抗がん作用がある？……………… 205
- Q189　ハトムギは腸の働きを良くする？……… 206
- Q190　トコトリエノールとは？ ……………………… 207
- Q191　パラアミノ安息香酸を含む食品は？……… 208
- Q192　口に入れるだけで唾液分泌を促進するものとは？…… 209
- Q193　ノコギリヤシは女性が

　　　　　飲んではいけない？……… 210
Q194　イチョウ葉エキスとパナル
　　　　ジンの飲み合わせは？
　　　　………………………… 212
Q195　牡蠣エキスは緑内障予防に
　　　　よいのか？…………… 213
Q196　食物繊維の機能は？…… 214
Q197　L-システインとL-シスチン
　　　　の違いは？…………… 215
Q198　ユーカリ茶の効果は？… 216
Q199　明日葉は骨粗鬆症に効く
　　　　のか？………………… 217
Q200　蓄膿症によい健康茶は？
　　　　………………………… 218
Q201　体を温めるお茶は？…… 219
Q202　アトピー性皮膚炎にγ-リノ
　　　　レン酸が有効？……… 220
Q203　マリーゴールドは食べら
　　　　れるのか？…………… 221
Q204　スギ花粉加工品は食品か
　　　　医薬品か？…………… 222
Q205　白にんにくと黒にんにくの
　　　　違いは？……………… 223
Q206　健康食品売り場にある
　　　　AHCCとは？ ………… 224
Q207　流石茶とは？ ………… 225
Q208　シモン茶とは？ ……… 226
Q209　ビタミンHとは？ …… 227
Q210　アミノ酸をキレート加工
　　　　するのはなぜ？……… 228
Q211　根コンブとは？ ……… 228
Q212　大豆イソフラボン摂取量の
　　　　目安は？……………… 229
Q213　ドクダミとジュウヤクの
　　　　違いは？……………… 231
Q214　クロム含有サプリの安全性
　　　　は？…………………… 232

Q215　マカに含まれるグルコシノ
　　　　レートとは？………… 233
Q216　着色料のカラメル色素は
　　　　安全か？……………… 234
Q217　シトルリンの効果とは？
　　　　………………………… 234

ペット・環境に関する質問

Q218　ハーブノミよけは子猫にも
　　　　使用可能か？………… 238
Q219　マタタビはネコに無害？
　　　　………………………… 239
Q220　犬の目の洗浄にホウ酸水を
　　　　使ってもよいか？…… 239
Q221　犬のけがの傷口も生理食塩水
　　　　で洗浄するのか？…… 240

介護に関する質問

Q222　保険調剤でオイラックスと
　　　　γ-BHCの混合は可能か？
　　　　………………………… 244
Q223　介護用おむつの購入に助成
　　　　金が出る？…………… 245
Q224　疥癬を広めないようにする
　　　　には？………………… 246
Q225　褥瘡の状態とそれに見合った
　　　　薬は？………………… 247
Q226　胃切除術後によい栄養補給剤
　　　　は？…………………… 249
Q227　ドライマウス用のオーラル
　　　　バランスの使い方は？… 250
Q228　粉末タイプのとろみ調整食品
　　　　の種類と特徴は？…… 251
Q229　便の臭いを抑える薬はある
　　　　か？…………………… 252

生活全般に関する質問

- Q230　井戸水の消毒法は？…… 256
- Q231　液体歯磨なら歯ブラシは要らない？………………… 257
- Q232　ガラス拭きのアルコール代用品は？……………… 257
- Q233　革製品の帽子のお手入れ方法は？………………… 258
- Q234　草木染の色の定着に使うものは？………………… 258
- Q235　消火器の粉末を吸い込んでしまったが大丈夫か？…… 259
- Q236　ファンヒーターの近くで毛髪スプレーはいけない？……………………………… 260
- Q237　洗剤は泡立ちがよい方が汚れもよく落ちる？……… 261
- Q238　アトピー性皮膚炎には洗濯洗剤よりも洗濯石けん？… 262
- Q239　服に付いた鉄さびの落とし方は？………………… 263
- Q240　研磨剤と発泡剤が無配合の歯磨き粉はあるか？……… 263
- Q241　ひな人形のカビの落とし方と保管の仕方は？………… 264
- Q242　ひょうたんの作り方は？……………………………… 265
- Q243　手に付いたブルーレットの青色はとれるの？………… 265
- Q244　ポリグリップＳを飲んでしまったが大丈夫か？…… 266
- Q245　金魚の餌をメダカの餌にしてもよいか？………… 266
- Q246　服に付いたロウの染み抜きの方法は？………………… 267
- Q247　イノシシ避けに効果的な臭いは？……………………… 268
- Q248　コクゾウムシの駆除方法は？………………………… 269
- Q249　コバエを捕獲するゼリーとは？………………………… 269
- Q250　屋内用と屋外用の殺虫剤は何が違うのか？………… 270
- Q251　蛾によく効く殺虫剤は？……………………………… 270
- Q252　スミチオンが顔にかかってしまったら？………… 271
- Q253　殺虫用のくん煙剤でねずみを駆除できるか？……… 271
- Q254　ハトを駆除する薬はあるか？……………………………… 272
- Q255　バポナを室内に吊り下げていても問題ないか？……… 273
- Q256　ヘビ避けに効果のある商品はないか？………………… 273
- Q257　ヤモリ駆除はどうやってしたらよいか？………… 274
- Q258　ダニアースパウダーはシラミにも効く？………… 274
- Q259　衣服に付いたシラミを駆除するには？……………… 275

食品に関する質問

- Q260　野菜を洗うための加工酢とは？………………………… 278
- Q261　高血圧予防のためのカリウムの摂取目標量は？……… 279
- Q262　加工食品に使われる硝酸塩類には発ガン性がある？…… 280
- Q263　無脂肪のスキムミルクはあるか？……………………… 281
- Q264　炭酸水の作り方は？…… 282
- Q265　糖質の計算の仕方は？

.... 282
Q266　豆腐を作るときのにがりの
　　　　量は？.......................... 283
Q267　ヒスチジン含有量が少ない
　　　　魚は？.......................... 284
Q268　ビタミン B_2 を多く含む
　　　　食品は？....................... 285
Q269　ビタミン B_6 を多く含む
　　　　食品は？....................... 286
Q270　1日に最低必要なビタミンC
　　　　量は？.......................... 287
Q271　なぜ清涼飲料水にベンゼン
　　　　が？............................. 288
Q272　わらび餅は野草のわらびから
　　　　作るの？....................... 289
Q273　カリカリ梅を作るときに
　　　　入れるものは？.............. 290
Q274　口腔アレルギー症候群とは？
　　　　.................................. 291
Q275　黒豆調理にさび釘を使うのは
　　　　なぜ？.......................... 292
Q276　黒豆は目によい？........... 293
Q277　大豆アレルギー用醤油とは？
　　　　.................................. 294
Q278　しそ酢はどうやって作るの？
　　　　.................................. 294
Q279　基礎代謝量とは？........... 295
Q280　再生不良性貧血によい食品
　　　　は？............................. 296
Q281　IgA 腎症患者の食事療法の
　　　　内容は？....................... 297
Q282　授乳中にサプリでビタミン
　　　　補給してもよいか？........ 298
Q283　ヤーコンを生のまま食べたら
　　　　下痢をした？................. 300

医療用医薬品に関する質問

Q284　医行為の範囲は？......... 302
Q285　クラリスロマイシン服用中
　　　　は頭痛薬は禁忌か？...... 303
Q286　コンサータ錠の取扱いには
　　　　研修が必要？................ 303

その他の質問

Q287　一般用医薬品に販売数量
　　　　規制はあるのか？.......... 308
Q288　アメリカで薬剤師として
　　　　働くには？.................... 309
Q289　民間の救急車とは？...... 310
Q290　昆虫標本の作り方は？
　　　　.................................. 311
Q291　天気や季節で紫外線量は
　　　　どう変わる？................ 312
Q292　車に貼る身体障害者用
　　　　ステッカーはどこで買える？
　　　　.................................. 313

付録　目次

1　特殊ミルク比較................ 316
2　哺乳瓶と乳首の種類......... 326
3　ベビーフードの種類と特徴... 328
4　授乳・離乳の進め方......... 332
5　季節の食べ物................... 335
6　トクホ・健康食品............. 347
7　生活習慣病とメタボリック
　　シンドローム................... 350
8　漢方薬の知識と選び方..... 359
8-1　風邪........................... 359
8-2　インフルエンザ........... 363
8-3　夏バテ・夏やせ........... 365

8-4	冷え性（症）………………	367
8-5	更年期障害………………	370
8-6	排尿障害…………………	372
8-7	耳鳴り……………………	374
8-8	にきび……………………	376
9	カウンセリングフローチャート…………………	378
9-1	風邪薬……………………	378
9-2	解熱鎮痛薬………………	380
9-3	鎮咳去痰薬………………	382
9-4	目薬………………………	384
9-5	乗り物酔い薬……………	386
9-6	便秘薬……………………	389
9-7	痔治療薬…………………	391
9-8	水虫治療薬………………	394
9-9	育毛剤……………………	396
10	介護用おむつの選び方 ……	398
11	殺虫剤……………………	400
12	消毒剤……………………	404

○お客様相談室一覧……………… 409

○本文索引………………………… 420

医薬品に関する質問

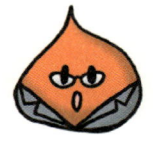

Q（質問）1

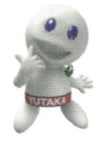

飲む育毛剤プロペシアとは？

A（回答）

　プロペシア錠（一般名：フィナステリド錠）は，2005年12月に万有製薬から発売された医療用医薬品です。国内で育毛剤として認可されている医薬品の中で，唯一の内服薬です。服用するためには専門の医療機関における診察と処方箋が必要となります。ただし，薬価基準未収載薬のため保険給付の対象とはならず（疾患とは認められないため），自由診療で使用されることになります。また，「男性型脱毛」のみの適応で，その他の脱毛や女性に対する適応はありません。

　用法用量は，1日1回経口投与，1日1mgを上限とされています。3ヵ月の連日投与により効果が発現する場合もありますが，ヘアサイクルの関係上，効果が確認できるまでには，通常6ヵ月の連日投与が必要です。プロペシアは，テストステロンからより強力な男性ホルモンである5α-ジヒドロテストステロン（DHT）への変換を抑制することにより，育毛作用を示すと考えられています。

【参考】男性型脱毛（AGA：Androgenetic Alopecia）

　通常，1つの毛根より伸びる頭髪は，2〜7年程度かけて太くしっかりと成長し続けます。しかしながら，男性型脱毛ではその成長期間が短くなってしまうため，細く短いうぶ毛のようなものばかりになってしまいます。男性型脱毛は，通常，40歳頃からゆっくりと進行しますが，20代から見られる場合もあり，それぞれ壮年性脱毛，および若年性脱毛との呼び方もあります。一方，老化による細胞の働きの低下の結果，頭髪全体だけではなく全身に生じる老人性脱毛は，男性型脱毛とは異なるものです。

　男性型脱毛の原因としては，男性ホルモンの関与が一般的にもよく知られていますが，中でもDHTの関与が強く示唆されています。一方，実際にはDHTをはじめとする男性ホルモンの増加が見られない例が多く，男性ホルモンと毛包内に発現している受容体との親和性の違いや，その結合により後に誘導される遺伝子発現パターンの個人差も，脱毛の有無に大き

く影響しているとの説があります。

　なお，男性型脱毛は，特に病理的な異常も認められず，肌の色やしわの多少などと同様の外見上の特徴と認識されており，普段使われている「男性型脱毛症」の呼称は正しい表現ではなく，さらに，完全に毛が抜けるわけではないので，疎毛あるいは薄毛化と呼ぶのがふさわしいとの意見があります。

⇒（Ⅰ）Q 58 円形脱毛症に効く薬はあるか？

参考文献等▽PEPARS，全日本病院出版会，No. 19，2008 ▽伊藤雅章他，新・病気と体の読本，2005，暮しの手帖社▽クラーレンス・R・ロビンス，毛髪の科学第4版，2006，フレグランスジャーナル社▽松崎貴，毛髪を科学する，1998，岩波書店

Q（質問）2

リアップとカロヤンの違いは？

A（回答）

　リアップには高い育毛効果が認められていますが，その適応は男性型脱毛（壮年性脱毛）に限られています。一方，カロヤンの作用はリアップよりも穏やかですが，男性型脱毛以外にも円形脱毛症や病後・産後の脱毛に，またヒノキチールが配合されていますので，ふけ，かゆみなどにも効能効果が認められています。

　その他の違いとして，リアップ製品はすべて第1類医薬品，カロヤンシリーズは第2類または第3類医薬品に区分されています。また年齢制限に違いがあり，リアップは20歳未満が使用不可に対して，カロヤンは15歳未満が使用不可になります。

　なお，両製品の類似点を挙げると，どちらも頭皮に直接すり込んで使用する育毛剤であるということ，カロヤンの主成分であるカルプロニウム塩化物水和物と同様，リアップの成分であるミノキシジルにも，血管拡張作用による育毛効果が示唆されているということがあります。

【参考】女性に男性型脱毛が少ない理由

　男性ホルモンの中で，脱毛との強い関与が示唆されているジヒドロテストステロン（DHT）は，女性の体内でも産生されています。しかしながら

女性の場合は，エストロゲンとプロゲステロンの作用の方が優位であり，これらが DHT による毛根の破壊から保護的に作用していると考えられています。ただし，加齢によるエストロゲンレベルの低下に伴い DHT 優位になり，女性にも脱毛が起こる場合があります。

⇒（Ⅰ）Q58 円形脱毛症に効く薬はあるか？

参考文献等▽第一三共ヘルスケア，NF カロヤンガッシュ添付文書▽大正製薬，リアップ説明書▽ PEPARS，全日本病院出版会，No. 19，2008 ▽伊藤雅章他，新・病気と体の読本，2005，暮しの手帖社▽クラーレンス・R・ロビンス，毛髪の科学第 4 版，2006，フレグランスジャーナル社▽松崎貴，毛髪を科学する，1998，岩波書店

Q（質問）3

ワクチン接種 4 日後の発熱は副反応？

6 歳の子供。インフルエンザの予防接種をして 4 日経過後に発熱した。これはインフルエンザワクチンの副反応か。

A（回答）

ワクチンの接種を受けた後 30 分以内は，急な副反応が起こる可能性があります。副反応の多くは 24 時間以内に現れることが多く，発熱も接種後 1〜2 日で現れ 2〜3 日のうちに治まることがほとんどで，4 日経過後であれば副反応の可能性は低いと考えられます。

【参考】インフルエンザ予防接種

予防接種はインフルエンザにかかることを防ぐ最善の方法です。現在のインフルエンザワクチンは 3 種類のインフルエンザウイルス株に有効ですが，ウイルスの変化に対応するため，接種されるワクチンは年によって異なります。インフルエンザは，通常 12 月後半から真冬に流行しますから 12 月上旬までに予防接種を済ませておくことがすすめられています。ワクチン接種によってインフルエンザにかかることはありませんが，腫れ，発熱，痛みなどの副反応（副作用）が生じることがあります。

⇒（Ⅰ）Q3 インフルエンザと解熱鎮痛薬の関係は？　付録 17 予防接種 Q&A

参考文献等▽メルクマニュアル医学百科家庭版

Q（質問）4

精神安定剤を海外旅行に持参することは可能か？

税関で止められたりしないか。薬の持ち込みに必要な書類はあるか。

A（回答）

　国によって持込が禁止されている薬物がありますし，大量持ち込みを禁止しているところもあるため，旅行先の大使館に問い合わせて確認するのが懸命です。一般的には処方箋の英文訳や，その薬が必要であることが証明できる「旅行用国際基準診断書」（有料）などを用意されることをおすすめします。

　海外で持病が悪化したり，別の病気にかかり受診しなければならない場合があります。そのような時にも診断書を用意しておくと，病歴や服用薬について現地の医療機関に伝えやすいので安心です。また薬剤証明書やアラートカードなどを携帯していると，薬をなくしたりトラブルに見舞われ薬が足りなくなったとき，現地で処方してもらうことができます。

> 【参考】旅行用国際基準診断書（トラベルカルテ）
>
> 　英語で書かれた，旅行用の診断書です。病歴，病名，服薬リスト，家族の病歴，アレルギー情報などが記載されます。診断書は，主治医に相談すれば，専門の医師を介して作製してもらえます。

⇒（Ⅰ）Q263 海外旅行

　　参考文献等▽ Advice to Travelers（関税局発行）

Q（質問）5

口渇を起こす可能性のある薬は？

　79歳，女性。6年前から口がねばって渇いて，舌が痛く，食べ物もおいしくない。特に甘いもの，果物は舌が痛くて食べられない。口が渇くのでお茶はよく飲み，夜も2，3回飲んでいる。56歳のとき自立神経失調症と診断された。

　服用中の薬：メイラックス錠1mg，トレドミン錠15mg，セレキノン錠

100mg，ATPコーワ腸溶錠20mg，2mgセルシン錠，エンシュアリキッド，ソルドールE12mg

A（回答）

現在服用中の医療用医薬品のなかで，添付文書に"口渇等"の副作用の記載があるものは次のとおりです。

メイラックス錠1mg（口渇0.1～5％未満，しびれ感，味覚倒錯0.1％未満），トレドミン錠15mg（口渇5％，味覚異常，舌異常，食欲不振，飲水量増加0.1～5％未満），セレキノン錠（口渇，口内しびれ感0.1％未満），2mgセルシン錠（口渇0.1～0.5％未満）

近年，薬剤性の唾液分泌低下の症例が数多く見られるようになっており，その多くは，慢性疾患で長期に薬剤を服用している場合に発症しています。薬剤による口渇メカニズムの大部分は「抗コリン作用」ですから，抗コリン薬（抗ムスカリン薬）や抗コリン作用を有する薬剤が主な原因となりますが，コリン作動薬も反動的に口渇の症状を引き起こすことがあります。

口渇の原因が，ある薬剤の副作用によるものかどうかは，しばらく休薬して唾液量が回復すれば，その薬剤によるものと判断できますので，休薬が可能かどうか主治医とよく相談してください。

【参考】口腔乾燥症（ドライマウス）

口が渇く，喉が渇く以外に疼痛や味覚異常を含めた症状がみられるものをドライマウスといいますが，あきらかな唾液分泌低下を認めないのに口渇の自覚症状を訴える場合（精神科的疾患など）もあります。ドライマウスの原因は，放射線治療の後遺症，腫瘍や外傷による後遺症，また，唾液分泌量を減少させる病気にはパーキンソン病・うつ病・シェーングレン症候群，高度の糖尿病などがあります。また唾液腺機能異常が口腔乾燥症の原因というわけではなく，水分の摂取不足，口呼吸，不安・ストレスなども口腔乾燥の原因になります。

対策：あめ玉や酸味のある食べ物により症状を和らげることができます。また口内保湿ジェルや人口唾液を使用することもあります。唾液は虫歯を防ぐ働きがあるので，唾液量が不足すると，特に歯根部に虫歯ができやすくなります。虫歯予防のためにマウススポンジで歯，歯ぐき，ほおの内側，舌をこまめに洗いましょう。

⇒（Ⅰ）Q68 口の中が苦いのはなぜ？

参考文献等▽メルクマニュアル医学百科家庭版▽斉藤一郎監修,ドライマウスの臨床,2007,医歯薬出版

Q（質問）6

歯ぎしり防止用のマウスピースとは？

A（回答）

商品としては「噛み合わせマウスピース」,「歯ぎしりマウスガード」等があります。

「噛み合わせマウスピース」は,お湯につけて自分専用の形のものが作れます。就寝前に装着し,いびきや歯ぎしりの防止,噛み合わせのゆがみを矯正する商品です。サイズは大人用のみです。

「歯ぎしりマウスガード」は,自分の歯型に合わせて作るマウスピースです。睡眠中に装着して,歯ぎしり・いびき防止に役立ちます。もし歯ぎしりの原因が噛み合わせの不具合であれば,擬似的に理想の噛み合わせを作り出しますので,徐々に顎関節やそのまわりの筋肉の状態が矯正されていくことも期待できます。

【参考】歯ぎしり

歯がすり減ったり,ぐらついたりしているのは,歯ぎしりが原因の可能性があります。歯ぎしりをするのはほとんどが睡眠中の為,自分では気づきませんが,朝起きたときに顎のこわばりや疲労を感じるようならば歯ぎしりをしている可能性があります。ときには日中でも歯ぎしりをすることがあります。一方,赤ちゃんは,乳歯の中切歯が生え始めると歯ぎしりを始めます。これは顎の成長にとって必要なことです。次に乳歯が永久歯に生え変わる時期も歯ぎしりをします。これによって乳歯を磨耗することで歯の高さを水平に保ち,大人の歯がそれに向かって生えてくるので,これも必要な歯ぎしりといえます。

⇒（Ⅰ）Q101 歯ぎしりでも放っておけない？

参考文献等▽メルクマニュアル医学百科家庭版▽志賀泰昭：噛み合わせと顎関節症の治療と予防,200,日東書院▽東京企画販売「歯ぎしりマウスガード」商品情報

Q（質問）7

乳幼児に使える虫歯予防のトローチとは？

A（回答）

　口腔内の細菌による酸産生をほとんどさせないキシリトール配合で，乳幼児が誤って飲み込んでも気道を完全に塞がないよう，安全に配慮された形状の口中溶解錠があります。だいたい生後1歳6ヵ月以上の乳幼児に使用できます。各社いろいろなタイプの物があり，中央に穴の開いた形状のビーンスタークハキラ（ビーンスタークスノー株式会社），U字形状のダブレットU（ピジョン株式会社）などが発売されています。ビーンスタークハキラには，キシリトール以外に，虫歯菌の原因であるミュータンス菌を抑える成分，オーバルゲンDCも配合されています。

　う蝕病原菌は，主に親から感染し，2歳前後で口の中に定着するといわれています。母親の口中にう蝕病原菌が多いほど，その子どもにもう蝕病原菌が多いことがわかっています。子どもの虫歯を抑えるためには，母子ともに，これらの商品を利用するとよいでしょう。口腔内の殺菌効果がある唾液の分泌も促進し，虫歯の進行を抑える作用も期待できます。ただし，乳幼児の場合，おやつ代わりに与えるのが賢明です。例えば歯磨き後に与えると，歯磨きの後に何か食べてもよいと思い込んでしまう可能性があるからです。

> 【参考】キシリトール
>
> 　ブドウ糖，麦芽糖などに水素を加えて還元したものを一般的に糖アルコールといいます。キシリトールもその一種で，工業的にはシラカバや樫などの樹木から得られるキシランを還元して製造されます。糖アルコールの中では最も甘く，砂糖と同じくらいですが，カロリーは砂糖の25％で，優秀な甘味料といえます。虫歯は，糖をミュータンス菌が分解し発酵させて酸をつくりだし，その酸によって歯のエナメル質が溶かされてできてしまいます。キシリトールの場合は，ミュータンス菌によって発酵せず，虫歯のもととなる酸が発生しません。さらにキシリトールを長期にわたって使用することで，ミュータンス菌の繁殖が弱まって砂糖からも酸を生産できなくなります。

　　参考文献等▽ビーンスタークスノー株式会社ホームページ▽ピジョン株式会社ホームページ▽
　　堀原一他，新家庭の医学，時事通信社

Q（質問）8

口腔内に使える傷薬はあるか？

A（回答）

　口腔内に使用できる外用剤は「口内炎，舌炎」の適応を取っている軟膏のみで，傷に適応のあるものはありません。ただし，口内炎用の軟膏の中で，組織修復成分であるアラントインや，殺菌成分である塩化セチルピリジニウムなどが配合されたものは，口腔内の傷に使用しても良いと思われます。

　以前は，薬局で直接購入することも可能な医療用医薬品として，ステロイドと抗生物質含有の「テラ・コートリル軟膏（ファイザー製薬）」に口腔内への適応がありました。しかし，平成22年6月の薬事法改正時にOTC医薬品としての販売が認可された折，OTC医薬品におけるその適応は外されています。これは，口腔粘膜に対する使用に際しては，医師の判断が必要との方針によるものです。

　口腔内の軽い怪我の対処としては，ほとんど自然治癒にまかせることが多いです。唾液には，口腔内の殺菌，消毒，潰瘍の改善効果があるからです。もし出血が止まらなかったり化膿が進んだ場合には，受診することをおすすめします。

【参考】口内炎

　通常，口腔内の粘膜に炎症が生じた状態を指しますが，唇に症状が及ぶ場合もあります。アフタ性口内炎（潰瘍性口内炎）とヘルペス性口内炎（口唇ヘルペス）がよく知られていますが，他にも全身的な病気の症状として起こる場合があり，原因不明なものも少なくありません。症状が10日以上続く場合は，癌や前癌状態である可能性もあるため，歯科医師又は医師の診察を受けてください。

⇒（Ⅰ）Q40　2歳児に使える口内炎の軟膏はある？　Q107　ヘルペスはまず処置治療？

　　　参考文献等▽メルクマニュアル医学百科家庭版▽寺下医学事務所，家庭のドクター標準治療最新版，日本医療企画

Q（質問）9

伸縮性と非伸縮性テーピングテープの使い分け方は？

A（回答）

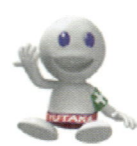

　伸縮性テーピングテープは，筋肉の痛みがあるときに，筋肉の動きを補助するために使用し，非伸縮性テーピングテープは，関節の痛みがある場合，関節を固定して，運動できるようにするために使います。

　その他，テープタイプで，歩行時，スポーツ時の筋肉を保護するものがあります。バンテージ（スポーツ用包帯）やキネシオロジー（身体運動学）テープなどです。キネシオロジーテープは，これらの中で最も伸縮性と通気性に優れる筋肉サポート専用テープで，その機能を活かすには，巻いたり重ねたりして使用するのではなく，筋肉の流れに沿って貼るのが基本です。

　使用目的や使用部位別に，これらのテープ類を組み合せて使うのが効果的な使い方です。

【参考】テーピングテープの種類

名称	固定力	可動力	基材	粘着剤
非伸縮性テーピングテープ	大	小	綿布	ゴム系
伸縮性テーピングテープ	中	中	伸縮性綿布	ゴム系
バンテージ	小	大	伸縮性綿布	ゴム系
キネシオロジーテープ	（筋肉サポート）	大	伸縮性綿布	アクリル系

⇒（Ⅰ）Q97 肉離れをしたときのテーピングは？

参考文献等▽ニチバン社内資料▽加藤建造，キネシオテーピング最新マニュアル，2007，ノースランド出版

Q（質問）10

子供の身長を伸ばす薬はあるか？

小学6年生（12歳），男児，身長140cm。身長が低くて悩んでいる。

A（回答）

　身長を伸ばす効果が期待できる市販薬はありません。毎日の食事を見直してはいかがでしょうか。例えば，子供の成長期に欠かせないたんぱく質を多く摂るような食事です。体が急激に発達する 12～14 歳児のたんぱく質所要量は，1 日あたり男児 85g，女児 70g と定められており，大人の所要量である男性 70g，女性 55g を大きく上回っています。特に，成長ホルモンの分泌に重要なアミノ酸であるアルギニンは，子供のうちはあまり体内合成できませんので，食品から積極的に摂取する必要があります。アルギニンは，牛肉，鶏肉，牛乳，くるみ，エダマメなどに多く含まれています。また，スポーツ系のゼリー飲料やタブレット等でも，アルギニンを補給することは可能です。

　しかし，食事等に気をつけていても，なお成長障害が気になるようであれば，専門医（小児内分泌を専門とする医師）に相談してみてください。

【参考】低身長

　低身長とは，「同年齢，同性の平均値よりも－2SD（standard deviation；標準偏差）以下」で，「1 年間の身長の伸びが，平均値の 80％以下で続く場合」と定義されています。

　身長を決める重要な要素である成長ホルモンの分泌は，脳下垂体の働きによって調整されています。成長ホルモンの分泌量が少なすぎる場合は，全身の釣り合いはとれているが身長が異常に低いという現象が起こるので，治療の必要性が出てきます。ただし，成長ホルモン分泌量の異常はまれで，成長期の訪れの遅れや低身長の家系であることなどが主な理由です。その他，内蔵の慢性疾患や，成長ホルモンの直接関与以外の骨代謝異常により，低身長になることもあります。

参考文献等▽メルクマニュアル医学百科家庭版▽本多京子，根本幸夫，伊田喜光，田口進監修，食の医学館，2002，小学館▽味の素，アルギニン注添付文書

Q（質問）11

生理を遅らせる薬はあるか？

A（回答）

　月経調整であれば，低用量あるいは中用量ピルを用いることが一般的です。

一般的には月経予定日の数日前から服用する方法が広く行われています。これは医師の診断を受けて処方箋がないと服用することはできませんので，必要であれば婦人科の受診をおすすめします。

> **【参考】低用量経口避妊薬（OC）**
>
> 低用量経口避妊薬は一般的に"低用量ピル"とも呼ばれるホルモン剤で，プロゲスチンとエストロゲンを組み合わせた混合型のものと，プロゲスチンのみを含むものがあります。経口避妊薬の使用を始める前には必ず医師の診察を受け，血圧測定などを行います。また，次のような方は，経口避妊薬の投与が禁忌です。
>
> 乳がんや子宮がん，子宮頸がんおよびその疑いのある患者，血栓性静脈炎，肺塞栓症，脳血管障害，冠動脈疾患および既往歴のある患者，心臓弁膜症の患者，糖尿病，重篤な肝障害，肝臓がんの患者，35歳以上で1日15本以上の喫煙者や中等度以上の高血圧患者など。その他，健康に問題があって，避妊薬の服用による健康被害を起こす可能性がある場合も服用できませんので，受診時に医師の指示に従ってください。
>
> 鎮静薬，抗生物質，抗真菌薬の中には経口避妊薬の効果を妨げるものもあります。経口避妊薬を服用中の女性がこうした薬を同時に服用すると妊娠することもあります。

参考文献等▽メルクマニュアル医学百科家庭版▽日本産婦人科学会編，低用量経口避妊薬使用に関するガイドライン（改訂版）2005

Q（質問）12

2枚爪の原因は？

2枚爪について教えてほしい。また爪がボロボロになったり，変色したりしている場合はどうしたら良いか。

A（回答）

2枚爪とは，爪の層が2枚になるようにヒビが入ってしまい，逆剥けてしまう状態をさします。この原因として，爪の乾燥，爪切りの不適切な使用，食生活などが挙げられます。爪の乾燥の対処方法としては，ハンドクリームで指先のマッサージや爪用オイルの使用で保湿を高めることをおすすめします。爪の

状態が良くない時に爪切りを使うと，爪に衝撃が加わり亀裂が入る原因になることがあります。このようなときは，爪用やすりを使用することをおすすめします。爪はたんぱく質で出来ているので，無理なダイエットや体調不良により，爪を作る組織自体がもろくなっている場合があります。正しい食生活や生活リズムが，健康な爪を作る一番の近道です。

爪がボロボロになったり，変色したりする原因としては，爪の水虫などの真菌感染が考えられます。爪水虫の場合，市販薬の塗り薬だけでは完治が難しいので，医療機関で内服薬を処方していただくことが必要になります。専門の皮膚科医に相談されることをおすすめします。

【参考】爪の水虫（爪白癬）

爪水虫，爪甲真菌症ともいい，白癬菌属などが原因で爪に起こる感染症です。手の爪より足の爪の方が発症しやすい傾向があります。軽症の場合，ほとんど症状はありません。重度になると爪は白または黄褐色に変色しますが，菌が爪の下に入って，その結果感染した爪が厚くなって光沢を失い，形がゆがんだり，爪床からはがれたり，ぼろぼろ崩れ落ちたり，薄く削れるようにはがれるなどします。爪白癬と鑑別を要する疾患もあるので，医療機関を受診して直接検鏡を受けてください。爪白癬の治療は，前述のとおり，外用剤だけでは治まらず，内服薬を必要とします。ただし，きちんと治療すれば，7〜8割の人が完治するといわれているので，根気よく治療を続けることが大切です。

参考文献等▽メルクマニュアル医学百科家庭版▽渡邉泰雄編著，皮膚のクスリが分かる本，2008，地人書館

Q（質問）13

にきび予防で気をつけることは？

A（回答）

にきびは皮脂分泌が亢進し，毛包に皮脂がつまり毛包漏斗部の角化障害が起こり，アクネ菌の増殖などにより炎症が起こるものです。治療や予防としては，日常生活の注意が必要です。スキンケアは1日1〜2回，刺激の少ない石けんをよく泡立て，やさしく洗い，石けんをきちんと洗い流します。顔を拭くとき

もごしごし擦らず，やさしく押し当てるようにして水分を取り除きましょう。その後，皮膚の乾燥を防ぐためビタミンC配合の化粧水，ヒアルロン酸やセラミド配合の美容液，保護クリームなどを使用すると良いでしょう。また，皮脂分泌コントロールのため，バランスの良い食事に気をつけ，油分の多い食品（チョコレートやスナック菓子など）の摂取をなるべく控えるようにしてください。イオウカンフルローションや抗生物質入り外用薬の局所塗布も有効とされています。炎症が強い場合は抗生物質や漢方薬の内服が有効です。これに加え，生活リズムを規則正しくすることも大切です。

> **【参考】にきび**
>
> 　毛包に角栓（乾いた皮脂や皮膚細胞・細菌など）が詰まった皮疹のことを面皰（コメド）といいます。毛穴が完全にふさがっていなければ黒にきび（開放面皰），完全にふさがっている場合は白にきび（閉鎖面皰），アクネ菌などが皮脂を栄養として繁殖すると炎症が起こり，表面からはっきり見えるようになったものを赤にきびといいます。炎症がひどくなり，感染を起こすと膿瘍が形成され，炎症が治まっても痕が残ることが多くなります。炎症の度合いが強くなるほど，皮疹の数が増えるほど重症度が上がります。

⇒（Ⅰ）Q96 にきびに効く漢方薬は？

参考文献等▽メルクマニュアル医学百科家庭版▽寺下医学事務所，家庭のドクター標準治療最新版，日本医療企画▽吉木伸子著，スキンケア基本事典，2008，池田書店▽宮地良樹，にきび最前線，2006，メディカルレビュー社▽渡邉泰雄，皮膚のクスリがわかる本，2008，地人書院

Q（質問）14

虹が見える目の病気とは？

　電灯などを見たとき，まわりに虹が掛かったように見える病気があると聞いた。

A（回答）

　「虹視症（こうししょう）」，あるいは「虹輪視（こうりんし）」と呼ばれる疾患の可能性があります。角膜全体がなめらかでないときに，光が乱反射して起

こります。原因としては，急性緑内障（眼圧が上がり角膜上皮にむくみが生じる）や，角膜の炎症または潰瘍があります。

虹視症で最も気をつけなければならないのは，眼圧を維持している房水の排出が上手くいかないことによって突然生じる，急性緑内障です。眼痛以外にも，悪心，嘔吐を伴い，眼球が石のように固くなるのが特徴です。発作時は，数時間以内に眼圧を下げる治療をしないと，失明に至る場合もあります。角膜炎や角膜潰瘍の場合にも，早急に治療する必要があるので，眼科を受診してください。

> **【参考】急性緑内障の治療法**
> ピロカルピンの頻回点眼とβ遮断薬の点眼，および高浸透圧製剤の点滴静注や炭酸脱水素酵素阻害薬の内服投与を行う。眼圧が正常化すれば，レーザー虹彩切開術を行う。眼圧上昇を繰り返すときは，濾過手術を行う。

⇒（Ⅰ）Q255 あわびの貝殻は緑内障に効く？　Q256 緑内障に効果のあるという食品は？

<small>参考文献等▽三島斎一，目の事典，2003，朝倉書店▽寺下医学事務所，家庭のドクター標準治療最新版，日本医療企画</small>

Q（質問）15

熱中症対策として効果的な水分の補給方法は？

熱中症対策に効果的な水分摂取方法を知りたい。水分摂取時にブドウ糖も一緒に摂った方が良いと聞いたがなぜか。

A（回答）

熱中症になると，多量に汗をかき，脱水症状を起こします。体内の水分だけでなく，ナトリウムやカリウム，マグネシウムなどのミネラルなども一緒に失い，筋肉の痛みや熱痙攣につながります。したがって，熱中症対策としての水分は，ミネラル分を含んだ飲料を用いることです。さらに，ブドウ糖を一緒に摂ることで，小腸組織内の浸透圧が上がり水分吸収が早くなるため，ブドウ糖を加えた飲料のほうが効果的です。またこのような水分補給は，熱中症の予防策としても効果的です。

この条件を満たす市販されている飲料としては，イオン飲料「ポカリス

ウェット（大塚製薬）」やスポーツ飲料「アクエリアス（日本コカコーラ）」等があります。その他に，病者用食品として認可されている「OS-1（大塚製薬工場）」もあり，これは，下痢・嘔吐による脱水症状にも有効とされています。

《脱水症状時の水分補給に適した塩分と糖分の濃度》
　　塩分 0.1〜0.2%（ナトリウム 40〜80mg/100ml）
　　糖分 2〜5%（ブドウ糖 2〜5g/100ml）

> 【参考】熱中症（暑熱障害）
>
> 　暑熱環境において生じる身体の適応障害を，熱中症（暑熱障害）といいます。地球温暖化に都市部でのヒートアイランド現象が加わって，その発生の増加が社会的注目を集めています。従来，学校でのスポーツにおける死亡事故が問題となり，スポーツ医学において盛んに取り上げられてきましたが，最近の統計により，労働災害としての熱中症，あるいは高齢者での熱中症発生が多いことが認識されています。重症型熱中症は30%以上の死亡率です。熱中症を疑ったら，救急車を呼ぶと同時に，涼しい環境に移動，脱衣，冷却，そして程度の塩分・糖分を含む水分の補給を速やかに行うことが重要です。

⇒（Ⅰ）Q99 熱中症の対処法は？

参考文献等▽寺下医学事務所，家庭のドクター標準治療最新版，日本医療企画▽田中英登著，知って防ごう熱中症，208，少年写真新聞社▽熱中症マニュアル，2005，環境省

Q（質問）16

嘔吐に続いて下痢をしている子供への対応は？

5歳男子。子供が昨日から吐き気を催し嘔吐，今朝から下痢になっている。

A（回答）

　ウイルスや病原性の細菌感染による感染性胃腸炎が疑われます。嘔吐の激しいときには食事を一時止め，水分をこまめに摂取し，脱水予防に努めます。この場合の水分補給には「OS-1（大塚製薬）」などがおすすめです。ウイルスや細菌の対外排出を抑制してしまうため，可能な限り下痢止めの薬は使用せず，整腸剤を服用することが有効とされています。下痢が改善してきたら消化の良いおかゆなどの食事からはじめ，次第に普通の食事に戻していきましょう。

もし，ほんの数口分の水分も胃にとどめて置けないとか，脱水症の徴候（眠りがち，口の渇きなど）がある場合，さらに症状が2日以上続く場合は受診してください。

> **【参考】感染性胃腸炎（小児）**
> 　感染性胃腸炎とは，ウイルスや細菌が原因となって腹痛や下痢をきたす病気の総称です。ときに「おなかのかぜ」と呼ばれ，子供によくみられる病気です。なかでも，ウイルス感染による乳幼児の下痢症が最も頻度が高く，原因ウイルスは冬から春にかけてのロタウイルスが最も多くなっています。一方，頻度は少ないですが，感染すると重症化するのが細菌性胃腸炎です。病原大腸菌による下痢症は1年を通して発症しますが，6〜8月の気温の高い時期の発症が高い傾向にあります。これら胃腸炎を防ぐには，子供に手を洗う習慣をつけさせ，調理法や保存方法が適切ではない食物を食べないように教えることです。

参考文献等▽寺下医学事務所，家庭のドクター標準治療最新版，日本医療企画▽メルクマニュアル医学百科家庭版

Q（質問）17

プラセンタ製剤の注射をした人は献血ができない？

　ヒト胎盤エキス（プラセンタ）製剤の注射をした人は，献血をしてはいけないことになったと新聞で見た。

A（回答）

　平成18年8月23日に開催された薬事・食品衛生審議会血液事業部会安全技術調査会において，ヒト胎盤エキス（プラセンタ）注射剤を使用した方の献血を制限する措置を，日本赤十字社が実施することが了承されました。

　ヒト胎盤エキス（プラセンタ）注射剤による，変異型クロイツフェルトヤコブ病（vCJD）感染事例は報告されていませんが，この注射剤の成分は，輸血や臓器移植と同様にヒト由来の臓器から製造されていることから，vCJDの伝播の理論的なリスクが否定できないため，念のための措置としてその使用者について，問診により献血を制限することになったものです。国内で使用されているヒト胎盤エキス（プラセンタ）注射剤は，「メルスモン」（メルスモン製薬），

「ラエンネック」（日本生物製剤）があります。なお，ヒト胎盤エキス（プラセンタ）は，美容形成（シミ・シワ・ニキビ等）に一部使われていることも知られています。

> **【参考】変異型クロイツフェルトヤコブ病（vCJD）**
>
> クロイツフェルトヤコブ病は毎年世界中で100万人に1人が発病しており，主に50代後半から60代の成人がかかります。症状として進行性の精神機能の低下，筋肉のけいれん，よろめき歩行の症状が現れます。現在，vCJDを治すことも進行を遅らせることもできませんが，一部の薬を使って症状を軽減する療法が実施されています。例として，抗けいれん薬のバルプロ酸や抗不安薬のクロナゼパムが，筋肉の引きつりを抑える目的で使用されています。

参考文献等▽厚生労働省ホームページ▽メルクマニュアル医学百科家庭版

Q（質問）18

薬剤性味覚障害には亜鉛がよい？

A（回答）

味覚障害の原因は様々ありますが，薬剤の使用が味覚障害の原因と思われる症例（薬剤性味覚障害）の頻度が高く，特に高齢者に多いと言われています。発症機序については，薬剤の亜鉛に対するキレート作用が1つの原因として指摘されており，薬剤性味覚障害の起因薬剤も多く知られています。金属キレート能があることが知られている薬剤を内服している場合は，血清亜鉛値にかかわらず亜鉛を摂取することがすすめられています。

> **【参考】亜鉛の摂取**
>
> 医療機関では，保険適用ではありませんが硫酸亜鉛の1日300mg（亜鉛の量として69mg）投与やポラプレジンク（商品名プロマック顆粒15%），さらには亜鉛補助食品の投与が行われます。また，食品では，亜鉛を多く含むものとして魚介類，海藻類，肉類，豆類などがあります。亜鉛の所要量は，日本では1日量として成人女性9mg，成人男性12mgで，

味覚異常の治療については1日50mg程度は必要という意見があります。
　食品添加物のポリリン酸，EDTA，カルボキシメチルセルロース，フィチン酸などは亜鉛の吸収を妨げることが知られているので，これらを多く含む加工食品やファーストフード等には注意が必要です。

⇒（Ⅰ）Q68 口の中が苦いのはなぜ？　Q222 亜鉛は体にいいのか？

参考文献等▽メルクマニュアル医学百科家庭版▽群馬県薬剤師会薬事情報センター，第56巻第8号，平成16年8月1日▽池田稔編，味覚障害診療の手引き，2006，金原出版

Q（質問）19

むくみは鼻炎薬の副作用か？

　鼻炎薬を内服しているが，最近，顔がむくんでいる気がする。鼻炎薬の服用で顔がむくむことがあるか。

A（回答）

　現状では，むくみ（浮腫）の原因が，鼻炎薬の副作用であるとは断定できませんが，多くの鼻炎用内服薬や胃腸薬，眼科用薬に含まれている抗炎症剤の「グリチルリチン酸二カリウム」，「グリチルリチン酸」には，長期連用により偽アルドステロン症を起こす可能性があり，その場合，尿量が減少する，顔や手足がむくむ，瞼が重くなるなどの症状が見られます。鼻炎薬の内服を服用しだしてから顔のむくみが始まったとすれば，偽アルドステロン症の可能性があります。血圧の高い人や排泄機能が衰えてくる高齢者，心臓又は腎臓に障害がある人は，このような薬剤は慎重に服用することが必要です。
　また，漢方薬によく配合されている成分に「甘草（カンゾウ）」がありますが，甘草の主成分がグリチルリチン酸ですから，同様の症状が見られる場合がありますので注意してください。

⇒（Ⅰ）Q105 むくみを解消するには？

参考文献等▽厚生労働省，重篤副作用疾患別対応マニュアル・偽アルドステロン症，2006▽日本大衆薬工業協会編，一般用医薬品使用上の注意事項－解説－，2003，じほう▽コルゲンコーワ鼻炎持続カプセル添付文書

Q（質問）20

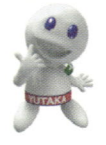

虫刺されによる腫れと痛みの処置法は？

刺されたのは数時間前で，腫れと痛みがある。虫の種類は不明。

A（回答）

応急的な処置としては，患部を冷やすことが最も有効です。その前には患部を清潔にし，何か刺さっていないかよく確認してください。針のようなものがあれば毛抜きなどで，毛のようなものが何本も刺さっているようであれば，セロテープなどを利用して抜き取ってください。

通常，蚊やノミなどの虫に刺された場合は，吸血時の血液凝固を阻止するために注入される，虫の唾液中の成分が元でアレルギー反応が生じますが，この場合は多少赤くなってかゆみを生じる程度です。一方，ハチやムカデ，有毒のケムシなどに刺された場合は，含まれる毒の刺激で腫れと痛みが生じますので，今回はこのような種類の虫に刺された可能性が高いと思われます。

なるべく医療機関を受診することをおすすめしますが，市販薬で対応する場合は，抗ヒスタミン剤，抗炎症剤，ステロイド剤等が配合された外用薬による処置が適切です。また，今回のような症状の場合は，経口抗ヒスタミン薬の服用も有用と考えられます。アナフィラキシーショックという深刻な症状が心配される時間帯は過ぎていると思われますが，もし動悸やめまいなどの異常が見られた場合は，直ちに診察を受けてください。

【参考】アナフィラキシー

特定の起因物質の2度目以降の接触などにより生じる，急性の全身性アレルギー反応のことです。時に急激な血圧低下を伴うアナフィラキシーショックという状態になり，死に至ることもあります。気道狭窄による窒息が，主症状になることもあります。

初期の自覚症状としては，口腔内や唇のしびれ，のどや胸部の狭窄，動悸，めまい，耳鳴りなどがあります。他覚症状としては，皮膚の紅潮，蕁麻疹，ぜん鳴，血圧低下，意識障害呼吸困難，浮腫などがあります。

原因としては，薬剤，輸血，虫刺され，食物，運動などが挙げられます。通常は，起因物質に接触後5～10分で症状が始まりますが，30秒以内や1時間程度経過後の場合もあります。発症してしまうと助けを呼べない

など，本人だけでは全く対処できない状態になってしまうこともありますので，少しでもその兆候を見逃さないよう回りの人の注意深い観察が必要です。

⇒（Ⅰ）付録6 夏の皮膚病対策

参考文献等▽メルクマニュアル医学百科家庭版▽寺下医学事務所，家庭のドクター標準治療最新版，日本医療企画

Q（質問）21

うがい薬は少しぐらい飲んでも問題ない？

イソジンうがい薬を子どもが過って飲んでしまったけれど害はないか？

A（回答）

1口や2口飲んでしまっても，イソジンの中毒量には達しませんから大丈夫です。しかし，エタノールが数％添加されているため，アルコールによる影響が出てくるかもしれません。一応注意して様子を見てください。誤飲によって起こる副作用として，悪心，下痢，発疹などがあります。たくさん飲んでしまった場合は，片栗粉や小麦粉を水に溶かしたもの，牛乳，卵を飲ませるなどの対処法があります。たんぱく質やデンプンには，ヨウ素を低毒性のヨウ化物に変化させる作用があるためです。

イソジンうがい薬は，通常，水でうすめて使用するものですので，誤飲を防ぐために子どもの手の届かないところに保存してください。

⇒（Ⅰ）Q37の4うがい薬を授乳中に使ったら？

参考文献等▽明治製菓，イソジンうがい薬添付文書

Q（質問）22

ステロイドは傷口に塗ってもよいか？

オイラックスG・メディクイックにはステロイドが入っているが，傷口に塗っても大丈夫か。細菌感染しやすくなると聞いたが本当か。

A（回答）

ご質問にある傷口が，怪我などによる切り傷や刺し傷であるならば，通常ステロイドが配合された薬は使用しません。その理由は，外用ステロイドは抗炎症作用を期待して使用されますが，免疫抑制作用ももっており，細菌感染を起こしやすくする副作用があるからです。もし，痒い部分をかいてできた軽度の傷ならば，ステロイドと抗菌薬を配合した製品であれば使用可能です。

怪我による傷は，化膿させないことが重要ですので，基本的には抗菌薬だけの外用薬を使用してください。いずれにしろ，患部の状態によって薬を使い分けることが重要になりますので，薬剤師に相談してください。

【参考】ステロイド外用剤

作用の弱いものから，weak, medium, strong, very strong, strongest の5段階分類があります。OTC薬で使用可能なものは，strong までです。メディクイックの吉草酸酢酸プレドニゾロンは strong に分類されるが，患部である皮膚で作用した後体内に吸収されると低活性となる，アンテドラッグステロイドです。しかし長期使用は禁物で，5日程度使用しても改善が認められない時，広範囲の場合，OTC薬の治療範囲を超えていると思われる重度の場合は，受診をおすすめします。

参考文献等▽堀美智子監修，エス・アイ・シー編，よく効く市販薬の選び方使い方辞典，2002，文渓堂

Q（質問）23

軟膏の基材で分泌物の吸収が良い物は？

A（回答）

一般に吸水性が強く，分泌物の吸収が良いのは，水溶性の基材です。水溶性基材にはマクロゴールなどがあります。

水溶性基材以外のものでは，白色ワセリンは油脂性基材で吸水性が少ないですが，ステアリルアルコール，ラノリンなどを添加すれば吸水性が増加します。乳剤性基材の親水ワセリンは吸水能力が大きく，最高吸水率170％と報告されています。

【参考】軟膏基材の種類			
油脂性		白色ワセリン 白色軟膏	皮膚の保護，柔軟性，痂皮（かひ）軟化，肉芽形成促進などの作用があり，湿潤面，乾燥面ともに適す。
乳剤性	水中油型	親水軟膏	薬剤の浸透性は高いが，湿潤面には刺激があり不適当。
	油中水型	親水ワセリン 吸水軟膏	刺激感が少なく，油脂性軟膏との混合物の安定度が高いが，水で洗い流すことが困難。
水溶性		マクロゴール軟膏	吸水性が強いので分泌物の吸収がよく，湿潤面に適す。

参考文献等▽兵庫県薬剤師会資料▽日本薬局方

Q（質問）24

プールに入れるカルキとは？

プールの水や水道水を消毒するために使われているカルキの正体は何か。

A（回答）

カルキとは塩素のことで，本来はさらし粉を指すのですが，プールに入れるのは次亜塩素酸カルシウムを主製剤とする塩素系消毒剤です。プール水の有効塩素濃度は，殺菌・消毒に消費されれば低下し，特に野外プールでは紫外線により有効塩素が分解されやすくなっています。次亜塩素酸カルシウム丸剤は有効塩素濃度が高く水中で徐々に溶けるため，特別な装置で塩素濃度を管理しなくても手軽に塩素補給を行える利点があります。

プールにおける塩素系消毒剤の使用法に関しては，厚生労働省や文部科学省（学校プール）の定めた基準に基づき，各市町村などが細かな条例を設けています。通常，プール水の消毒に用いられる塩素濃度は，水道水中に含まれる塩素とほぼ同じ濃度に設定されています。

【参考】液体と気体によるプール消毒

液体では，次亜塩素酸ナトリウム液が代表的なものです。しかし，水酸化ナトリウムも含み，プール水のpHを上げてしまうため使用できる量が限られ，塩素濃度を十分に上げにくい欠点があります。

気体では，オゾン，あるいは気体塩素を用いる方法があります。消毒効

果は高いのですが，設備が大掛かりで屋外ではほぼ不可能なため，あまり行われていません。

⇒（Ⅰ）Q27 いろいろあるハイポ？

参考文献等▽笠原恵他，小学校プールの消毒・殺菌とその効果について，第12巻，2000，学校教育学研究▽東京都中野区公式HP，生活衛生分野，プール水に「塩素」が入っている理由は？▽福島県保健福祉部食品生活衛生課HP，プールに関するQ&A▽文部省体育局学校健康教育課長通知，プール等に使用する塩素系消毒剤の取扱について，平成2年5月15日▽三洋興産株式会社社内資料

Q（質問）25

救心とシャントの違いは？

A（回答）

　効能効果は，どちらも「動悸，息切れ，気つけ」と同じです。成分的には，シャント7種，救心8種のうち，4種が共通で，共通成分のうちセンソとゴオウは両者同じ配合量ですが，ニンジンとシンジュは救心の方が高くなっています。異なる成分のうち，一般的に植物成分より作用が強いと考えられる動物成分は，シャントではロクジョウのみですが，救心ではジャコウ，レイヨウカク，動物胆と3種含まれています。以上より，全成分の数，動物成分の数，同一成分中の配合量が勝る救心の方が，より作用的に強いと考えられます。

【参考】救心とシャント（6丸中）の成分比較

成分	救心	シャント	由来	期待される効果
ニンジン	25mg	10mg	植物	滋養強壮
センソ	5mg	5mg	動物	心機能・血液循環改善
ゴオウ	3mg	3mg	動物	滋養強壮・末梢循環改善
シンジュ	7.5mg	5mg	動物	鎮静作用・ストレス性緊張の緩和
リュウノウ	2.7mg	－	植物	意識障害改善
レイヨウカク	6mg	－	動物	中枢神経抑制・意識障害改善
ジャコウ	1mg	－	動物	中枢神経刺激・強心・呼吸数増加
動物胆	8mg	－	動物	清熱・鎮驚
イカリソウエキス	－	10mg	植物	血行改善

| サフラン | − | 5mg | 植物 | 抹消血管の循環改善 |
| ロクジョウ | − | 3mg | 動物 | 心機能の回復 |

参考文献等▽救心製薬，救心添付文書▽第一三共，シャント添付文書

Q（質問）26

潤滑ゼリーを口に入れてしまったが大丈夫か？

A（回答）

佐藤製薬のエマリールゼリーであれば，口に入っても問題ないとメーカー資料に明記されています。潤滑ゼリーの主成分は，化粧品のほか，内服用カプセルにも使用されることがある，カルボキシビニルポリマーです。他の潤滑ゼリー製品も，少量口にした程度では問題ないと思われますが，メーカーが安全性を保証しているわけではありません。

【参考】カルボキシビニルポリマー
水溶性で保湿作用を備え，乳化安定剤や増粘剤として使用される。

参考文献等▽佐藤製薬，社内資料

Q（質問）27

センナの葉と実の違いは？

センナを配合している便秘薬には，センナの葉あるいは実などを使っている。それぞれの特徴や使い分け方，注意点を教えてほしい。

A（回答）

センナは，含有成分センノシド（sennoside）A，Bが腸内細菌により代謝，活性化されて大腸を刺激し，瀉下作用を示します。

センナの小葉には，このセンノシドA，Bを多く含んでおり，葉が局方品となっています。一方，センナの実，葉枝，葉軸にはそれらの含有量が少ないた

め，局方外の医薬品となっています。海外では，センナの実はセンナジツ（senna pod）といわれ，大腸刺激が葉よりも少なく作用も穏やかであるため，子供や高齢者に適したものとして使われています。

なお，センノシドA，Bは，処方箋医薬品として使用される便秘薬です。注意点としては，「骨盤内充血の報告があるため妊娠中には使用しないこと」です。また，センノシドA，Bは連用により慣れを生じやすいため，常用しないように注意してください。

> 【参考】健康食品としてのセンナ
>
> 　健康食品としてのセンナは，その瀉下作用から，痩身，体重減少を期待して使用されている方が多いようです。しかし，健康食品はあくまで食品ですので，使用して良い部位は「食薬区分」で規定されている"茎"のみとなっています。しかしながら，現実には実や葉軸が原材料として含まれているものがあり，薬事法違反で摘発される状態が今もなお続いています。その理由として，センナは元々漢方薬ではなく西洋生薬であるため，使用可能部位の線引きや認識が曖昧であったこと，また近年，健康食品に対する調査が進められたことで，茎以外の部位が用いられていることが判明してきたことが挙げられます。

参考文献等▽国立健康・栄養研究所ホームページ▽国民生活センターホームページ▽新訂生薬学改定第6版，南江堂▽天然薬物・生薬学第3版，廣川書店▽モノグラフ生薬の薬効・薬理, 2003，医歯薬出版株式会社

Q（質問）28

アリナミン錠シリーズの違いは？

　武田薬品のアリナミンA，A5，A50には便秘の効能があるが，アリナミンEXに無いのはなぜか。

A（回答）

　一般用医薬品については，かぜ薬，解熱鎮痛薬，鎮咳去痰薬，胃腸薬，ビタミン主薬製剤など14薬効群について，一般用医薬品製造販売承認基準（以下「承認基準」）が定められており，この基準に適合するものは，各薬効群ごとの効能を表示することが認められています。

アリナミンA，A5，A50は，承認基準に基づく「ビタミンB_1主薬製剤」として承認されており，「ビタミンB_1による便秘の改善」という効能を表示することが可能です。

一方，アリナミンEXにもビタミンB_1が含まれていますが，こちらは承認基準に基づく「ビタミンB_1，B_6，B_{12}主薬製剤」として承認されているため，便秘という効能は書くことができません。また，アリナミンEXにはビタミンEも配合されており，便秘が引き起こされる可能性のあることも，理由の1つと考えられます。

【参考】各種アリナミン錠の主な成分

	アリナミンA	アリナミンA5	アリナミンA50	アリナミンEX
ビタミンB_1	100mg	30mg	100mg	100mg
ビタミンB_2	12mg	—	10mg	—
ビタミンB_6	20mg	15mg	10mg	100mg
ビタミンB_{12}	60μg	30μg	20μg	1500μg
ビタミンE	—	—	—	104mg
パントテン酸カルシウム	15mg	—	—	30mg
ガンマーオリザノール	—	—	—	10mg

参考文献等▽武田薬品工業，社内資料，お客様相談室回答

Q（質問）29

お屠蘇には何が入っているのか？

お正月に飲む屠蘇酒にはどのようなものが入っているのか。なぜお正月に飲むのか。

A（回答）

屠蘇酒を飲むと1年の邪気を払い，齢をのばすといわれており，年始に飲むのが習慣となっています。屠蘇酒は，山椒，防風，白朮，桔梗，密甘皮，肉桂を調合し（これを屠蘇散という），これを酒またはみりんに浸して作ります。

【参考】屠蘇散

山椒，防風，白朮，桔梗，密甘皮，肉桂を調合したこの屠蘇散は，中国の後漢末〜魏初の名医，華陀の処方と言われており，日本では平安時代から飲まれています。

生薬	読み方	科	薬用部位	用途
山椒	サンショウ	ミカン科	成熟果皮	芳香辛味のある健胃
防風	ボウフウ	セリ科	根茎	解熱，鎮痛，発汗
桔梗	キキョウ	キキョウ科	根	痰を取り除く
陳皮	チンピ	ミカン科	成熟果皮	芳香性健胃，痰を取り除く
桂皮	ケイヒ	クスノキ科	樹皮	芳香性健胃

参考文献等▽広辞苑▽生薬学，南江堂

Q（質問）30

独活葛根湯と疎経活血湯を一緒に飲んでも大丈夫か？

50歳代。ひどい肩こりと，足の関節痛に長い間悩まされている。可能ならば，両方とも服用したい。

A（回答）

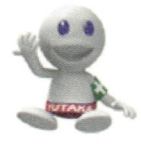

　独活葛根湯（ドッカツカッコントウ）は，症状が体表に近く，上半身にあるときに使います。鎮痛作用のある「独活」，筋肉のこわばりの緩和作用のある「葛根湯」，および体表部の血流を改善する成分を多く含みますので，五十肩や筋肉のこりに効果があります。ただし，体の虚弱な人，胃腸の弱い人，発汗傾向の著しい人には不向きです。

　疎経活血湯（ソケイカッケツトウ）は，腰部より下肢にかけての筋肉，関節などに激しい疼痛がある場合に用います。こちらは，著しく胃腸が弱い人には不向きとされています。

　このように，服用に際しては，症状以外の体質や体調の確認も大切となります。仮に両方のお薬を一緒に服用されますと，甘草（カンゾウ），芍薬（シャクヤク），生姜（ショウキョウ）が重複します。特に甘草によって偽アルドステロン症と呼ばれる症状が出る場合があり，両薬の含量を合わせますと，高血

圧，心臓病，腎臓病がある方の要注意量となりますので，これらの病歴がある場合はなるべく控えてください。もし「つっぱり感」，「手足のだるさ」，「こわばり」，「筋肉痛」が続き，「こむら返り」，「しびれ」の症状が出るようでしたら，服用を中止してください。また，他の薬を服用しなければならないときは相談してください。両方のお薬の効果をご希望でしたら，漢方専門店にて処方していただくのが一番良いと思います。

《構成生薬》
  独活葛根湯：カッコン・ケイヒ・シャクヤク・マオウ・ドクカツ・ショウキョウ・タイソウ・カンゾウ・ジオウ
  疎経活血湯：トウキ・ジオウ・センキュウ・ビャクジュツ・ブクリョウ・トウニン・シャクヤク・ゴシツ・イレイセン・ボウイ・キョウカツ・ボウフウ・リュウタン・チンピ・ショウキョウ・ビャクシ・カンゾウ

【参考】偽アルドステロン症

 副腎皮質ホルモンの一つであるアルドステロンが過剰分泌していないのに，過剰分泌している時と同じ症状が現れることです。グリチルリチン製剤や，それを主成分として含む甘草の長期連用で生じることがあります。症状は，低カリウム血症，高ナトリウム血症や体液の貯留による高血圧，浮腫（むくみ），体重増加などです。また低カリウム血症の結果，ミオパシー（麻痺や痙攣，脱力感を初期症状とする事が多い）の現れる恐れがあります。

 人によっては，甘草成分をそれほど多く摂取していないのに，偽アルドステロン症を発症する場合があります。これには，薬物トランスポーターの遺伝子多型が関与しているとの報告がされています。少量しか甘草を含まない医薬品やサプリメントを服用した後でも，顔のむくみなどの症状が出やすい人は，これに該当する可能性が高いです。むくみ以外に，手足のだるさ，しびれ，つっぱり感，こわばり，さらに力が抜ける感じやこむら返り，筋肉痛が現れて，だんだんきつくなるような場合は，放置せずに医師，薬剤師に相談してください。

参考文献等▽高久史麿，矢崎善雄，治療薬マニュアル，2006，医学書院▽カネボウ薬品，添付文書集▽小学館家庭医学館編集委員会編，ホーム・メディカ家庭医学館，1999，小学館▽重篤副作用疾患別対応マニュアル，平成18年11月，厚生労働省ホームページ▽堀美智子編，絶対役立つ！サプリメント大事典，2007，保健同人社

Q（質問）31

不正出血（性器）の原因となる疾患は？

A（回答）

　不正出血には，卵巣，子宮，膣などの性器に発生した疾患のために生じる器質性のものと，排卵に関する様々な性ホルモンの異常により生じる機能性のものがあります。

　機能性出血は，特に卵巣機能が未熟で安定していない初潮前後や出産後，また閉経後の更年期など，ホルモンバランスが不安定な時に起こりやすくなります。器質性出血は，良性の場合，子宮膣部びらん，子宮頸部ポリープ，子宮内膜ポリープ，子宮筋腫などの疾病が原因ですし，悪性の場合は，卵巣癌，子宮頸癌，子宮体癌，子宮内腫，膣癌，外陰癌などの疾患が原因となります。

　このほか，トリコモナス膣炎，流産，子宮外妊娠なども不正出血を伴います。不正出血は，その原因によって治療方法が全く異なりますので，早めに婦人科を受診された方が良いでしょう。

> 【参考】不正出血
> 　不正出血とは，正常な月経や分娩などによる生理的な出血とは関係なく，性器から出血することを言います。おりものに混じる出血，性交後の出血，月経後にも出血が見られれば，不正出血です。子宮からの出血が大部分ですが，膣や外陰部から出血することもあります。

参考文献等▽可世木久幸，STEP1 産婦人科，2004，海馬書房

Q（質問）32

メバロチンとニコチン酸アミド入り飲料の併用は？

　栄養ドリンク剤にはニコチン酸アミドを配合しているものが多いが，脂質異常症治療薬メバロチンの注意事項には，ニコチン酸が慎重投与と記載されている。一緒に飲んでも大丈夫か。

A（回答）

　日常的に摂取する程度のドリンク剤に含まれるニコチン酸アミドの量では，併用しても問題無いと考えられます。

　メバロチンなどの HMG-CoA 還元酵素阻害剤を服用している人が，通常の食事およびビタミン剤等から1日に摂取すると想定される量の30倍に相当するニコチン酸アミドを摂取すると，急激な腎機能悪化を伴う横紋筋融解症が発現しやすくなったとの海外報告があります。このことから，メバロチンおよびニコチン酸製剤の添付文書には，念のため併用注意の記載がされています。

【参考】ニコチン酸とニコチン酸アミド

　ニコチン酸とニコチン酸アミドはナイアシンと総称され，ビタミンB群に含まれます。トリプトファンから生合成可能で，生体内に最も多く存在するビタミンです。生体内ではニコチンアミドアデニンジヌクレオチドあるいはそのリン酸型，すなわち NAD あるいは NADP に変換され，デヒドロゲナーゼの補酵素として多くの酸化還元反応に関与しています。

　ナイアシンは，動物性食品中では主にニコチン酸アミドとして，植物性食品中ではニコチン酸として存在しています。肉，魚，豆類などのナイアシンを多く含む食品には，トリプトファンも豊富に含まれています。

参考文献等▽第一三共，社内資料，お客様相談室，メバロチン添付文書▽アステラス製薬，ナイクリン添付文書▽日本薬局方▽国立健康・栄養研究所ホームページ

Q（質問）33

ノイビタゴールドを飲むことで α-リポ酸を摂取できる？

　ノイビタゴールド（第一三共）の成分オクトチアミンはチオクト酸由来成分と聞いた。チオクト酸といえば健康食品で話題の α-リポ酸だから，ノイビタゴールドを服用すれば，α-リポ酸を摂取していることになるのか。

A（回答）

　オクトチアミンは，ビタミン B_1 にチオクト酸を結合させたビタミン B_1 誘導体です。一般的にビタミン B_1 は，腸内細菌が産生するアノイリナーゼという酵素により分解されやすい欠点があり，それを改善するために，「オクトチアミン」という誘導体にしているわけです。オクトチアミンを内服すると，腸

管での分解が抑制されるので，吸収率が上がります。吸収後は，ビタミン B_1 と α-リポ酸に徐々に解離していくため，長時間にわたってビタミン B_1 の血中濃度が維持される利点があります。

ノイビタゴールド1日量中にはオクトチアミンが 100mg 含有されており，これは α-リポ酸として約 38mg に相当します。α-リポ酸含有サプリメント製品の多くが1日あたり 100mg 程度の摂取量を採用していますので，ノイビタゴールドを服用することで，α-リポ酸含有サプリメント1日摂取量の約 40％を摂取していることになると思われます。

参考文献等▽第一三共ヘルスケア，社内資料▽日経ヘルスサプリメント事典，2004，日経BP社

Q（質問）34

インスリン製剤の内服薬はあるか？

インスリン注射剤を使っているが，いろいろ面倒なのであればそちらを利用したい。また，インスリン製剤には何か種類があるのか。

A（回答）

インスリンは，すい臓から分泌されるペプチドホルモンの一種です。ペプチドは消化管内で大部分が分解された後，吸収されるため，経口投与では効果がありません。よって，内服のインスリン製剤はなく，あるのは皮下注射の製剤のみです。

インスリン製剤は，以前は，ウシやブタから得られたインスリンで作られていましたが，ヒトに対しては若干効力が落ち，アレルギーが生じやすい問題もありました。現在は，ヒトに対し効力が十分維持されるように，「ヒト型インスリン製剤」が遺伝子工学技術で作製されるようになり，これが主流となっています。

インスリン製剤は，作用発現時間や作用持続時間によって，超速効型，速効型，中間型，混合型，持続型，時効型に分類されています。インスリン療法の基本は，健常者の血中インスリンの変動パターンを，インスリン注射により再現することです。このため，患者のインスリン分泌や食生活パターンに合わせ，それらの中から最も適した製剤が処方されます。血中インスリン濃度を良好にコントロールするためには，注射を打つ時間を厳守することが必須です。また，

一度に摂る食事の量を計算して処方されていますので，食事量が多すぎても少なすぎても問題があります。特に，糖分摂取量には注意し，少ないようであれば，いつでもブドウ糖を補給できるようにしておいて下さい。

【参考】インスリン製剤の種類

分類	発現時間	ピーク時間	持続時間	外観
超速攻型	15分	1〜3時間	3〜5時間	透明
速攻型	30分	1〜3時間	6〜8時間	透明
中間型	1.5時間	4〜12時間	24時間	白濁
混合型	30分	2〜8時間	12〜24時間	白濁
持続型	4時間	8〜24時間	24〜28時間	白濁
持効型	1時間	なし	24時間	透明

・白濁はインスリンによるものであり，沈殿も生じているので，使用前に混和が必要。
・混合型は，速攻型と中間型を混ぜたもの。

⇒（Ⅰ）Q9 ドーピング検査にひっかからない風邪薬？　Q263 海外旅行〜病院でもらっている薬があるときは？

参考文献等▽清野弘明，朝倉俊成：インスリン療法マスターガイドブック，2007，南江堂

Q（質問）35

肉離れしたときの応急処置法は？

A（回答）

肉離れには初期治療が大切で，RICE（Rest：安静，Ice：冷却，Compression：圧迫，Elevation：高挙）を行い，筋肉内出血を抑えます。方法としては，けがの部位にタオルをかぶせ，その上に氷をビニール袋にいっぱいに入れて乗せます。次に，その氷の入ったビニール袋の上から，弾力包帯でビニール袋とけがの部位をやや強めに巻き，圧迫します。強く巻きすぎた場合は，しびれや激しい痛みが現れるので，巻き直してください。そして30分間は包帯を巻いたままにしておき，次の20分間は包帯を緩めて開放します。またこのとき，患部を心臓より高く上げるようにしてください（動脈血流を減少させ，腫

れを抑える効果があります）。この手順を3～4回行ってください。最低2日間は，RICE 適応となります。肉離れの中には，外科的手術を必要とするものがあります。応急処置後は，できるだけ早く専門医の診断と治療を受けることをおすすめします。

> **【参考】肉離れの分類**
> 　　肉離れは損傷の程度により下記のように分類されます。
> **Ⅰ度損傷（軽症）**：筋肉繊維が引き伸ばされた状態，断裂はほとんどなし。軽度の局所の疼痛，腫脹，圧痛，内出血が認められる。日常生活の制限は行わない。
> **Ⅱ度損傷（中症）**：筋肉繊維の一部に断裂がある状態。疼痛，腫脹，圧痛が強く，内出血，筋肉のスパスムスが認められる。固定，安静期間を1～2週間要する。
> **Ⅲ度損傷（重症）**：筋肉自体に部分断裂あり，断裂部の瘢痕化，癒着が生じた状態。疼痛，腫脹，圧痛が著明であり，筋肉のスパスムス，血腫が認められる。手術を行う場合がある。

⇒（Ⅰ）Q97 肉離れしたときのテーピングは？

参考文献等▽山本龍二編，関節外科発育期のスポーツ障害，メディカルレビュー社，1994 ▽佐藤政男編，改定新版家庭医学大全科，法研，1996

Q（質問）36

食塩以外のナトリウムも高血圧に影響する？

　アスコルビン酸ナトリウムの摂取を考えている。食塩以外から摂取するナトリウムも高血圧に影響するのか。

A（回答）

　影響します。高血圧の方に対して「食塩の取りすぎに注意」とは，厳密には「ナトリウムの取りすぎに注意」となります。仮に，1日当たり1gのアスコルビン酸ナトリウムを摂取するとしますと，ナトリウムとして約0.13g摂取したことになります。これは，食塩相当量に換算する式「食塩相当量＝ナトリウム量×2.54」により算出すると，約0.33gの食塩を摂取したことと同じになります。塩分制限をされている方は，この分を差し引いた食事内容にする

必要があり，さらに制限が厳しくなりますので，ナトリウム塩以外のアスコルビン酸を摂取することをおすすめします。

参考文献等▽武田薬品社内資料▽萬有製薬社内資料

Q（質問）37

いろんな塩類下剤があるが違いはあるのか？

スラーリア（硫酸マグネシウム），ミルマグ（水酸化マグネシウム），3Aマグネシウム（酸化マグネシウム）の作用時間や効果の違いについて知りたい。

A（回答）

「塩類下剤」と称されるこれらの下剤の作用は，すべてマグネシウム由来のもので，マグネシウムとして同等量を服用すれば作用の強さに大差は無いと考えられます。塩類下剤をはじめ便秘薬類のほとんどは，症状にあわせて3倍程度までの範囲内で服用量の調節を行うようになっていますが，実際にこれらOTC医薬品のマグネシウム服用量は，調節範囲内でだいたい同じです。その一方で，化合物の組成や各製品の剤形・添加物の違いから，効果の発現時間やその他の効能に違いが認められます。

水酸化マグネシウムおよび酸化マグネシウムは，胃内で中和反応により塩化マグネシウムを生じる過程で制酸作用も示し，その後腸内に移動し瀉下作用を示します。

一方，硫酸マグネシウムには制酸作用の適応は無く，マグネシウムイオンがそのままの形で腸まで早く到達し，瀉下作用を示すと考えられます。そのため，ミルマグで，5～6時間，3Aマグネシウムで，8時間，そしてスラーリアで1～2時間で効果が表れます。さらに，硫酸マグネシウムのみが水への溶解性が高く，スラーリアのように即効性の高い内服液が可能となっています。また，スラーリアには，浣腸の主成分であるグリセリンや糖類下剤のD-ソルビトールといった成分も添加されており，緩下作用の相加効果が考えられます。

参考文献等▽高久史麿，矢崎善雄，治療薬マニュアル，2006，医学書院▽スリーエーカルシウム株式会社，社内資料，お客様相談室

Q (質問) 38

鉄剤の種類と違いは？

貧血の改善に使われる鉄剤にはどのようなものがあるか。ヘム鉄とは何か。医療用医薬品，OTC 医薬品，サプリメントで違いがあるか。

A (回答)

鉄剤には，大きく分けて徐放性のものと非徐放性のものがあります。

徐放性製剤は，胃から腸にかけてゆっくり鉄を放出し吸収されるため，胃粘膜への刺激が比較的少なく，空腹時でも飲むことができます。代表的なものとして，硫酸第一鉄やフマル酸第一鉄などがあります。ただし，これらの製剤の吸収は胃酸の状態に大きく依存するため，胃の切除をした人や胃酸の分泌が低下している高齢者，低酸症の人にはあまり効果がありません。

一方，クエン酸第一鉄やピロリン酸第二鉄などの非徐放性製剤は，胃酸の分泌に問題のある方でも服用可能ですが，胃腸障害がより出やすい欠点があります。なお，第一鉄の方が，吸収性に優れているとの解析結果が報告されています。

以上は非ヘム鉄と呼ばれるものであり，一方ヘム鉄とは，赤血球中のヘモグロビンや筋肉中のミオグロビンを形成する成分で，ポルフィリンと鉄が結合したものです。ヘム鉄は，そのままの形で腸管上皮細胞に取り込まれ，細胞内でポルフィリン環と鉄が解離して体内利用されます。ヘム鉄は非ヘム鉄よりも吸収性に優れ，また，ポルフィリンの供給面でも有利です。ただし，主に動物の血液由来ですので，独特の生臭さが難点です。

医療用医薬品，OTC 医薬品には非ヘム鉄が多く，ヘム鉄は，サプリメントによく使われており"ヘム鉄"とパッケージに表示されています。OTC 医薬品には，鉄剤のほか，葉酸やビタミン B_{12} などの造血を促進するビタミンや他の微量金属成分，疲労感を改善するようなビタミン類が配合されているものがありますので，「なんとなく体がだるく貧血気味かもしれない」といった幅広い症状，原因に適切です。ただし，過去に鉄欠乏性貧血の診断を受けたことがあったり，明らかな貧血症状と思われるときは受診してください。

【参考】鉄剤の分類

製剤	成分名	医療用	OTC	食品・サプリメント
徐放性	硫酸第一鉄	フェログラデュメット スローフィー	－	－
徐放性	フマル酸第一鉄	フェルム	マスチゲンS錠 エネトミン	－
非徐放性	クエン酸第一鉄ナトリウム	フェロミア	－	ネイチャーメイド
非徐放性	ピロリン酸第二鉄	インクレミン	ファイチ ヘマニック	most LOLA サプリメントタケダ

参考文献等▽サプリメントデータブック，2005，オーム社▽各製薬企業添付文書

Q（質問）39

女性のための脱毛予防法や育毛法は？

15歳，女性。体質（遺伝）のためか，頭髪が薄く，気にしている。今まで発毛促進剤を使用してきたが，薬を使わない脱毛予防法もしくは育毛法を知りたい。

A（回答）

女性に限ったことではありませんが，次のような生活習慣は髪の成長，質に悪影響を及ぼすので，脱毛予防のためにも避けるべきです。

〈偏った食生活，過度のダイエット，ストレス，夜更かし，喫煙〉

過度のダイエットなどでたんぱく質やビタミン，ミネラル類が不足すると，抜け毛のほか髪が細くなる，つやがなくなるなど，髪質の低下につながります。特にミネラルの1つである亜鉛には脱毛を予防する効果がありますので，不足しないように心がけましょう。亜鉛を多く含む食品には，レバーや卵黄，牡蠣，牛肉などがあります。

抜け毛は遺伝的な要因もありますが，正しいヘアケアで進行を遅らせることができます。次のヘアケアを習慣にしましょう。

・頭皮と髪を清潔に保つために適度な洗髪をする。すすぎは十分に行う。
・頭皮の血行を促進する頭皮マッサージを1日3～4分，洗髪後などに行う。

髪の長さと抜け毛は関係ありませんが，ポニーテールのような髪を引っ張る髪型を長時間続けたり，ヘアカーラーで髪を強くセットすると脱毛を起こすことがあります。注意しましょう。

病院での治療も可能です。専門医に相談してみましょう。

> 【参考】頭皮マッサージ
> ①首から肩にかけて，親指以外の4本の指で軽くマッサージする。
> ②後頭部を5本の指でつまむようにリズミカルに下から上へもむ。
> ③額の生え際から後頭部へ円を描くようにもみほぐす。
> ④両手を頭の左右に置き，頭皮をつまみ上げるように圧迫する。
> ⑤指先を頭皮にあて，頭全体をポンポンとたたいて刺激する。

参考文献等▽大正製薬，セルフドクター▽本多京子，根本幸夫，伊田喜光，田口進監修，食の医学館，2002，小学館

Q（質問）40

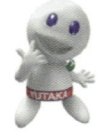

モートン病の症状を緩和する靴の中敷とは？

病院で，モートン病と診断された。症状緩和用に靴の中敷があると聞いたが，どのようなものか，また，どこで買えるのか。

A（回答）

モートン病は，足の裏の横のアーチ（足の指先を正面から見たときに，親指（第1趾）と小指（第5趾）の付け根付近を両端として，足底に僅かに認識できる弓状の形）の崩れを特徴とし，指と指の間にある神経が圧迫されて生じる趾間神経痛です。

対処法としては，先ずは足に合った圧迫感をもたらさない靴を履くことが重要ですが，モートン病用の靴の中敷があります。これは，足裏横のアーチ部分をサポートして，神経の圧迫を軽減するものです。インターネット販売の「ケンコーコム」では，「インソールプロ（モートン病用）」という商品名で販売されています。サイズはS，M，Lの3種類で，靴のサイズに合わせて切って使います。また「ドクターショール」から，モートン病の症状に適用できるものとして，「アーチ・プラス」，「バランスフィット　ペロティ」，「ワーキングタ

イム」が販売されています。どの製品が最も現状に合っているかは，医師に相談し，選択されるとよいでしょう。また，個人の足の形状に合わせて，中敷や靴をオーダーメイドしてくれるお店もあります。

> **【参考】モートン病の原因と治療**
> 　窮屈な靴での長時間の作業や激しいスポーツ，過度なハイヒールの着用などによって生じます。すべての足の指と指の間に発生する可能性がありますが，特に発生しやすいのは第3趾と第4趾の間です。これは，足への圧迫力がこの部位に集まりやすいこと，第3足底趾間神経が，内側および外側の足底神経の分岐点であることが関与していると考えられます。放置しておくと，神経腫となることもあります。
> 　対症療法として，患部への局所麻酔薬の注入があります。神経腫が形成されている場合は，長時間作用型ステロイド注入も併用されます。

参考文献等▽堀原一他，新家庭の医学，2005，時事通信社▽各社社内資料

Q（質問）41

リンゴ酸カルシウムはリン吸着剤の代わりになるか？

　人工透析中。高リン血症を防ぐリン吸着剤を服用しなければならないが，胃部不快感を生じるので，代わりのものはないか。

A（回答）

　現在服用されているリン吸着剤は，塩酸セベラマーという高分子化合物であると思われます。塩酸セベラマーはリン吸着能にとても優れていますが，高い頻度で便秘，腹痛，嘔気，消化不良などの副作用が発生します。
　炭酸カルシウムやリンゴ酸カルシウム（酢酸カルシウム）は，リンと結合してリン酸カルシウムとなり，便と共に排泄されます。炭酸カルシウムは，血清カルシウム値を必要以上に上昇させる問題点がありますが，リンゴ酸カルシウムはあまり上昇させず，リン吸着能も炭酸カルシウムの約2倍との報告があります。サプリメントで「リンゴ酸カルシウム」を成分とした商品がありますが，飲用の際には必ず主治医と相談してください。

【参考】リン，カルシウムと骨病変

　人工透析をされている腎不全患者では，尿中へのリン排出が極度に低下しているため，血中のリン濃度が上昇します。その一方で，腎臓におけるビタミン D_3 の活性化が不十分などの理由により，血中カルシウム濃度が低下します。血中カルシウム濃度の低下は，副甲状腺ホルモンの分泌を促進し，骨を溶解する破骨細胞を活性化し，骨からカルシウムを流出させます。この状態が長期に渡って続き，副甲状腺ホルモンの過剰分泌を招くのが続発性副甲状腺機能亢進症で，骨がもろくなります。その一方で，血中リン濃度が高いとカルシウムと共に沈着しやすくなり，骨以外の組織に病的な石灰化（異所性石灰化）を生じさせることがあります。

　これらを予防するため，リン吸着剤が処方されます。また，血液中のカルシウム濃度を保ち，副甲状腺ホルモンの過分泌を防ぐため，カルシウムの吸収を促進する活性型ビタミン D_3 製剤が処方されます。

参考文献等▽多川斉，わかりやすい血液透析とCAPD，1998，日本メディカルセンター▽宮野康日己，血液透析，2000，保健同人社▽秋澤忠男，腎臓病と最新透析療法，2008，ゆまに書房▽ヴァイタリン・コーポレーション社内資料

Q（質問）42

飛行機に乗ったとき耳がツーンと痛くなるのは？

　飛行機に乗ると耳がツーンとして痛くなるのはなぜか。対処法と予防法も教えてほしい。

A（回答）

　この痛みは，鼓膜の内側と外側の圧力が急激に変わることで鼓膜に感じる痛みです。航空機が上昇すると機内の気圧が低下します。すると鼓膜の内側にある鼓室内の圧力が気圧より高いため，鼓膜が内側から押され痛みを感じます。

　逆に，航空機の下降する時は，高度変化の激しいことが多いため，機内の気圧が急に上がり，鼓膜が外側から押され，時に激しい痛みを感じます。

　気圧調整が円滑にされない理由は，鼓室と外界を繋ぐバルブにあたる耳管が，鼻を通る空気音や細菌の浸入を遮断するため，普段は閉じているからです。

　気圧上昇による症状の場合には，意識的にあくびをしたり唾を飲んだりして耳管を開く嚥下運動を行い，鼻から空気を抜いてください。気圧低下の場合も，

軽症の場合は同様の方法で対処できますが，症状がひどい場合には鼻をつまんで嚥下運動を行ってください。それでも改善しない場合は，鼻をつまんでゆっくりと鼻咽腔に空気を送り込んで下さい（バルサルバ法）。ただし急に強い圧力をかけると危険ですので，段階的に送り込む空気の量を上げて行く様にしてください。どちらの場合も，飴をなめたりガムを噛んで耳管を開きやすくすることによっても，ある程度対処できます。少しでも違和感を感じたら，直ぐに対処するのがコツです。

　鼻炎の時には耳の痛みの症状が出やすく，対処も困難になることがあります。鼻詰まりの場合には事前に点鼻薬を，鼻水・くしゃみが酷い場合には鼻炎薬を服用しておくと良いでしょう。短期間で何度も搭乗を繰り返す場合は，症状が重症化することがありますので，特に注意してこまめな空気圧調整を行ってください。

> **【参考】航空性中耳炎**
>
> 　急激な気圧変化や短期間で何度も気圧変化を受けることにより，中耳内に貯留液が溜まって鼓膜が発赤したり，多量の内出血が生じたりして，たとえ鼓室内の圧力が大気圧と等しくなったとしても，痛みや違和感が残っている状態のことです。パイロットやキャビンアテンダントに多く，発症すれば搭乗禁止となります。また，鼻炎の症状がひどい人や耳管狭窄症がある人は，気圧調整が上手くいかないため，発症する可能性が高くなります。航空性中耳炎は，細菌感染による通常の中耳炎とは本来異なりますが，元々中耳炎の兆候が有る場合は，航空性のものを併発したり，それが重症化したりする可能性があるため，注意が必要です。

　　参考文献等▽ホーム・メディカ家庭医学館，1999，小学館▽老木浩之，中耳炎，2000，保健同
　　人社▽鈴木光也，中耳炎がわかる本，2007，法研▽鶴見隆史，病院では教えてくれない健康
　　の常識，2006，文化社

Q（質問）43

ピロリ菌除去薬物療法の中断は可能か？

　下痢が続くので，薬物の服用をしばらく止めたいと思っている。

A（回答）

　ピロリ菌（ヘリコバクター・ピロリ）の除菌は，通常，胃酸分泌の阻害薬（プロトンポンプ阻害剤：ランソプラゾールもしくはオメプラゾール）と抗生物質2種（アモキシシリンおよびクラリスロマイシン）の併用で行われます。副作用の主なものは，抗生剤の服用により，正常な腸内細菌叢が崩れるため生じる下痢・軟便で，20〜30％の頻度で発生します。

　もし下痢の症状が発生したら，早めに主治医に報告してください。場合によっては，整腸剤の併用や抗生剤を変更することで症状が改善することもあります。自己判断で服用を中止しないようにしてください。中止すると，今回の除菌が上手くいかないどころか，抗生物質に対する耐性菌が増殖し，再除菌が困難になることがあります。

【参考】ピロリ菌と胃潰瘍

　ピロリ菌に感染すると，すべての人が胃潰瘍になるわけではありませんが，多くの人は慢性胃炎となります。また，ピロリ菌は，胃潰瘍患者の60〜80％に陽性であると考えられています。ピロリ菌感染による胃潰瘍の場合，除菌が成功すれば，その後の再感染から再発はほとんど見られません。

　3剤併用治療法の除菌成功率は80％台ですが，耐性菌の出現により，年々成功率は低下しています。除菌が成功しなければ，抗生物質の組み合わせを変えたり，用量を増やしたりして再除菌を試みますが，成功率は50％以下となります。投薬を中止する必要のある割合は約1％程度で，高度の下痢，出血を伴う大腸炎，薬疹などのアレルギーが主な理由です。

参考文献等▽古川昌彦監修，薬局増刊号・病気と薬の説明ガイド，2006，南山堂▽井村裕夫編集，分かりやすい内科学，1999，文光堂▽堀原一他，新家庭の医学，時事通信社▽伊藤まさ芳，ピロリ菌，2006，祥伝社

Q（質問）44

甲殻類アレルギーでも服用可能な関節痛薬は？

　関節痛に効果がある薬などに甲殻類のアレルギーがある人に対する注意書きがあったので。

A（回答）

関節痛を緩和，治療する製品に，カニ・エビの殻からの抽出が主流になっているグルコサミンが添加物として含まれているものがあります。甲殻類アレルギーを持っている人は避けるべきでしょう。よって服用可能な製品（一般用医薬品）は，コンドロイチン ZS 錠（ゼリア新薬），アンメルシンコンドロパワー錠（小林製薬）などです。

健康食品で甲殻類由来グルコサミンを主成分とするものは勿論いけませんが，コンドロイチン含有抽出物，Ⅱ型コラーゲン，ヒアルロン酸を主成分とするものにも同様に甲殻類由来のグルコサミンを含むことがあり，注意が必要です。健康食品は食品から抽出精製されたものであり，医薬品ほど含有成分が正確ではなく，表示以外の成分が含まれている可能性もあります。発酵法で得られたグルコサミンを用いたものやグルコサミン自体を含まないものなどに「甲殻類アレルギーの方でも服用可能」と明記された商品がありますので，それらをお選びいただくことがより確実であると思われます。

⇒（Ⅰ）Q188 コンドロイチンは関節にいい？　Q205 低分子ヒアルロン酸とヒアルロン酸は違う？

参考文献等▽ゼリア新薬添付文書▽小林製薬添付文書▽石見圭子，コラーゲンの安全性と機能性（食品成分有効性評価及び健康影響評価プロジェクト解説集），2004，国立健康・栄養研究所

Q（質問）45

足底腱膜炎によい健康食品は？

62 歳の女性。痛み止めの内服薬と湿布を処方されている。歩くと痛いのでなんとかしたい。

A（回答）

足底腱膜炎の処置は，痛みを和らげる湿布や軟膏の使用が基本となり，根本的な治療薬や症状の緩和を期待できる健康食品はありません。痛みがある時はできるだけ運動量や歩行量を減らしたり，日頃から足に良くあったクッション性の高い靴を利用することで対処します。また足指や足首をそらして，足の裏を十分にストレッチすることも効果的なことが多いです。

通常は，数ヵ月で疼痛が自然寛解（完全治癒しているわけではないが，症状

が一時的あるいは永続的に消失すること）することが多いのですが，症状がなかなか改善しない場合には，局所にステロイド剤や麻酔剤の注射による処置が行われます。また，骨棘（こつきょく）と呼ばれる突出した骨が認められ，それが疼痛の主な原因であると判断された場合は，手術により取り除かれることがあります。

> **【参考】足底腱膜炎（そくていけんまくえん）**
> 　足の裏，特にかかとの部分に強い痛みを感じる病気です。足底腱膜は，足の裏にある丈夫な腱で，かかとの骨（踵骨）に付着しており，この腱膜自身あるいは踵骨への付着部に，炎症が起こることにより生じます。特に，朝起きて足に体重をかけたときに強い圧痛を感じ，歩き始めるとその痛みが一時的に解消されることが多いのが特徴です。長時間の立ち仕事や歩行をする人，運動選手などでよく見られます。また，加齢に伴い足底腱膜の柔軟性が失われ，組織が弱くなると起こりやすくなります。

参考文献等▽細田瑳一監修，新家庭の医学，時事通信社

Q（質問）46

歯科技工用のアロンアルファを購入できるか？

　一般消費者。口腔内への使用を検討しているという。

A（回答）

「歯科技工用瞬間接着剤・アロンアルファ」という商品はありますが，一般の方への販売は行っておりません。文字通り歯科技工用に使用するもので，口腔内の歯やかぶせ物の固定，入れ歯の修理に使用するものではありません。なお，決して一般用の瞬間接着剤を，口腔内に用いないでください。

> **【参考】医療用の接着剤**
> 　アロンアルファの主成分はシアノアクリレートのモノマー［$CH_2C(CN)COOR$］であり，短時間で重合して接着力を生みます。構造式中のR部分を変更して，硬化時間や硬化度を変えています。シアノアクリレート自体に毒性はありません。肌に付着したものは新陳代謝とともに取

れますが，接着部位を剥がすために使われる商品の主成分はアセトンのため皮膚・粘膜刺激作用があり，これらの部位への使用は極力避けるべきです。他に，医療用の接着剤と呼ばれるものに，「液体絆創膏」が一般用医薬品で存在しますが，その主成分ピロキシリンは，セメダインと同じ成分のニトロセルロースです。傷口に塗ると沁みるのは，その溶剤である酢酸エチルが主な原因です。

参考文献等▽須山歯研，第一三共，東亜合成，小林製薬，タイヘイ薬品，東京甲子社，各社社内資料・お客様相談室

Q（質問）47

縫合手術後の傷口補強に使う市販のテープはあるか？

A（回答）

市販されている皮膚接合用テープには，住友スリーエムのステリストリップ（スタンダードスキンクロージャー）という製品があります（一般医療機器に分類）。医療用と同じもので，シート毎に滅菌パックされています（6mm×38mm，6本／シート）。

使用方法は，傷に対して直角の向きに数枚，間隔を空けて貼り付けます。剥がすときは，傷が開いてしまわないように十分注意し，優しくゆっくりと持ち上げるようにします。

⇒（Ⅰ）Q125 傷口に直に貼れるサージカルテープはあるか？

参考文献等▽住友スリーエム社内資料

Q（質問）48

ホルマリンの入手方法は？

一般消費者。室内の消毒に使用したい。手軽に買えるのか。

A（回答）

ホルマリンは，「毒物及び劇物取締法」により，劇物に指定されています。

このため，毒物又は劇物の販売業の登録を受けた販売店でしか，取り扱うことができません。またホルマリンを使用した後，残留ホルムアルデヒドの十分な除去が必要となりますので，一般家庭での使用はおすすめできません。

購入に際しては，薬事法に沿った手続きが必要です。年齢（18歳以上であること），品名，数量，購入年月日，購入者の氏名，職業，住所を所定の用紙に記入しなければなりません。

また，地域によっては，身分証明書などの提示が必要です。

> 【参考】ホルマリン
>
> 　ホルムアルデヒドの35～38％水溶液。医療用具，手術室，病室の消毒に用いられる。人体に対しては，歯科領域における感染根管の消毒にのみ使用が許可されている。水産養殖業界では，寄生虫の駆除を目的に使用されており，特に河豚における残留ホルムアルデヒドが，時折問題になることがある。

参考文献等▽毒物・劇物（ホルマリン）の取り扱いについて（通知），平成16年7月26日，社団法人日本衛生検査所協会▽健栄製薬社内資料

Q（質問）49

イブプロフェンはアスピリンの心保護作用を減弱する？

心保護作用のため低用量のアスピリンを処方されている。頭が痛いのでイブプロフェンを服用したいが，併用は低用量アスピリンの作用を減弱するのでいけないと聞いた。ならば，アスピリンを高用量にすればいいのか。

A（回答）

イブプロフェンを併用した場合，イブプロフェンはアスピリンと競合的に血小板のCOX-1（常時一定量が発現している構成型で，腎血流の維持，血管拡張，胃粘膜保護作用など生体の恒常性維持に関与する）に結合し，低用量アスピリンの心保護作用を減弱してしまう危険が2006年，米国FDAから通達されています。イブプロフェンのCOX-1活性阻害作用は，可逆的であるなどの理由により，低用量アスピリンによるCOX-1活性阻害時よりも相対的に弱くなってしまうのです。このイブプロフェンの心保護減弱作用には，COX-2（サイトカインなどにより発現が誘導される誘導型で，炎症時のプロ

スタグランジン産生に関与する）活性阻害も関与しています。数ある NSAID の中で，なぜイブプロフェンにこのような作用が強く出るのか詳細な理由は不明ですが，COX-1/COX-2 への選択性がほとんど無いことの他，血小板に作用しやすいなんらかの作用機序があるのかもしれません。

　低用量アスピリンは，血小板凝集因子であるトロンボキサン A_2 の産生を抑え，心保護作用を示します。これは，アスピリン分子中のアセチル基によって，トロンボキサン A_2 の産生酵素である COX-1 を不可逆的に阻害するためです。また血小板は核を持たず新たにたんぱく質を合成できないため，アスピリンの血小板 COX-1 活性阻害は一度行われればよく，とても効率的なものになります。一方，高用量のアスピリンでは，主に血管壁などにおいて COX-2 により産生され，血小板凝集を阻害するプロスタサイクリン産生も強く抑制してしまい，心保護的には働きません。したがって，高用量のアスピリンにすればよいということでもありません。

　FDA の通達では，「低用量アスピリンを服用した後 30 分以上（2 時間以上が望ましい）時間を空け，1 日 1 回のイブプロフェン服用であればほとんど影響は無い」としています。先にイブプロフェンを服用すること（もし服用したら 8 時間以上あける），1 日に数回服用すること，同時服用することは禁忌です。しかしながら，最も適切な防止法は，イブプロフェンの服用を避けることです。最近は，COX-2 に選択性の高い薬剤が処方されるようになっていますが，この場合でもプロスタサイクリン産生抑制により，心保護作用がある程度減弱されるのは避けられません。鎮痛剤がどうしても必要な場合は，アセトアミノフェンであれば影響が少ないと報告されていますので，現時点ではこれが最も危険度が低い選択であると思われます。

【参考】バイアスピリン（バイエル）
心保護目的：1 日 1 回 0.1g
解熱・鎮痛目的：1 回 0.5〜1.5g，1 日 1〜4.5g

　　参考文献等▽高久史麿，矢崎善雄，治療薬マニュアル，2006，医学書院▽バイエル薬品，社内資料▽千葉民医連薬剤師部会 DI 委員会，DI ニュース 2006 年上期副作用モニターまとめ，2007 ▽米国 FDA 通達, Information for Healthcare Professions, Concomitant use of ibuprofen and aspirin, Sep, 2006・F.C Lawson et al. : Cyclooxygenase inhibitors and antiplatelet effects of aspirin. Vol. 345, No. 25, 2001, N Engl J Med.

Q（質問）50

アディポネクチンとは？

肥満，糖尿病，動脈硬化などの言葉と一緒によく見るが詳細がわからない。

A（回答）

　アディポネクチンは，脂肪細胞から分泌される生理活性物質の１つです。脂肪細胞は，エネルギー貯蔵庫としての働き以外に，アディポネクチンなどさまざまな生理活性物質を分泌する働きもあります。アディポネクチンは，小型の脂肪細胞で多く分泌される一方，肥大化した脂肪細胞では分泌が減少することが報告されています。また，皮下脂肪の増加よりも，内臓脂肪の増加によって，分泌の減少が生じやすいことも報告されています。

　アディポネクチンの作用としては，血糖値を下げるインスリンの働きを改善したり，脂肪を燃焼させたり，動脈硬化や血栓を防ぐと言われています。特に劣化したコラーゲンとの接着性が高く，傷害を受けた血管壁に集積し，修復を促す作用を持つことが報告されています。

【参考】肥満とアディポネクチン

　肥満は，脂肪細胞の数が増えることよりも，脂肪細胞が肥大化することが要因であると言われており，肥満によりアディポネクチンの分泌が減少し，さらにアディポネクチンの作用が低下することから，糖尿病や動脈硬化などのリスクが高まる原因と考えられています。

参考文献等▽下村伊一郎，松澤佑次，メタボリックシンドローム病態の分子生物学，2005，南江堂▽加藤達也他，メタボリックシンドローム概論，2008，メヂカルフレンド社▽門脇孝他，糖尿病と動脈硬化，第128回日本医学会シンポジウム記録集▽舟橋徹，アディポサイトカインと血管障害，第128回日本医学会シンポジウム記録集

Q（質問）51

ピロリ菌に効く漢方薬はあるか？

A（回答）

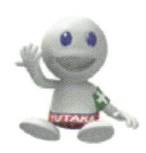

現在，ピロリ菌の除菌に対し適応のある漢方薬は存在しませんが，有効性が示唆されるものはいくつかあります。「ヘリコバクター・ピロリ菌に対する除菌剤」に関する特許の開示資料には，十全大補湯，当帰六黄湯，補中益気湯の有効性を示す結果が示されています。生薬では，殺菌作用のあるガジュツが，ピロリ菌にも有効であることが示唆されています。また，未だ試験管内試験の段階ですが，御岳百草丸（長野県製薬）にも，ピロリ菌に対する抗菌作用のあることが報告されています。

以上の報告がありますが，まずは専門医に相談され，一般的な除菌治療の補助として，これら漢方薬の服用を検討されることをおすすめします。

【参考】ヘリコバクター・ピロリ

「ヘリコバクター」は「らせん状細菌」を，「ピロリ」は胃の出口付近の「幽門部」を意味します。従来，胃の中は胃酸による強酸性のため，細菌類の生息は不可能と考えられていました。しかしながらピロリ菌は，胃粘膜細胞の分泌液（高分子糖タンパク，および重炭酸を含む）により酸性度が弱まった粘膜中に生息していることが，1980年代の初めに発見されました。日本人の慢性胃炎，胃潰瘍，胃癌の多くは，ピロリ菌感染と関連していることが明らかになってきています。

参考文献等▽長野県製薬，お客様相談室，社内資料▽ヘリコバクター・ピロリ菌に対する除菌剤，特開2003-026587▽伊藤まさ芳，ピロリ菌，2006，祥伝社

Q（質問）52

睡眠薬の代用品になるようなものはあるか？

頓服の睡眠薬をもらっているが，なくなりそうなので代用がほしいとのこと。他に，抗不安薬，抗精神薬を処方されているとのことから，不眠の症状は重度

と推察される。

A（回答）

　店頭には，一時的な軽い不眠にのみ効果のある睡眠改善薬や漢方薬はありますが，睡眠薬と同じ効果を期待できるものではありません。併用薬との相互作用等の関連もありますので，再受診し処方していただいた方がよいでしょう。

【参考】心地よい眠りのために～ドラッグストアで購入可能なもの

睡眠改善薬：市販されているものは，すべて塩酸ジフェンヒドラミン50mg（15歳以上のみ可）の製剤です。抗ヒスタミン剤に分類されますが，眠気誘発作用により市販薬で唯一，睡眠改善成分として認可されています。

漢方製剤：柴胡加竜骨牡蛎湯（サイコカリュウコツボレイトウ），加味帰脾湯（カミキヒトウ），酸棗仁湯（サンソウニントウ）等の催眠鎮静薬があります。また，不眠の原因がはっきりしていれば，各症状に対応した漢方薬も有効です。

食品等：神経の抑制性伝達物質γ-アミノ酪酸（GABA）を含んだ製品がありますが，GABAはほとんど血液脳関門を通過せず，中枢神経内で，グルタミン酸より合成されます。グルタミン酸もまた他の前駆体より合成され，これら神経伝達物質の脳内量は厳格に調整されています。医薬品では，血液脳関門の通過を良好にしたGABA誘導体か，大量のGABA（3g/day）が用いられています。したがって，食品に含まれる程度のGABA（～100mg/day）を摂取しても，脳への直接効果は考えにくく，GABA含有製品にリラックス効果があるといわれていますが，これは末梢作用を介した効果の可能性が高いです。

　アミノ酸系神経抑制性伝達物質には他にグリシンがあり，これを含んだ製品に井藤漢方ナイスリープ，TV通販CMなどで販売されている味の素グリナがあります。実際に，グリシンの経口摂取による睡眠の質への改善効果については，ヒトにおいて有効であるとの試験結果が学術論文に発表されています。一方で，グリシンの血液脳関門通過性に関しても明確ではありませんが，これらの製品では1日あたりの摂取量が医療用GABAと同じ3gと大量で，中枢への作用が可能になっているとも考えられます。

参考文献等▽茂里康，島本啓子，日薬理誌，127，2006 ▽田中千賀子，加藤隆一，New薬理学，1993 ▽高久史麿，矢崎善雄，治療薬マニュアル，2006，医学書院▽グリナ資料▽ナイスリー

ブ資料▽Sleep and Biological Rhythms 2007

Q（質問）53

ブロン錠の副作用は？

A（回答）

　ブロン錠の構成成分であるリン酸ジヒドロコデインによる便秘や，マレイン酸クロルフェニラミンによる眠気は，添付文書に記載されている服用量でも現われる可能性があります。その他，発疹，悪心，嘔吐，めまい，排尿困難などの症状が現われることがあります。また，連用により，薬物依存を生じる可能性があります。なお，コデイン類は，呼吸抑制作用や気道分泌阻害作用などにより，気管支喘息を悪化させることがありますので，喘息の持病の方やそのような症状が現れた場合は，服用を控えてください。

　　参考文献等▽エスエス製薬，ブロン錠添付文書，お客様相談室▽髙久史麿，矢崎善雄，治療薬
　　マニュアル，2006，医学書院

Q（質問）54

２歳の子どものやけどの処置法は？

A（回答）

　やけどの重症度や部位で，対処法が異なります。患部の面積が広いまたは深いと思われる場合，あるいは顔，性器のやけどや大きな水疱ができたものは，直ちに受診してください。応急処置法として，先ずは水道水や濡れタオルなどで冷やすのが有効です。やけどによる痛みや急性炎症の進行を，ある程度抑えることができます。ただし，氷水や氷枕類の使用は過冷却による新たな皮膚傷害の原因になり，また，額などに貼る冷感シート類は十分機能しませんので，注意してください。

　その後の処置法としては，消毒薬の使用は組織破壊をさらに進行させるため，安易に行わない方が賢明と思われます。もし数日経過後，化膿の兆候が見られるようであれば，抗菌物質や抗生物質を含有した軟膏を使用してください。水

疱が生じた場合，それをつぶすと細菌感染を起こしやすくなるので，なるべくそのままにして下さい。やけどの早い治癒には，患部の適度な湿潤環境を保つことが大切です。通常のガーゼ類は，患部を乾燥させ癒着する可能性が高いため，避けるのが無難です。患部にひっ付きにくいタイプにアルミガーゼがあり，軟膏や，ワセリンと併用できます。これらがない場合は，調理用ラップとサラダ油で代用する応急処置法もあります。

　幼児は大人と比べて，やけどの面積が広くなくても感染症を起こしやすく，高熱を出すなど全身状態が悪くなりがちです。また，2歳児ですと，やけどを負った時の状況や症状を上手く伝えられないことが多く，いつどこでやけどをしたか分からないような場合は，カーペットやカイロ等による低温やけど，家庭用コンセントのいたずらによる感電等が考えられます。このような場合は，日に日に症状が悪化して行くことが多いため，早急に受診することをおすすめします。

【参考】モイストヒーリング（湿潤療法）

　損傷部位に新たに生じる細胞は，ある程度の水分がないと増殖できません。患部に溜まる組織液は，増殖因子などを含んだ細胞培養液そのものであり，細胞を育てることをイメージして処置を行うことが重要とする「モイストヒーリング」による治癒の考え方が広がっています。この療法に適したハイドロコロイド皮膜材の市販版として，BAND-AID キズパワーパッドやバイオパッド（ニチバン）などがあります。ただし，粘着剤の刺激から「2歳以下（3歳未満の意）の幼児には使用しないこと」との注意書きがあります。

参考文献等▽細田瑳一監修，新家庭の医学，時事通信社▽水島裕監修，疾患・症状別今日の治療と看護，2001，南江堂▽相馬良直他，新・病気と体の読本，2005，暮しの手帖社▽夏井睦，キズ・ヤケドは消毒してはいけない，2008，主婦の友社▽水原章浩，傷の正しい治し方 PART2－そこが知りたいラップ療法実践編－，2005，金原出版▽塚田邦夫，やさしくわかる創傷・褥創ケアと栄養管理のポイント，2008，カザン▽ジョンソン・エンド・ジョンソンお客様相談室

Q（質問）55

今治水は6歳の子供に使ってもよいか？

A（回答）

　今治水は，小児からお年寄りまで安心して使える安全性の高い液体歯痛薬ですから，歯がはえていれば乳幼児でも使用できます。

> **【参考】今治水と虫歯**
>
> 　今治水には，炎症を抑える成分（塩酸ジフェンヒドラミン）や痛みを抑える成分（dl-カンフル，ケイヒ油，フェノール，チョウジ油など）が含まれています。直接患部に塗って使うタイプの薬で，急な歯痛につけて使います。歯の痛みの多くの原因は，虫歯です。今治水は痛みを鎮めても虫歯を治すものではないので，できるだけ早く歯科を受診して治療してください。虫歯の予防は，何といっても日ごろから，正しいブラッシングを心がけることです。子供のうちから食後の歯磨きを励行しましょう。

参考文献等▽帯津良一監修，自分で治す大百科，2003，法研▽横田俊一郎，渡辺博他，子ども医学館，2001，小学館▽堀美智子監修，エス・アイ・シー編，よく効く市販薬の選び方使い方事典，2002，文渓堂▽日本医薬情報センター編，一般薬日本医薬品集，2002-2003，じほう▽丹平製薬，今治水添付文書，皮膚病についてのQ&A

Q（質問）56

水銀温度計の破損で水銀がこぼれたときの処理方法は？

A（回答）

　金属水銀は，皮膚や消化管からの吸収は低く，気化したものを多く吸い込んだ場合に有害作用を示します。先ずは窓を開け換気を良くし，その場を離れてください。もし，直接皮膚に触れたようであれば，石鹸水で洗浄し，多量の水で洗い流してください。水銀は，粒子状になって散らばります。床に飛散している可能性がありますので，マスクと手袋をし，決して掃除機は使わずに，なるべく広い範囲を拭き掃除してください。破棄できるものは，ビニール袋を二重にしたもので密閉し，処分してください。妊婦や子供は，作業に当たらない

で下さい。下痢，嘔吐，悪寒，頭痛などの症状があった場合には，一刻も早く受診をしてください。

> 【参考】水銀
> - 常温，常圧で液体である，唯一の金属元素。
> - 無機水銀（金属，イオン）と有機水銀（メチル水銀など）の形態をとる。
> - 身近な使用例：水銀血圧計，歯科のアマルガム，水銀電池，赤チン，ワクチン
>
> 金属水銀は，体温計に使われている程度の量ならば，誤飲したとしても急性症状はほとんどなく，大部分が体外に排出されます。金属水銀の蒸気曝露の場合では，上述した下痢，嘔吐，悪寒，頭痛などの急性症状を呈し，中～長期暴露では，皮膚炎，気管支炎，間質性肺炎，腎障害，易疲労感，手指の振るえなどを呈します。無機イオン型水銀の消化管吸収率も低いですが，胃痛，吐血などの消化器症状を呈すことがあります。吸収されたものは，酵素タンパク中に含まれるシステインのSH基と強く結合してその活性を阻害するなどの毒性を示し，主に腎機能障害として現れます。一方，水俣病の原因にもなった有機水銀は，脂溶性が高いため蓄積性が高く，容易に血液脳関門，胎盤を通過し，低濃度でも中枢神経系への中毒症状や胎児への影響が出ることとなります。

参考文献等▽大森隆史，有害金属が心と体をむしばむ，2005，東洋経済新聞社▽中内洋一，皮膚トラブルとのつきあい方，2005，梧桐書院

Q（質問）57

貼り薬のソフラチュールとは？

知人が怪我の処置に使用していたが，どのような症状のとき用いるのか。また，薬局で購入可能か。

A（回答）

ソフラチュールは，抗生物質である硫酸フラジオマイシンを含む軟膏基材を，網目状にした綿に付着浸透させたもので，創傷部位の手当てに用いるガーゼ様の貼付剤です。硫酸フラジオマイシンは，細菌（ブドウ球菌属，レンサ球菌属）

のたんぱく合成を阻害し，それらの増殖を抑制します。通常，外傷・熱傷，潰瘍などにおける，2次感染の治療に用いられます。

ソフラチュールはOTC医薬品ではない（処方箋医薬品以外の医薬品）ので，医療機関を受診して処方してもらってください。医師の適切な経過観察の下で使用しないと，かゆみ，発疹などのアレルギー症状や薬剤耐性菌の出現などにより，症状が悪化してしまう危険性があります。

> 【参考】ソフラチュール使用の実状
>
> 　薬剤の添付文書には，「本剤の使用に当たっては，耐性菌の発現等を防ぐため，原則として感受性を確認し，疾病の治療上必要な最小限の期間の使用にとどめること。また広範囲な熱傷，潰瘍のある皮膚には長期間連用しないこと」とあります。
>
> 　しかしながら実際の医療現場では，細菌感染の可能性が低い場合も安易に長期使用されているなど，乱用を指摘する意見が一部の外科医からあがっています。また，ソフラチュールの網目に治癒過程の組織が食い込み，剥がすときにかなりの苦痛を患者に強いてしまうこと，さらに，そのことが治癒の遅れや傷跡の原因になりやすいことも指摘しています。
>
> 　ソフラチュールは，使用前は湿ったような状態にありますが，1日も経てば自身もろとも患部を乾燥させてしまうものであり，最近の創傷治療の主流になりつつある湿潤療法にそぐわない面もあります。ソフラチュールの使用は，化膿の悪化を防ぐことが最優先と考えられる場合のみ，適切な処置のもと使用されるのが望ましいと思われます。

参考文献等▽サノフィ・アベンティス，ソフラチュール添付文書▽くすりのしおり，くすりの適正使用協議会▽水原章浩，傷の正しい治し方 PART2，2005，金原出版

Q（質問）58

救心は高血圧に影響する？

高血圧の薬は飲んでいないが，高血圧ぎみ。救心を飲んでいるが，血圧に影響が無いか心配。

A（回答）

高血圧の方にも，服用していただけます。救心製薬ホームページの「よくあ

るご質問」には，「血圧に影響を与えることはありません。血圧に関する臨床データでは，ほとんど影響を及ぼさないか，むしろ高血圧の方に対しては血圧下降傾向，低血圧の方に対しては正常域に上昇させる例があり，『救心』は血圧を正常化する働きが認められています」とあります。

> 【参考】動悸・息切れ・気つけ
> 　全身に十分な血液が行き渡らなくなるとその代償として，心拍数の増加や心筋収縮力の増強によって血液循環を高めたり，呼吸を増やして大量の酸素を取り込もうとすると動悸や息切れがします。気つけとは，脳貧血状態や疲れて元気のない状態に対して，気力を回復させたり，頭の働きをハッキリさせる効果のことをいいます。

参考文献等▽救心製薬社内資料

Q（質問）59

ベルクリーンS軟膏中のリドカインの働きは？

しもやけ用に，ベルクリーンS軟膏（クラシエ製薬）を購入した。他の全く違う用途の薬にもリドカインが入っていたような気がするが，どのような理由からなのか。

A（回答）

しもやけは，手足の先や耳や鼻など，体の先端部分の血管が寒さのために収縮して血行が悪くなり，痛みやかゆみが生じる症状です。リドカインは局所麻酔作用を有し，患部に塗布すると知覚神経を麻痺させて痛みやかゆみを鎮め，しもやけの症状を緩和します。その他リドカインは，虫刺され，かゆみ止め，水虫薬，点鼻薬，痔の薬など多くのOTC医薬品に，痛みやかゆみを鎮める成分として配合されています。

> 【参考】しもやけの予防対策
> 　しもやけの予防は，常日頃から寒さを避け，手足の保温に努めることが大事です。また，湿気を避けることも重要で，入浴後や水仕事の後は，手足の水気をよくふき取り，しもやけの出来やすいところは，油性クリーム

を塗る，しもやけができたら，ビタミンEなど血液循環を促す成分の入ったクリームを塗るとよいでしょう。入浴時には手足のマッサージをすると血行がよくなり予防対策になります。

参考文献等▽堀原一他，新家庭の医学，2005，時事通信社▽高久史麿，矢崎善雄，治療薬マニュアル，2006，医学書院▽堀美智子監修，よく効く市販薬の選び方使い方事典，2002，ぶんけい

Q（質問）60

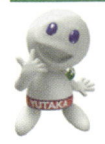

どうしてハナノアの包装は2種類あるのか？

小林製薬の「ハナノア」の包装は2種類ありますが，どちらも同じものなのか。新旧あるなら，旧タイプを使っても問題はないのか。

A（回答）

ハナノアの使用方法等の変更に伴い包装も変更され，新旧混在したためです。旧パッケージには，「少し上を向いて使用するように」と記載がありましたが，新パッケージでは，「上を向いて使用すると中耳炎になる可能性があるので，正面を向いて使用するように」と記載変更されています。変更は，2006年夏以降のものが対象で，製品回収はせず，旧商品がなくなった時点で入れ替えするため，包装が2種類あるように見えます。旧タイプを使っても問題ありません。

変更になった部分は使用方法等の変更であり，下記の内容が赤字で記載されています。

〈使用方法の注意〉
＊洗浄液が気管支や肺に入るおそれがあるので，鼻から吸い込まず，自然に流し込むこと。
＊上を向くと，洗浄液を口から出せず飲み込んだり，耳の内部に洗浄液が入り中耳炎になるおそれがあるので正面を向いて使うこと。

〈使用上の注意〉
▲耳の内部に洗浄液が入り中耳炎になるおそれがあるので，洗浄後，強く鼻をかまないこと。

> **【参考】ハナノア**
>
> ハナノアは，鼻の奥に潜む雑菌や花粉を，洗浄液で洗い流す鼻うがい商品です。洗浄液には体液に近い成分が使われているので，鼻の粘膜を刺激せず，ツンとした痛みを感じさせません。かぜや花粉症対策に使用するものです。

参考文献等▽小林製薬株式会社社内資料

Q（質問）61

幼児に安全で良く効く熱さましは？

2歳の子供が急に発熱した。インフルエンザが流行っているので心配。早く熱を下げて治したい。

A（回答）

15歳未満の方に安全に使用していただけるのは，アセトアミノフェン製剤です。仮にインフルエンザであった場合，他の解熱成分ではインフルエンザ脳症の危険が高まるため，服用いただけません。ただし，過去にアセトアミノフェン製剤を服用した際に，薬物アレルギーや肝機能障害の症状が出たことがないかを，必ず確認してください。それらに該当する場合や漢方薬を好まれる方は，ジリュウ（地竜）を使われても良いでしょう。

しかしながら発熱は，体内に侵入したウイルスと戦うための，とても重要な生体防御反応の1つでもあります。強い解熱剤で熱を下げることが，病を早く治すことにはならないのです。解熱剤は，過剰な発熱で体力の減衰が激しいと思われるときに，苦痛にならない程度にまで熱を下げるという症状緩和のために使うのが適切な使用法です。

> **【参考】生体反応～発熱～**
>
> 体温が高まることによりウイルスの増殖が抑制されたり，自己の免疫系が活性化されたりします。せき，くしゃみ，鼻水，痰といった症状も，同様に生体防御反応です。インフルエンザ脳症の原因は未だはっきりとしていませんが，高熱そのものが引き起こすものではなく，熱を下げすぎた場合などに，一気に体中でウイルスが増殖し，免疫系の異常が引き起こ

されることが原因の1つと考えられています。

⇒（Ⅰ）Q22 ミミズを乾燥させた薬とは？

参考文献等▽子船富美夫，ウイルス感染症と解熱剤（第一回医薬ビジランスセミナー報告集），1998，医薬ビジランスセンター▽清水文七，感染症とどう闘うか，2004，東京化学同人▽浦川豊彦，心と体を温めて－免疫プラス温熱療法－，日ポリ化工株式会社▽高松勇，臨床医の立場から（第一回医薬ビジランスセミナー報告集），1998，医薬ビジランスセンター

Q（質問）62

酔い止めのアネロンニスキャップは24時間効く？

長旅を予定。アネロンニスキャップ（エスエス製薬）の用法には1日1回とあるが，24時間有効という意味か。

A（回答）

メーカーに確認したところ，効果の持続時間は12時間程度です。それ以上，連続して乗物に乗っているということを想定していなかったため，このような表記になっているだけで，12時間以上経過後であれば，追加服用して問題ないとのことです。

ご自身で乗物を運転する場合は，酔い止めを服用する必要はまずないと思いますが，もし運転するのであれば服用しないでください。また，誰かと交代で運転するような場合であっても，眠気を催す成分（抗ヒスタミン薬）や目のちらつき，まぶしさを生じる成分（抗コリン薬）が入っており，効果が12時間程度持続するということなので，その点を考えて服用を控えてください。カフェインが入っていますが，眠気を打ち消すほどの効果はありません。

鼻炎薬や風邪薬を服用されている場合は，それらの中に酔い止め薬に使われている成分と同じものが入っていることが多々ありますので，併用にはご注意ください。不適切な成分の組み合わせもありますので，病院で処方された薬を飲んでいる場合は，薬剤師に相談の上最適な商品をお求め下さい。また，緑内障，前立腺肥大症などによる排尿困難，心臓病の方は，それらの疾患を悪化させる場合がありますので控えてください。

【参考】乗り物酔い予防薬とその働き

抗ヒスタミン剤	作用
マレイン酸クロルフェニラミン，塩酸ジフェンヒドラミン，塩酸プロメタジン，塩酸メクリジン	前庭器官の乱れに反応して，自律神経が異常な働きをするのを抑え，また脳の嘔吐中枢を抑制し，吐き気，嘔吐めまいを鎮める。
中枢神経興奮薬	作用
カフェイン，ジプロフィリン，テオフィリン，アミノフィリン	中枢神経系に作用し，感覚混乱のもとになる情報が入るのを抑制する。抗ヒスタミン剤，抗コリン剤の眠気を軽減する。
抗アセチルコリン剤	作用
臭化水素酸スコポラミン	中枢神経に作用して，感覚の混乱を軽減し，吐き気，めまいを予防する。抗コリン作用により，消化管の緊張を軽減し，吐き気を抑制する。
鎮うん剤	作用
塩酸ジフェニドール	内耳への血流を改善したり，前庭神経を調整し，異常な情報を抑制する。
局所麻酔薬	作用
アミノ安息香酸エチル	胃の粘膜の知覚神経を麻痺させ，振動などによる胃の異常運動を抑制し，反射性の嘔吐を予防する。
鎮静剤	作用
ブロムワレニル尿素，アリルイソプロピルアセチル尿素	前庭神経の働きを抑制する。乗り物酔いへの不安や緊張を鎮める。

参考文献等▽エスエス製薬，お客様相談室▽斉藤洋他編著，一般用医薬品学概説，2000，じほう

Q（質問）63

頭部の湿疹の治し方は？

A（回答）

　頭にできた湿疹で考えられるのは，「脂漏性湿疹」「アトピー性皮膚炎」「接触性皮膚炎」などです。それら中で，脂っぽいふけが見られ，かゆみが少ない場合は，脂漏性湿疹が考えられます。乾いたふけが見られ，かゆみがある場合はアトピー性皮膚炎，毛染などの使用や植物などとの接触によってできた場合は接触性皮膚炎が考えられます。

第1の対処法としては，頭皮を清潔にすることです。しかし，力を入れ過ぎて洗うとかえって良くないことがありますので，刺激が少ない石鹸をよく泡立てて，その泡でやさしく洗うようにします。また，湿疹の回復を早めるには，かきむしらないことです。このため，小さいお子さんの場合は，爪を常に短く切っておきます。場合によっては，患部をガーゼなどで覆って，冷やすのも1つの方法です。

　接触性皮膚炎やアトピー性皮膚炎が疑われる場合，原因になったと思われるものとの接触を避けましょう。知らず知らずのうちに，何度も原因物質（アレルゲン）と接触して皮膚炎を繰り返すと，次第に皮膚が硬くなったり色素が沈着して，治りにくくなります。原因物質に検討がつかない場合，病院でアレルゲン検査を受けると良いでしょう。

　上記の対処を取った上で，症状によってはステロイド剤や抗アレルギー剤，抗ヒスタミン剤などを使用します。脂漏性湿疹が疑われる場合には，抗真菌薬配合のシャンプーを使用されても良いでしょう。一週間ほど対処法を続けても治らなかったり，悪化するような場合は，皮膚科を受診してください。

参考文献等▽帯津良一監修，自分で治す大百科，2003，法研▽横田俊一郎，渡辺博他，子ども医学館，2001，小学館▽症状でわかる医学百科，1996，主婦と生活社▽堀美智子監修，よく効く市販薬の選び方，使い方事典，2002，文渓堂▽薬局で買う薬がわかる事典，2003，成美堂出版▽清佳浩，脂漏性皮膚炎，Vol. 44，2003，Jpn. J. Med. Mycol.

Q（質問）64

痒みのある手のひび割れへの対処法は？

A（回答）

　痒みを抑える成分とともに，傷んだ皮膚組織の修復成分を配合している，ヒビケア軟膏（池田模範堂）やメンソレータムE軟膏（ロート製薬）などの，ひび・あかぎれ専用の治療薬をお勧めします。血行促進，保湿効果のある成分も配合されており，単なる痒み止めの塗り薬より，早く正常な肌の状態に近づけて行きます。ハンドクリームなど保湿剤を併用するのもよいでしょう。水仕事の際には，ゴム手袋を使用したり，保温して血行を良くするなど，ひびの原因を遠ざけることも必要です。

> **【参考】ひび・あかぎれ**
> 皮膚に亀裂が入った状態のうち，比較的症状の軽いものを「ひび」といい，割れた部分が深く，赤い内部が見え，出血や炎症が起きているものを「あかぎれ」といいます。水仕事，種々の洗剤等によって起こる手湿疹や，慢性の接触皮膚炎が原因で，皮膚がバリアとしての機能を保てなくなり，さらに硬くなって弾力を失うために生じると考えられます。

⇒（Ⅰ）Q93 手荒れによい外用の漢方薬は？

参考文献等▽ホーム・メディカ家庭医学館，1999，小学館▽池田模範堂，ロート製薬，各添付文書

Q（質問）65

名称不明の液状薬品の廃棄法は？

ラベルが汚れ等で読めず名称や用途など不明。5年以上前から家の物入れに置いてある。

A（回答）

対象の薬品名が不明ですので，まず，地元の自治体の清掃局か，保健所に問い合わせてください。薬品名が判明すれば，自分で処理する方法を教えてもらえますし，劇薬などであれば，薬品の廃棄処分を行っている専門の業者（産業廃棄物処理業者）に委託して処理してもらう事になると思います。また，最初から業者に直接問い合わせ，回収を依頼する事もできます。

（なお，この薬品は後に，塩酸であることが判明。塩酸は，大量の水で薄めた後（5ppm 以下），排水口に廃棄可能。）

参考文献等▽大阪市健康福祉局健康推進部生活衛生担当，毒物劇物販売業の適正管理，2007▽樋江井商店，内藤商店，共通社内資料（製品安全データシート）▽平成20年10月17日薬食発第1017003号厚生労働省医薬食品局長通知「大学等における毒物及び劇物の適正な保管管理の徹底について」

Q（質問）66

産後の貧血にはプラセンタ製剤がいいのか？

A（回答）

　妊娠中は，生理による血液損失がなくなる一方で，母体の血液需要増加，胎盤への血液供給，胎児の赤血球産生のための鉄需要増加が鉄の貯蔵・供給を上回るため，貧血になりやすくなります。また，産後は，お産時の出血で大量の血液を失うために，貧血になることがあります。したがって，まずは欠乏した鉄を補充し，さらに鉄剤の吸収効率を高めるビタミンC，血液を作るのに必要な葉酸やビタミンB_{12}が配合されたものを服用されると良いでしょう。

　プラセンタとは胎盤のことで，母体から胎児への栄養や酸素補給を担うものです。プラセンタ製剤は，胎盤を加水分解したエキスを含んだものです。プラセンタ製剤の効能・効果に貧血はありませんが，人工的に配合されたサプリメントでは補いきれない成分をバランス良く含んでいますので，産後の体力回復，授乳期の栄養補給という面からも，服用していただくことは十分意味があると思います。

　しかしながら，理想的なのは，普段の食事から十分な栄養を摂ることです。動物性タンパク質には，消化管からの吸収に優れたヘム鉄が豊富に含まれているため，積極的に摂取してください。

　食事を改善しても貧血があるようなら，鉄剤を服用するのもよいでしょう。もし鉄剤を服用しても貧血症状が改善しないようであれば，鉄欠乏性貧血以外の疾患の疑いがありますので，そのような場合には診察を受けてください。

【参考】プラセンタ製剤

　プラセンタ製剤には，ヒト胎盤を原材料とした医療用の点滴・注射剤と，ウシ・ブタ等の胎盤を原材料とした，ドラッグストアで購入可能な滋養強壮・栄養補給用の内服液・カプセル剤（第2類医薬品）があります。医療用ではB・C型肝炎，肝硬変，更年期障害，乳汁分泌不全に用いられるほか，滋養強壮・美容目的に用いられることもあります。

　ただし，蛋白性の因子は活性を保ったまま消化管から吸収されるわけではなく，また，それら因子やホルモンの大部分は，製造過程の段階で有機溶媒や酸処理，高圧蒸気滅菌等により取り除かれるか失活しているため，たとえ点滴や注射で投与しても，それらすべての効果が期待できるわけで

はありません。
　したがって，ヒト由来製剤でありウイルスや異常プリオン等の感染リスクがゼロでないことや，受診料を含め高額になることを考慮すると，滋養強壮・美容目的では，ドラッグストアで手軽に購入できる内服薬で十分だと思われます。

参考文献等▽ホーム・メディカ家庭医学館，1999，小学館▽高久史麿，矢崎善雄，治療薬マニュアル，2006，医学書院▽スノーデン株式会社ホームページ

Q（質問）67

自動車のバッテリー液が目に入った時の対処法は？

A（回答）

　バッテリー液には希硫酸（30～35％）が含まれており，そのままにしておくと結膜や角膜が侵され，視力に影響を及ぼす可能性があります。すぐに大量の水道水で，15分以上洗浄してください。コンタクトレンズを装着している場合は外してから洗浄を行い，レンズは再使用しないでください。
　さらに，皮膚にも飛散していた場合，火傷に似た症状（薬傷）を引き起こす原因になります。衣類に付着している場合，最初はなんとも無くても水分の蒸発により硫酸濃度が高まり，いつのまにか穴を開けてさらに皮膚に害を及ぼす可能性があります。目の洗浄が最優先ですが，シャワーを利用できれば浴び，衣類は新しいものに取り替えて下さい。
　以上，応急処置がすんだら，直ちに医師の診察を受けてください。

【参考】硫酸
　希硫酸は，硫酸を質量パーセント濃度で10％以上，89％以下含有している液体を指し，濃硫酸（90％以上）と共に医薬用外劇物に分類される。
　《応急処置の注意点》
　・アルカリ溶液を用いて，中和しようとしてはならない。中和熱を発するだけでなく，アルカリ溶液による新たな侵蝕が生じる。
　・衣服に多量に付着した場合は，衣服を脱ぎ取る前に多量の水で洗い流

す。
・飲み込んだ場合は，吐かせようとしてはならない。口，喉，食道の粘膜に，再度薬傷を負わせる原因になる。意識があれば，多量の水で口腔内を洗浄後，多めの水を飲ませる。

参考文献等▽いすゞ自動車社内資料▽木阪製作所社内資料▽化学物質（製品）安全性データシート（MSDS）No. 7222002

Q（質問）68

目の周囲に塗布できる虫刺されの薬は？

A（回答）

液体タイプは目の中に入りやすいため，決して使用しないでください。また，軟膏やクリームタイプでも目の周囲の皮膚が薄いことから，使用を避けるよう指示している薬もあります。「目の周りに使用しないこと」と添付文書に記載されていないのは，ウナコーワA，オルチミンクリーム，シオノギD軟膏，ムヒSなどで，こちらをお使いいただくとよいでしょう。

もし目に入った場合は，直ぐに水又はぬるま湯で洗ってください。充血や痛みが続いたり，涙が止まらないなど症状が重い場合は，直ちに眼科医を受診してください。

参考文献等▽池田模範堂，興和，佐藤製薬，塩野義製薬，各社社内資料

Q（質問）69

まわた薬とは？

A（回答）

高級感を出すため，まわた（真綿）に包まれていた薬に付けられた，通り名のことです。代表的なものに，和漢薬配合の婦人薬である，順血五香湯があります。この薬は，女性特有の症状である月経不順，血の道症，頭痛，手足や腰の冷え等の症状に，穏やかに効き目を現します。

医薬品に関する質問

【参考】和漢薬
　日本古来の民間薬と漢方薬をまとめて表現する際，あるいは天然薬物全体を指す際に使われる言葉です。「富山の和漢薬」という場合は，漢方処方をヒントにして，日本で処方を一部改変した生薬配合薬のことを意味します。六神丸や反魂丹などが，その代表的な薬です。

参考文献等▽日野薬品工業ホームページ▽富山大学COEプログラム，和漢薬製剤開発部門，漢方Q&A，富山大学ホームページ

Q（質問）70

肌に白く残らない皮膚薬は？

レスタミンコーワ（興和）を塗ると肌に白く残るので，残らないのが欲しい。

A（回答）

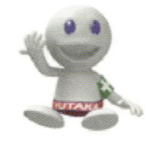

　レスタミンコーワクリームには，肌を乾燥させる目的で「酸化亜鉛」という成分が含まれており，塗ったところが白くなります。白く残らないクリームには，虫さされやあせもなら「ムヒＳ（池田模範堂）」，湿疹なら，「フルコートＦ（田辺三菱製薬）」などの酸化亜鉛が入っていない薬を選ぶと良いでしょう。

【参考】酸化亜鉛
　皮膚の蛋白質と結合して不溶性の皮膚を形成することにより，収斂（修復促進）作用，消炎・保護作用，穏やかな防腐作用を示します。また傷口からの浸出液を吸収し，分泌を抑制して患部を乾燥させる作用もあります。しかしながら，最近の医療の考え方によりますと，浸出液中には傷を治す因子が含まれていることから，傷口を乾燥させない方が良いとされています。

参考文献等▽堀美智子監修，良く効く市販薬の選び方使い方事典，2002，文渓社

Q（質問）71

ヨーチンと赤チンの違いは？

A（回答）

　どちらも創傷面の殺菌・消毒に使われますが，成分も殺菌効果も違う別の物です。

　ヨーチン（希ヨードチンキ）は，ヨードをエタノールに溶かしたもので，強い殺菌力を持つ反面，刺激性が強いという特徴があります。

　一方，「赤チン」は，マーキュロクロム液の俗称です。水溶液なので，刺激が少ない分，殺菌力が弱めです。「赤チン」は，褐色の「ヨーチン」に対し，赤色なのでこのような名前で呼ばれるようになったものです。マーキュロクロム液は，水銀化合物であるため，1990年頃から，水銀中毒の危険性や製造中に水銀が発生する公害問題から，最近は使用頻度が減少しています。

　なお最近の傷の消毒には，塩化ベンゼトニウムや塩化ベンザルコニウムの水溶液である「白チン」とも呼ばれるものが主流となっています。商品としては，「マキロン（第一三共ヘルスケア）」が有名です。

参考文献等▽神谷晃，尾家重治，改訂版消毒剤の選び方と使用上の留意点，1998，じほう

Q（質問）72

下呂膏の黒いはがし跡をとるには？

A（回答）

　下呂膏をはがした後に残った黒いものは，膏薬です。下呂膏をはがしてすぐなら，食品用のラップを付着部位にあててはがすと，ラップに膏薬が移り，べとつきが少なくなります。まだ残っている場合は，食用油，オリーブオイルやクレンジングオイルでなじませてから，念入りにふき取ります。

⇒（Ⅰ）Q12 下呂膏の黒膏と白膏の違いは？　Q24 貼付剤のはがしあとをきれいにするには？　Q65 有機溶媒でかぶれたときはどうする？

参考文献等▽奥田又右衛門膏本舗，お客様相談室

Q（質問）73

フェイスマッサージで肝斑が悪化する？

トランシーノ（第一三共）の説明書には，そう書かれているが。

A（回答）

適度なマッサージは，血行を良くして新陳代謝を促す効果がありますが，皮膚への過度な刺激や摩擦は，肝斑の出現を促したり悪化させたりします。本来肌を保護するために使用するクリームも，強い力で繰り返し刷り込んだりすると，肌にかなりの刺激を与えることになります。

その他，クレンジングや間違った洗顔も，気付かないうちに肌に刺激や摩擦を与えていることになっています。洗顔をするときは，石けんや洗顔料をよく泡立て，こするのではなく泡でやさしくなで，包み込むようにして洗いましょう。洗顔後，タオルでゴシゴシこするのも，肌への過度の刺激になりますのでやめましょう。

> 【参考】肝斑とトランシーノ
>
> 肝斑は，境界がはっきりとしない淡い褐色のやや大きめのシミで，女性の顔面にほぼ左右対称に生じます。妊娠中や経口避妊薬服用中の他，更年期に出現しやすい特徴があり，多くは閉経後に自然治癒します。これらの特徴から肝斑の原因として，女性ホルモンをはじめとするホルモン分泌のアンバランスが有力視されています。
>
> トランシーノはビタミンC主薬製剤ですが，血栓の溶解を抑制する作用を持つトラネキサム酸が配合されており，血栓症の頻度が高くなる高齢者には注意が必要です。この点と女性ホルモンの関与が有力視されていることから，高齢者には適切ではない場合が多いと考えられ，使用上の注意には，「55歳以上の人」は，「服用前に医師又は薬剤師に相談して下さい」と記載されています。
>
> 薬剤師から説明して販売することが義務づけられている第1類医薬品であり，通常の確認事項に加え，脳血栓，心筋梗塞，血栓性静脈炎，肺塞栓症などの既往歴やリスク，経口避妊薬の服用やホルモン補充療法の有無，他のシミ（そばかす，日光性黒子，老人性色素斑，炎症後色素沈着，対称性真皮メラノサイトーシス）ではなく肝斑である可能性が高いことなどをよく確認することが必須です。

なお，肝斑の悪化要因として，ストレスや紫外線が示唆されていますので，これら要因を避けることも重要です。

トランシーノ（第1類医薬品，第一三共ヘルスケア株式会社）

効能効果：しみ（肝斑に限る）

用法用量：成人15歳以上，1回2錠，1日3回服用

成分（1日量6錠中）：トラネキサム酸 750mg，L-システイン 240mg，アスコルビン酸（ビタミンC）300mg，ピリドキシン塩酸塩（ビタミンB_6）6mg，パントテン酸カルシウム 24mg

参考文献等▽第一三共ヘルスケア，添付文書，社内資料

Q（質問）74

寒冷蕁麻疹の予防策は？

冬になると，蕁麻疹のような症状が出る。ジョギングに出かけたときに多い。

A（回答）

寒冷蕁麻疹は，急激な表皮温度低下が刺激となって，肥満（マスト）細胞からヒスタミンが飛び出すことにより生じます。鳥肌との違いは，痒みがある点です。患部を掻くと痒みが増したり，広がったりする点は，他の蕁麻疹と同様です。治療薬も通常の蕁麻疹と全く同じで，ヒスタミンを血管や神経に作用させない「抗ヒスタミン薬」や，ヒスタミンを肥満細胞から出さない「抗アレルギー薬」を用います。

原因が寒冷ですので，寒冷を避けることが第1の予防策になります。また，体温変化を抑えることも大切ですので，以下の点に気を付けてください —— 肌の露出の多い服装での運動は避ける。汗を掻いたら，すぐに拭き取るようにする。過度の厚着も，汗をかくので逆効果。風の強い日は要注意で，運動終了直後が最も危険。暖かい建物内で，運動を終えるようにする。

もしこれらの対策をしても症状が継続する場合は，外用薬，テーピング，衣類，発汗，季節特異的なアレルゲン等による理由が考えられ，さらに紫外線がこれらの要因による症状を悪化させている可能性もあります。原因が不明の場合は皮膚科を受診し，アレルゲンを特定するテストをされると良いと思います。

> **【参考】ヒスタミンと抗ヒスタミン薬**
> ヒスタミンは,毛細血管に作用して血管壁の透過性を高めるため,血管から周囲の組織へ血漿がしみ出て,赤みを帯びた膨らみができる。これが蕁麻疹である。抗ヒスタミン薬として,H_1ブロッカーが一般的であるが,これ以外にも,胃潰瘍治療薬,胃腸薬でおなじみのH_2ブロッカーの有用性も確認されてきている。

参考文献等▽上田由紀子,スポーツと皮膚,2005,文光堂▽中内洋一,皮膚トラブルとのつきあい方,2005,梧桐書院

Q(質問)75

歯が透けて見えるのを防ぐ歯磨き粉とは?

A(回答)

アース製薬(製造販売元:グラクソ・スミスクライン)から発売されている『シュミテクト PRO エナメル』のことであると思われます。歯が透けているように見えることの主な原因は,歯の表面を覆っているエナメル質が薄くなるためですが,この製品の使用により,その進行を遅らせることが期待できます。エナメル質は,大部分がカルシウムとリンから成るハイドロキシアパタイトの結晶であり,その他に2~3%の水分とタンパク質を含んでいます。

食べ物(酢,ドレッシングなど)や飲み物(ワイン,フルーツジュースなど)に含まれる酸が歯に触れると,エナメル質が一時的に柔らかくなります。この状況が頻繁に生じ,歯の表面の侵食が顕著になった状態を酸蝕歯(さんしょくし)と呼び,細菌が原因の虫歯とは区別されています。また,エナメル質が柔らかくなった状態で強い歯磨きを繰り返すと,磨耗により象牙質が露出し,知覚過敏を引き起こすことがあります。

『シュミテクト PRO エナメル』は,このような酸蝕歯の進行を遅らせたり,知覚過敏を抑えるための歯磨き粉です。含有成分のフッ素は,歯の表面のエナメル質を酸蝕から守る目的で配合されています。また,この製品で使われている EPF(エナメルプロテクション)処方とは,口腔内の pH を適切に保ちながらフッ素の浸透性を高め,さらに,低研磨性で知覚過敏抑制作用も示唆されている硝酸カリウムを配合した,独自の処方を指しています。

ただし，この製品は，酸蝕の進んだ歯を元の状態に戻すものではなく，また，エナメル質がある程度保持されていなければ，十分な効果は期待できません。もし，象牙質まで削られているような磨耗症と呼ばれる症状である場合は，専門の歯科医での治療と指導が必要となります。

<small>参考文献等▽グラクソ・スミスクライン社内資料，薬用シュミテクトパンフレット▽新潟県歯科医師会，みんなでワッ歯ッ歯，2007，新潟日報事業社</small>

Q（質問）76

イオン導入に有効なビタミンCはリン酸型のみ？

　皮膚科から処方されるリン酸型ビタミンCを水に溶かしてイオン導入に使用しているが費用が高い。OTC医薬品のビタミンC原末では，同様の導入効果は期待できないのか。

A（回答）

　イオン導入を行っているほとんどの美容皮膚科や機器販売会社の説明では，「リン酸型ビタミンCのみが有効」，あるいは「最も有効」としているのに対し，「ビタミンC原末でも，リン酸型ビタミンCと同様の導入効果が得られる」という意見もあります。しかしながら，扱いやすさや導入後の体内作用効率などを考えると，「リン酸型ビタミンCを用いるのが無難」であると考えられます。

　ビタミンC原末は酸化しやすく，特に水に溶解後は不安定になります。また，溶解液のpHが低いため，皮膚に刺激を感じる場合があります。一方，リン酸型ビタミンCは，壊れやすいビタミンCを安定させるために合成されたもので，細胞内に存在する酵素によってビタミンCに変換され，本来の効果を発揮します。したがって，仮に導入効率に差がなかったとしても，原末を使用した場合は皮膚内で短時間のうちに消費されてしまう可能性がありますが，リン酸型では徐々に変換されるため，持続性に優れていることが考えられます。

　イオン導入法は，導入効率を高める条件が十分に定まっていないものです。導入法にもいくつか種類があり，それらと各化合物の組み合わせで最適な条件が異なり，意見が分かれているのかもしれません。今後のさらなる検討がまたれます。

> **【参考】イオン導入**
>
> 　ビタミンCのような水溶液中でアニオンとなる分子を肌に塗り，その上からマイナスの電極を当てプラスの電極を手に持って弱い電流を流し，その分子を皮膚内に導入する方法です。「マイナス同士の反発力によって，ビタミンCを皮膚の奥へと浸透させることができる」というのが，一般的に説明されている簡潔な導入原理です。美肌などを期待して実施されています。

参考文献等▽吉本伸子，素肌美人になるためのスキンケア基本事典，池田書店▽山田美奈，皮膚科で美肌になる，2005，河出書房新社▽三羽信比古，ビタミンCの知られざる働き，1992，丸善株式会社

Q（質問）77

予防接種後の副反応に風邪薬で対応したら？

　子供がインフルエンザワクチンを接種予定。副反応が出た場合の対処法を聞いておきたい。

A（回答）

　通常，インフルエンザワクチン接種後に生じる副反応は，接種翌日から2日後位までの発熱や頭痛，全身のだるさです。現在使用されているインフルエンザワクチンは，体の中で増殖することのない不活性化ワクチン（精製抗原ワクチン）ですので，インフルエンザに罹ったときにみられるような，高い発熱や筋肉・関節痛などの全身症状はほとんど出ません。

　風邪薬には，熱を下げる成分の他，鼻水，咳を抑える成分，痰を切る成分などが配合されています。通常の副反応の場合，余分な成分を服用することになりますので，適切な薬ではありません。軽い発熱であれば，頭を冷やすなどの対処で十分です。薬を服用するなら，子供用の解熱薬を服用してください。

　しかし，咳，痰，鼻水，高熱といった症状があるときには，予防接種前に，何らかのウイルスに感染していた可能性が高いと思われますので（紛れ込み反応），医師の診断を受けてください。また，接種前の健康管理には十分気を付け，ワクチン接種を受けることが大切です。

【参考】ワクチンと副反応

ワクチンの種類	原因	副反応	発症までの期間	備考
不活化ワクチン 死菌ワクチン トキソイド	病原微生物由来成分	毒性またはアレルギー性反応	接種直後～24時間以内，遅くとも48時間以内	抗原量が多いため，発症期間が短い
	培養液・安定剤・抗生物質・溶媒	局所反応・アレルギー性反応・アナフィラキシー反応		チメロサール（水銀化合物）・ホルマリン他＊
生ワクチン	弱毒ウイルス・細菌	本来のウイルス・細菌感染と同様の症状	接種後1～3週間	体内で増殖して副反応を起こす
	培養液・安定剤・抗生物質	局所反応・アレルギー性反応・アナフィラキシー反応	接種直後～48時間以内	ゼラチン・人血清アルブミン他＊

＊現在は，極少量か全く含まないものに改善されてきている。チメロサールは防腐剤，ホルマリンは不活性化の目的で使われるため，生ワクチンには含まれない。ゼラチンは不活化ワクチンなどにも使用されるが，生ワクチンに使用される量よりは少なめである。

⇒（Ⅰ）Q112 麻疹の予防接種後の発熱は？　付録17 予防接種 Q&A

参考文献等▽毛利子来，母里啓子他，ワクチントーク全国「予防接種と子供の健康」攻略本，2004，トライ▽東島俊一，健康医学大事典，2006，法研▽木村三生夫，平山宗宏，堺春美，予防接種の手びき，2006，近代出版

Q（質問）78

唇の腫れの原因と対処法は？

A（回答）

唇が腫れる原因には，いくつか考えられるものがあります。

1）小さな水ぶくれのようなものがあり，ヒリヒリ，あるいはチクチクするような症状の場合は，口唇ヘルペスの可能性があります。以前診断を受けたことがあり，今回同じ様な症状であれば，医療用と同じお薬を薬局で購入できますので，薬剤師にご相談ください。診断を受けたことのない方は，一度皮膚科を受診してください。

2）マンゴーなどの食物の，唇への直接接触によるアレルギーが原因となる場合があります。思い当たるアレルゲンの摂取や接触を避けてください。

3）無意識のうちに虫などに刺されている可能性もありますので，特に患部が熱を持っていたり，痛みがある場合は，皮膚科の受診をお勧めいたします。

4）口唇や眼瞼に局所的に生じる，血管性浮腫（クインケ浮腫）という，蕁麻

疹の特別な病態があります。

その他，内臓疾患が唇の腫れにでる場合もありますので，心当たりがある場合は内科の受診をして下さい。

対処法としては，症状が軽く，特別思い当たる原因がなければ，殺菌，消炎，修復作用のあるメディカルリップを使用し，経過を見てください。症状が悪化しているようでしたら，原因や可能性をもう一度考え直し，適切な医療機関にご相談ください。

【参考】口唇ヘルペスの再発治療薬

　抗ウイルス薬「アシクロビル」が医療用からOTC医薬品（第1類医薬品）へスイッチされ，口唇ヘルペス再発治療薬として薬局・ドラッグストアで薬剤師の説明を受けて購入することができるようになりました。アシクロビルは，ウイルス感染細胞でしか活性化せず，宿主細胞のDNA合成にはほとんど影響を与えないという特徴があり，この抗ウイルス作用はとても理想的なもので強力ですが，裏を返せば，ヘルペスウイルスが原因の口唇炎でなければ無効ということです。したがって，メーカー作製のチェックシートにより，症状をきちんと確認し，薬剤師の適切な指導によって販売される医薬品となっています。

⇒（Ⅰ）Q107 ヘルペスはまず初期治療？

参考文献等▽グラクソ・スミスクライン，アクチビア解説書，添付文書▽大正製薬，ヘルペシア添付文書▽ホーム・メディカ家庭医学館，1999，小学館▽中内洋一，皮膚トラブルとのつきあい方，2005，梧桐書院

Q（質問）79

ルビーナと命の母の違いは？

痩せ型の女性が，生理不順を改善したいので，効果のあるほうを服用したいと来店。

A（回答）

ルビーナ（武田薬品）も命の母（小林製薬）も，女性の更年期障害に伴う諸症状を改善する医薬品ですが，生理不順の効能を標榜しているのは，「女性保健薬　命の母A」です。

命の母Ａはデリケートな女性の身体の仕組みを考えて，13種の生薬を中心に，ビタミン類，カルシウム，タウリン，レシチンなどを配合した複合薬です。血行を促し，体を温めることで，女性のホルモンと自律神経のアンバランスから起こるさまざまな身体の不調を改善し，女性の前向きな生活をサポートします。生理不順や血圧異常への効能もあり，さらにビタミン B_2, B_6, ビオチンが肌荒れ・にきびに，葉酸が貧血に効果を表します。
　一方の「ルビーナ」は，8種類の生薬を組み合わせた漢方処方「連珠飲」に由来する漢方製剤です。更年期障害による冷え性やのぼせ，めまいなどの症状を改善する効果があります。

【参考】ルビーナと命の母Ａの効能と成分

ルビーナ

効能：更年期障害による次の諸症状　冷え症，のぼせ，めまい，ほてり（熱感），むくみ，頭痛，肩こり，腰痛，どうき，便秘，疲労倦怠感，不眠

成分：9錠（1日服用量）中，トウキ（当帰）1500mg，シャクヤク（芍薬）1500mg，センキュウ（川芎）1000mg，ジオウ（地黄）500mg，ブクリョウ（茯苓）2000mg，ケイヒ（桂皮）1500mg，ソウジュツ（蒼朮）1500mg，カンゾウ（甘草）500mg

命の母Ａ

効能：更年期障害，更年期神経症，血の道症，のぼせ，生理不順，生理異常，生理痛，肩こり，冷え症，肌荒れ，めまい，耳鳴り，動悸，貧血，にきび，便秘，ヒステリー，帯下，産前産後，下腹腰痛，血圧異常，頭痛，頭重

成分：12錠（1日服用量）中，ダイオウ末（大黄）175mg，カノコソウ末（吉草根）207mg，ケイヒ末（桂皮）170mg，センキュウ末（川芎）100mg，ソウジュツ末（蒼朮）100mg，シャクヤク末（芍薬）300mg，ブクリョウ末（茯苓）175mg，トウキ末（当帰）300mg，コウブシ末（香附子）50mg，ゴシュユ（呉茱萸）40mg，ハンゲ（半夏）75mg，ニンジン（人参）40mg，コウカ（紅花）50mg，塩酸チアミン（ビタミン B_1）5mg，リボフラビン（ビタミン B_2）1mg，塩酸ピリドキシン（ビタミン B_6）0.5mg，シアノコバラミン（ビタミン B_{12}）1μg，パントテン酸カルシウム5mg，葉酸0.5mg，アミノエチルスルホン酸（タウリン）90mg，コハク酸 dl-α-トコフェロール（ビタミンE）5mg，リン酸水素カルシウム10mg，ビオチン1μg，

精製大豆レシチン 10mg

参考文献等▽武田薬品社内資料真▽小林製薬社内資料▽メルクマニュアル医学百科家庭版

Q（質問）80

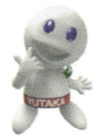

アルピニーA坐剤は生後10ヵ月でも使える？

A（回答）

「アルピニーA坐剤」（エスエス製薬）は，アセトアミノフェンを成分とした市販の小児用解熱剤です。満1歳から12歳まで，年齢に合わせ半量にカットしたものから最大2個まで，使用量を調節するようになっています。注意事項には，「1歳未満児には使用しないこと」と記されています。成分自体は，1歳未満児にも使える市販のシロップ剤で使用されていますが，坐薬は体内への吸収効率が高い剤形であり，自己判断では適切な使用量の調節が困難であることが，使用制限の理由の1つと思われます。

一方，同じ成分が同量含まれている医療用医薬品の「アルピニー坐剤100」（三和化学研究所，久光製薬）では，年齢制限がなく，体重あたりの投与量が指示されており，医療機関に受診して処方されると使用することができます。ただし，「低出生体重児，新生児及び3ヵ月未満の乳児に対する使用経験が少なく，安全性は確立していない」と添付文書に書かれています。

このように同一成分のものでも，一般用医薬品と医療用医薬品の用法用量に違いがある場合があります。また，小児の発熱の原因にはいくつもあり，単に熱を下げれば良い場合ばかりではないため，医療機関を受診することが望ましいのです。

【参考】アセトアミノフェンと小児の薬物代謝能力

アセトアミノフェンは，主にシトクロームP450（CYP）2E1により代謝されます。CYPは新生児（1ヵ月ごろ）までは活性が低く，6ヵ月ぐらいで成人と同程度のレベルに近づくとされています。他の薬物代謝に関わる酵素活性も，1歳頃には成人と同程度のレベルになるものが多いといわれています。このため小児用薬物の用法用量は，1歳未満児と1歳以

上児の代謝能力の違いということに，大きく影響を受ける場合があります。

参考文献等▽横田俊一郎，渡辺博他，子ども医学館，2001，小学館▽日本医薬情報センター編，一般薬日本医薬品集 2002-2003，じほう▽今日の治療薬 2008，南江堂▽治療薬マニュアル 2006，医学書院▽エスエス製薬，アルピニーA 坐剤添付文書▽三和化学研究所，アルピニー坐剤添付文書

Q（質問）81

グリセリンとグリセリンカリ液の違いは？

　グリセリンカリ液は，グリセリンと違って顔面に使用してはいけないと聞いたが，なぜか。

A（回答）

　グリセリン［$C_3H_5(OH)_3$］は，無色透明でゲル状（糖蜜状液体）のアルコール類であり，毒性がほとんど無い特性から，浣腸液，利尿薬，脳圧降下薬，目薬など様々な医薬品に用いられています。外用としては，皮膚や粘膜の保湿，保護，軟化作用を示すことから，ひび，あかぎれ，皮膚のあれなどに，通常，ガーゼか脱脂綿等に浸して患部に塗る方法で用いられます。

　一方，グリセリンカリ液（ベルツ水）は，グリセリンの他に，水酸化カリウム，エタノール，精製水，および芳香剤を混合して調製したものです。グリセリン濃度が低くなっているため，皮膚の保湿や保護効果は減弱しています。その一方で，水酸化カリウムは角質軟化作用に優れているため，角質の硬化が顕著なひび，あかぎれなどに，通常 1 日数回，直接塗布して用います。

　しかしながら，グリセリンカリ液は強アルカリ性（pH12 付近）であり，エタノールも含むことから，これらの刺激に対し過敏になることがあるので，長期連用はできません。また，粘膜，傷口，炎症部位などに使用してはいけません。副作用として皮膚に刺激感，発赤，かゆみなどが現れることがあります。特に顔など皮膚の薄い部分では刺激が強く，また，液性が高く目や口に入る危険性があることから，顔面への使用は避けるようにしてください。

【参考】グリセリンカリ液の製法（日本薬局方）
　水酸化カリウム　　　3g
　グリセリン　　　　　200mL

エタノール	250mL
芳香剤	適量
常水又は精製水	適量
全量	1000mL

「水酸化カリウム」に「常水」又は「精製水」の一部を加え溶解後，「グリセリン」，「エタノール」，芳香剤，及び残りの「常水」又は「精製水」を加え，ろ過して精製する。

⇒（Ⅰ）Q11 表示のないエタノール？

参考文献等▽第13改正日本薬局方解説書▽第14改正日本薬局方▽健康栄製薬，「グリセリン」，「グリセリンカリ液」添付文書

Q（質問）82

炭酸ソーダと重炭酸ソーダなどソーダ類の違いは？

洗濯ソーダ，炭酸ソーダ，重炭酸ソーダ，セスキ炭酸ソーダは，名前が似ているけど同じ物か，別物なのか。

A（回答）

炭酸ソーダとは，一般的に炭酸ナトリウム（Na_2CO_3）のことを指します。洗濯ソーダは，炭酸ソーダの10水和物で，両者の違いは水分を含んでいるかいないかです。綿布の洗濯に使われていたため，洗濯ソーダと呼ばれています。

重炭酸ソーダは，炭酸水素ナトリウム（$NaHCO_3$）のことで，一般的に重曹と呼ばれています。

セスキ炭酸ソーダは，重曹と炭酸ソーダの複塩で，両者の中間的な性質があります。

これらソーダ類は，水に溶かすとすべてアルカリ性を示す物質ですが，その強さは次のとおりです。

重炭酸ソーダ ＜ セスキ炭酸ソーダ ＜ 炭酸ソーダ

【参考】ソーダ類の違い・比較

[炭酸ナトリウムと水和物]

種類	無水物	一水和物	十水和物
呼び方	乾燥炭酸ナトリウム，ソーダ灰，炭酸ニナトリウム，無水炭酸ソーダ，無水炭酸ナトリウム	一水塩炭酸ソーダ，炭酸ナトリウム一水和物	炭酸ナトリウム十水和物，洗濯ソーダ，結晶炭酸ナトリウム
化学式	Na_2CO_3	$Na_2CO_3 \cdot H_2O$	$Na_2CO_3 \cdot 10H_2O$
備考	白色の結晶または結晶性の粉末。吸湿性。	無色または白色の結晶。100℃以上では無水物になる。	無色の結晶。空気中で風解して一水和物となりやすい。熱すれば32℃で結晶水に溶ける。

[炭酸ソーダ・セスキ炭酸ソーダ・重炭酸ソーダの違い]

呼び方	重曹 重炭酸ソーダ	セスキ炭酸ソーダ	炭酸ソーダ（炭酸塩）無水炭曹，ソーダ灰
化学名	炭酸水素ナトリウム	セスキ炭酸ナトリウム	炭酸ナトリウム
化学式	$NaHCO_3$	$Na_2CO_3 \cdot NaHCO_3 \cdot 2H_2O$	Na_2CO_3
水溶液のpH	8.2（ごく弱いアルカリ性）	9.8（弱いアルカリ性）	11.2（アルカリ性）
特徴・用途	粒子が細かく，ソフトな研磨作用がある。ふくらし粉や胃薬などに使われる。	重曹と炭酸ソーダを半々に混ぜて結晶化したもの。入浴剤や家庭用洗剤としても用いられる。	粉石けん，中華麺の製造（かんすいの成分）やこんにゃくの凝固剤，ガラス製造などに使われる。
性質	水にやや溶けにくい。溶解性：9.6g/100g（水20℃）酸性物質と反応する。水溶液を放置すると徐々にCO_2を失い，65℃以上で分解する。湿った空気中で徐々に分解して炭酸ナトリウムとなる。加熱するとしだいにCO_2を失い100℃ではセスキ炭酸塩となり，270～300℃で約2時間加熱すれば炭酸ナトリウムとなる。	非常に水に溶けやすい。溶解度：16g/100ml（20℃）・融点（分解する）：>70℃・密度：2.1g/cm³	水に溶けやすい。溶解性：22.1g/100g（水20℃）空気中の水分を吸収して①水和物になりやすい。強酸と反応してCO_2を発生する。水酸化カルシウムと反応して苛性ソーダ（NaOH）を生成する。水蒸気及び二酸化炭素とゆっくり反応して，炭酸水素ナトリウム及び種々の水和物を形成する。

⇒（Ⅰ）Q267 精製ソーダなどの俗称と正式名称は？

参考文献等▽第14改正に本薬局方▽第13改正日本薬局方解説書▽高杉製薬，社内資料，製品安全データシート▽内藤商店，炭酸ソーダ（無水）資料

Q（質問）83

ドラッグストアで二硫化炭素を買えるか？

ハチの巣箱の消毒に使いたい。

A（回答）

二硫化炭素は劇物に指定されているため，薬剤師か毒劇物取扱責任者が在席しており，さらに「毒劇物販売業」の登録を受けている店舗でないと販売できませんので，事前に調べておく必要があります。

また購入時は，指定の帳簿（毒物劇物譲受書）に，毒物又は劇物の名称と数量，販売年月日，氏名，住所を記載し，捺印が必要です。また，身分証明書の提示が必要な場合もあります。18歳未満の人への販売は禁止されています。

なお，養蜂において，ハチノスツヅリガ（*Galleria mellonella*）の幼虫であるスムシの駆除に二硫化炭素の燻蒸処理が行なわれていましたが，平成16年の改正農薬取締法により使用が禁止されました。現在はドライアイスを用いた方法など，代替方法が用いられています。

参考文献等▽毒物及び劇物取締法（昭和25年法律第383号）▽農薬取締法（昭和23年法律第82号）▽ニホンミツバチの飼育法と生体，玉川大学出版部

Q（質問）84

植物性のグリセリンはあるか？

手作り化粧品を作るのに植物性が良いと雑誌に載っていた。

A（回答）

石油を原料とするグリセリンに対し，ヤシの実，パーム油を原料として作られるものを天然グリセリン，あるいは植物性グリセリンと呼ぶことがあります。グリセリンは，高等植物や海草，動物などに広く含まれ，ヒトの皮下や筋肉などに「脂質」という形で蓄えられています。グリセリンは用途幅が広く，医薬品，化粧品，その他に使われています。

天然グリセリンの製法には，脂肪油脂または脂肪を加水分解して得る方法や，ショ糖のグリセリン発酵により生成させる方法があります。化学工業的には，プロピレンを原料として合成する方法，石鹸を製造する際に生じる廃液を塩析

して得る方法などがあります。

　手作り化粧品には植物性がよいとの記事ですが，実際にはどのグリセリンも同じです。「植物性」と表示されるのは，化粧品メーカーのイメージ戦略によるものが大きいと考えられます。ヤシ油やパーム油を原料としたグリセリンは，健栄製薬，小堺製薬，阪本薬品工業等で取り扱っていますが，局方品は単に「グリセリン」という表示です。

　　参考文献等▽第14改正に本薬局方▽第13改正日本薬局方解説書▽健栄製薬社内資料▽阪本薬品工業社内資料

Q（質問）85

医療ガーゼのタイプとは？

製品によって，タイプⅡやタイプⅢと記載されているものがある。

A（回答）

　医療ガーゼは，縦糸と横糸の間隔や重量により，タイプⅠ〜タイプⅣに分類されています。タイプの数字が増えるほど，糸の間隔が広がるか重量が減少していきます。用途の区別は特にありませんが，網目が細かいほど液体の吸収力は高くなります。

【参考】医療ガーゼ

　ガーゼとは，綿花の種子の毛から紡績した純綿糸を平織し，さらに脱脂後漂白したものです。医療ガーゼの定義は，「出血の抑制，液の吸収，擦過傷，乾燥又は汚染からの器官の保護のため，外科切開口，他の皮膚創傷又は内部構造に適用することを目的とする主としてガーゼから成る器具をいう（社団法人日本衛生材料工業連合会の資料より抜粋）」とされています。

　ガーゼおよび滅菌ガーゼは，従来日本薬局方に収載されており医薬品扱いでしたが，平成17(2005)年4月施行の改正薬事法により，医療機器（一般医療機器＝クラスⅠ）に分類され，名称も「医療ガーゼ」とされました。同改正薬事法の施行により，脱脂綿，精製脱脂綿，滅菌脱脂綿，滅菌精製脱脂綿も日本薬局方から削除され，医療脱脂綿として医療機器（一般医療機器＝クラスⅠ）に分類されています。

《医療ガーゼの形状》

タイプ	1cm間の条数（本）				1cm×1cmの条数の許容誤差	標準幅(cm)	標準重量(g)
	縦糸		横糸				
	平均	許容誤差	平均	許容誤差			
I	12	±1	12	±1	24+2 24−1	30+0.5 30−1.0	幅　30cm 長さ100cm 10.3±8%
II	12	±1	12	±1	24+2 24−1	91.4±1.5	幅　91.4cm 長さ30cm 8.7±8%
III	11	±1	9	±1	20+2 20−1	91.4±1.5	幅　91.4cm 長さ30cm 7.6±8%
IV	9	±1	8	±1	17+2 17−1	91.4±1.5	幅　91.4cm 長さ30cm 6.1±8%

社団法人日本衛生材料工業連合会ホームページより

参考文献等▽第13改正日本薬局方解説書▽社団法人日本衛生材料工業連合会，全国衛生材料工業会，開発技術委員会，衛生材料Q&A（ガーゼ製品：脱脂綿製品）第3版，2005 ▽川本産業，ピップフジモト各お客様相談室

Q（質問）86

コンタクト用精製水は化粧品作りにも使える？

A（回答）

　コンタクトレンズ用精製水は，コンタクトレンズ用として認可を受けた精製水のことで，おもにコンタクトレンズの洗浄液や保存液の調製用として使用されます。精製水の基準を満たしているため，化粧品作りにも使用できます。

　日本薬局方では，精製水とは，常水を蒸留やイオン交換，超ろ過又はそれらの組み合わせにより精製された水をいいます。これらの方法を用いて製造業者が独自の基準を設けて製造しているため，同じ精製水でもメーカーにより製法が異なります。具体的には，イオン交換のみ，イオン交換により精製し高温処理またはUV処理したもの，イオン交換と超ろ過（限外ろ過）を組み合わせたもの，イオン交換と超ろ過後に加温充填したもの等です。

　医薬品としての精製水の用途は，製剤や試薬，試液の調整であり，以前は薬

店等でも，医療用として扱われているものと同じ精製水を販売できましたが，平成17年施行の改正薬事法で医療用医薬品（処方せん医薬品以外の医薬品）に分類されため，薬局以外では販売できなくなりました。コンタクト用精製水は，一般の方がコンタクト用として使うことを目的として認可を受けているため，同じ精製水でも店頭で購入することができるのです。

参考文献等▽第14改正日本薬局方▽健栄製薬内資料▽医療用医薬品「精製水」添付文書（健栄製薬，大成薬品工業株式会社，日興製薬株式会社，中北薬品株式会社，オリエンタル薬品工業株式会社，恵美須薬品化工株式会社，日本新薬株式会社，ヤクハン製薬株式会社，東海製薬株式会社）

Q（質問）87

重曹から泡を出す方法は？

重曹に何かを混ぜたら泡が出る実験をテレビで見た。何をまぜると泡が出るのか。

A（回答）

家庭内でできる実験では，重曹（炭酸水素ナトリウム）にクエン酸やお酢を混ぜると泡がでます。この原理は，重曹を水溶液にするとアルカリ性を示し，そこに強い酸性のもの（クエン酸やお酢に含まれる酢酸など）を混ぜあわせると中和反応が起こり，二酸化炭素が発生するというもので，この二酸化炭素が泡の正体です。

この反応は，家庭内のいろいろなところで見られます。例えば，クエン酸を水に溶かし砂糖を加え，重曹を加えるとソーダ水ができます。排水溝の洗浄には，重曹やクエン酸の合剤を洗剤として利用しますが，ブラシが届きにくいところにこの発泡作用が活躍します。

⇒（Ⅱ）Q264 炭酸水の作り方は？

参考文献等▽第14改正に本薬局方▽第13改正日本薬局方解説書▽守本明彦，ためしてビックリおもしろ科学実験，ナツメ社▽親子でトライ！わが家でできる科学実験，丸善▽ベーキングソーダ（重曹）のパワーを使い切る，青春出版社

Q（質問）88

動物用医薬品とは？

A（回答）

　動物用医薬品とは，ペットや家畜等を，病気や寄生虫から守るために使用される医薬品のことです。動物用医薬品等取締規則第1条には，「専ら動物のために使用されることが目的とされている医薬品をいう」と定義されています。販売するためには，「動物用医薬品店舗販売業」の許可が必要です。

Q（質問）89

消毒薬のグルタクリーンはドラッグストアで買えるか？

　鳥インフルエンザが発生した時，鶏舎やその周辺の消毒に使用されていた。家で鶏を飼っているので購入したい。

A（回答）

　グルタクリーンは動物用医薬品であり，さらに劇薬に該当することから，指定医薬品に分類されています。このため，動物用医薬品販売業の許可を受け，かつ薬剤師が従事している店舗でなければ，取り扱うことができません（薬事法第24条第1項）。

　グルタクリーンはグルタルアルデヒト（グルタラール）25W/V%の製剤で，目的に応じ水で希釈して使用します。畜舎，鶏舎，孵卵器の消毒や種卵消毒器には200倍以上，手術・解剖器具機材の消毒には10倍に希釈して用います。ほとんど全ての細菌，真菌の殺菌，およびウイルスの不活化に有効です。

　なお，グルタラール製剤は，ステリゾール，グータルハイド，クリンハイド等の医療用医薬品として，医療器具の殺菌消毒に使用されています。ただし，質問の用途には使用できません。これらの液を取扱う場合は，ゴーグル，防水エプロン，マスク，ゴム手袋等を使用し，直接触れたり吸入したりしないようにする必要があります。

> **【参考】動物用医薬品店舗販売業許可条件と分類**
> **条件**：動物用医薬品店舗販売業を営むに当たっては，該当都道府県知事の許可を得なければならない。許可は更新制で，取得後6年毎に更新手続きが必要。
> **分類**：《動物用医薬品店舗販売業》
> 　　指定医薬品の販売にあっては薬剤師が必須。指定医薬品以外の医薬品の販売にあっては，薬剤師か登録販売者が必須。なお，指定医薬品とは，毒薬，劇薬，抗生物質，生物学的製剤等（一部を除く）。
> 　《動物用医薬品特例店舗販売業》
> 　　都道府県毎に各知事が定めたリスクの低い品目について，ペットショップなどで販売可能。

参考文献等▽ヤシマ環境薬剤，グルタクリーン添付文書▽薬事法（昭和35年法律第145号）▽動物薬品等取締規則（平成16年農林水産省令第107号）▽東洋製薬化成，ステリゾール液2％ 20%添付文書▽サラヤ，グータルハイド添付文書▽クリンハイド20W/V％液添付文書（オリエンタル薬品工業株式会社）▽農林水産省ホームページ・動物医薬品等販売業に関するQ&A ▽岐阜県中濃家畜保健衛生所ホームページ，薬事法の改正について▽動物検ニュース No.273，薬事法の改正について－医薬品の販売制度の改正等－

Q（質問）90

重曹やクエン酸の掃除での使い方は？

掃除や汚れ落としをするときの使い方，どのように使い分けるのかを知りたい。

A（回答）

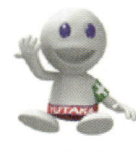

　　生活の中の汚れが酸性かアルカリ性かどちらのタイプかわかれば，逆の性質を持つもので中和することで汚れが落ちます。クエン酸やお酢は酸性なのでアルカリ性の汚れに，重曹はアルカリ性なので酸性の汚れに向いているほか脱臭剤としても利用できます。

《酸性の汚れ→重曹で掃除》
・衣類の汚れは汗や酸化した皮脂に細菌が増殖したものがほとんど。洗濯前の汚れものに重曹をかけておくと消臭でき，そのまま洗濯機で洗濯するとあわ立ちをよくし，洗剤の量を減らすこともできる。

- ソファーやカーペットも重曹をふりかけ，しばらくおいてから掃除機で吸いとると，においと汚れが落ちる。
- ガスレンジの油よごれ，急須や湯のみの茶渋は，重曹を少量の水で溶いたペーストでこする。汚れがひどい場合は，しばらくおいてから洗い流す。
- 重曹には脱臭作用があるので，粉を容器に入れて冷蔵庫の脱臭剤の代わりに，重曹にエッセンシャルオイルを振りかけてトイレの芳香脱臭剤に，ゴミバケツにふりかけてにおい消しに。

《アルカリ性の汚れ→クエン酸，お酢で掃除》
- 水あか，タバコのヤニ，曇ったガラス，コーヒーカップのあくなどはお酢で落ちる。
- 魚焼きの生臭さは，お酢で落とす。
- 電気ポット内部の汚れは，水にクエン酸を入れて沸騰させ，しばらく置いてから磨く。
- エアコンのプラスチックフィルターはクエン酸を水に溶かしたもので拭く。

《応用編（重曹＋お酢）》
- 配管のにおい消しには，カップ１杯の重曹を振り入れ，その後，カップ１杯のお酢を流し込む。泡がでるが，そのまま20～30分おいてから熱いお湯を流す。
- お風呂の掃除には，重曹をスポンジに振りかけて落とし，仕上げにお酢を２～３倍にうすめたものをスプレーしておく。
- 換気扇，ガスレンジ，シンクなど油汚れ激しいもの，鍋にこびりついた古い汚れには，重曹を液体石けんで溶いたもので磨き，仕上げにお酢を２～３倍にうすめたものでふき取る。

⇒（Ⅰ）付録29 おそうじ対策

参考文献等▽ベーキングソーダのパワーを使い切る101の便利帳，青春出版社▽家庭の「エコ・楽」便利帳，はまの出版

Q（質問）91

超音波検査のとき塗るのはグリセリン？

A（回答）

　超音波検査のときに使用されているのは，グリセリンではなく，検査用の水溶性ジェルです。成分は，ポリマー，保湿剤，pH調整剤，保存剤等です。エコーゼリーなどとも呼ばれ，超音波の通りをよくするために使われます。

　医療機関等で使用されている「プロゼリー」（ジェクス）は，日本で製造されており，成分を厳選し，無香料・無着色で，殺菌処理が行われています。水溶性ですので，使用後は拭き取りやすく，ベタベタした感触がありません。

参考文献等▽ジェクス社内資料，プロゼリー商品解説書▽別冊 NHK きょうの健康－よくわかる病院での検査，日本放送出版協会

Q（質問）92

ニコチンガム使用中に喫煙してもよいか？

たばこの本数を減らしながら使いたい。

A（回答）

　ニコチンガム（ニコレット）使用上の注意として，「タバコを吸うのを完全に止めて使用すること」と記載されていますので，喫煙はしないでください。ニコチンガム使用時に喫煙をすると，ニコチンを重複して吸収することになり，吐き気，目まい，腹痛など，体調不良を起すことがあるためです。また，メーカーの資料中には，「ニコチンガム使用中は，喫煙をしない方が禁煙の成功率が高くなる」と記載されています。ニコチンガムはあくまでも禁煙を補助するものであり，重要なのは「タバコをやめるぞ！」という意志です。

> **【参考】ニコチンガム製剤の使用法と注意点**
>
> 　ニコチンガムに含まれるニコチンは，口の内側の粘膜から吸収されます。したがって，普通のガムのように噛み続けるのではなく，必ず1回1個を約30～60分かけ，数回噛んでは頬と歯ぐきの間にしばらく置くのを繰り返すのが正しい使用法です。速く噛むと多量の唾液と共にニコチンが飲

み込まれてしまい，口腔粘膜からの吸収率が低下します。また，ニコチンによる口腔内や喉の刺激感など，不快な症状が出やすくなります。

　なお，ニコチンガムに含まれるニコチンでは，喫煙時ほど高い血中濃度になるわけではありません。イライラや集中困難，不安などの不快感をやわらげる効果は期待できますが，特に使い始めの時期は「タバコを吸いたい」という欲求を抑えることは難しく，禁煙を成功させるためには，強い意志が必要ということになります。

⇒（Ⅰ）Q139 一般に買える禁煙補助貼付剤はあるか？　Q191 禁煙できるガムとは？

　　参考文献等▽ニコレット，ニコレット・ミント，ニコレットクールミント添付文書（製造販売元ジョンソン・エンド・ジョンソン，販売武田薬品）▽武田薬品社内資料，ニコレット－ニコチンガム製剤－解説書

Q（質問）93

禁煙補助薬のチャンピックスとは？

　禁煙ガムやニコチンパッチとは異なる禁煙補助薬が新たに発売されたと聞いた。

A（回答）

　成分はバレニクリン酒石酸塩で，商品名は「チャンピックス（錠）」です。海外では2006年5月に米国で禁煙補助薬として承認されて以降，欧州およびアジアを含めた世界60ヵ国以上で承認されています（2007年12月現在）。国内では，2008年1月に「ニコチン依存症の喫煙者に対する禁煙の補助」を効能・効果として承認されました。

　医師の診断により処方される薬なので，ドラッグストアで購入することはできません。以前から，ニコチン製剤を用いて行われてきたニコチン代替療法は，喫煙に代わってニコチンを補充することにより，禁煙に伴う離脱症状を緩和してニコチン依存症から離脱する方法であったのに対し，ニコチンを含まない経口薬であるチャンピックスは，新しいアプローチからの画期的な禁煙補助薬といえます。

【参考】チャンピックス（一般名バレニクリン）

　米国ファイザー社により開発された，ニコチン受容体（ニコチン性アセチルコリン受容体）に対する部分作動薬です。ニコチン依存症の形成に大きく関与している$\alpha_4\beta_2$ニコチン受容体に対して高い親和性を有し，脳内に分布するこの受容体に作用することにより，禁煙に伴う離脱症状やタバコに対する切望感を軽減すると同時に，本受容体へのニコチンの結合を阻害することによって，喫煙による満足感を得にくくします。

〔効能効果〕ニコチン依存症の喫煙者に対する禁煙の補助

〔使用上の注意（効能効果関連）〕①ニコチン依存症の診断については，ニコチン依存症に係わるスクリーニングテスト（TDS）により診断すること②使用にあたっては，患者に禁煙意志があることを確認すること。

〔用法・用量〕第1～3日目は0.5mgを1日1回食後，第4～7日目は0.5mgを1日2回朝夕食後，第8日目以降は1mgを1日2回朝夕食後。投与期間は12週間。

〔使用上の注意（用法・用量関連）〕

(1)	原則として他の禁煙補助薬と併用しない。本剤の有効性及び安全性は単剤投与により確認されており，他の禁煙補助薬と併用した際の有効性は検討されておらず，安全性についても経皮吸収ニコチン製剤との併用時に副作用発現率の上昇が認められている。
(2)	患者が禁煙を開始する日を設定する。その日から1週間前に本剤の投与を始めること。
(3)	本剤による12週間の禁煙治療により禁煙に成功した患者に対して，長期間の禁煙をより確実にするために，必要に応じ，本剤をさらに延長して投与することができる。その場合にはバレニクリンとして1mgを1日2回，朝夕食後に12週間投与すること。
(4)	最初の12週間の投与期間中に禁煙に成功しなかった患者や投与終了後に再喫煙した患者で，再度本剤を用いた禁煙治療を実施する場合には，過去の禁煙失敗の要因を明らかにし，それらの要因への対処を行った後のみに，本剤の投与を開始すること。
(5)	本剤の忍容性に問題がある場合には，0.5mg1日2回に減量することができる。
(6)	重度の腎機能障害患者（クレアチニン・クリアランス推定値：30mL/分未満）の場合，0.5mg1日1回で投与を開始し，その後必要に応じ，最大0.5mg1日2回に増量すること。

⇒（Ⅰ）Q139 一般に買える禁煙補助貼付剤はあるか？　Q191 禁煙できるガムとは？

　　　　　参考文献等▽ファイザー製薬，チャンピックス添付文書，社内資料

Q（質問）94　（法律関係）規制区分

Q94の1　処方せん医薬品とは？

A（回答）

　薬事法における「医薬品」は，同法第2条によって，次の3つのいずれかに該当するものであると定義されています。
　①日本薬局方に収められているもの
　②人又は動物の疾病の診断，治療又は予防に使用されることが目的とされている物であって，機械器具，歯科材料，医療用品及び衛生用品（以下「機械器具等」という。）でないもの（医薬部外品を除く。）
　③人又は動物の身体の構造又は機能に影響を及ぼすことが目的とされている物であって，機械器具等でないもの（医薬部外品及び化粧品を除く。）
　これら医薬品は，医療用医薬品と一般用医薬品に分類できます。医療用医薬品は医師の判断で使用されるもの（一部例外あり），一般用医薬品は医療用医薬品以外のもので，一般の需要者の選択により使用されるものです。また，医療用医薬品は，販売にあたって医師が発行する処方せんが必須となる「処方せん医薬品」と，それ以外の医薬品（以下「非処方せん医薬品」）に分類できます。この処方せん医薬品には，薬理作用が強く使用方法が難しいなど，医師の判断が必要なものが指定されています。
　非処方せん医薬品は，医療用医薬品ではありますが，比較的作用が穏やかで安全性も高く，使用方法も容易なもので，やむを得ない場合は，薬局でのみ販売できるとされています。販売にあたっては，数量限定，保管条件，記録の作成などの条件が設定されています。現在，膀胱炎治療薬のナリジクス酸やステロイド剤のフルコート軟膏などは非処方せん薬となり，薬局でしか販売できなくなっています。

Q94の2　指定医薬品と第1類医薬品は同じ？

A（回答）

　どちらも一般用医薬品の分類で，販売にあたっては薬剤師を必要とする，という点では同じですが，指定医薬品は旧法（平成17年施行の改正薬事法以前）での制度，第1類医薬品等の分類は現行法での制度です。

指定医薬品は，取り扱いに際して専門的な知識が必要なものとして，変質しやすい生物学的製剤，毒・劇物，抗生物質・放射性医薬品などが指定され，薬種商では扱えないものでした。一方，第１類医薬品は，そのあとに第２類，第３類と続く，一般用医薬品の分類方法です。どの分類に該当するかで，薬剤師が必要か登録販売者でよいのか，どのような情報提供とするのかなどが決められています。これらはリスクによる分類といわれ，第１類が最も販売規制が厳しくなっています。第１類〜第３類の分類は固定したものではなく，追加や移動があります。

Q94の3　一般用で習慣性医薬品はあるか？

A（回答）

　習慣性医薬品とは，薬事法第50条第8号の規定の基づき，厚生労働大臣が指定する医薬品で，使い続けることにより習慣性のおそれがある催眠鎮静剤，抗てんかん剤，モルヒネなどが指定されています。主に催眠剤としての効能を示すものが該当するため，一般用医薬品では該当する物がありません。特殊な例として，ブロムワレリル尿素は医療用医薬品で習慣性医薬品に指定されている一方，ブロムワレリル尿素配合の一般用医薬品（薬効分類は解熱鎮痛薬）は，習慣性医薬品には該当しないということがあります。

Q94の4　バポナ購入の際に代筆は認められる？

　利き腕負傷のため文字が書けないため。

A（回答）

　条件付で，可能です。バポナ（殺虫プレート）は，薬事法で劇薬に指定されていますから，譲受人の住所・氏名・職業を記入しなければなりません。薬事法上は，購入の際にそれらすべてを自筆で記入していただければ，譲受人の印鑑を押す必要はありませんが，他人が代わって氏名等を記入する場合は，代筆者の印鑑を押すことが必須条件です。

⇒（Ⅰ）Q290 バポナを購入するときは印鑑が必要？

参考文献等▽よくわかる改正薬事法，薬事日報社▽アース製薬社内資料

Q（質問）95

OTC薬で耳鳴りの改善薬はあるか？

A（回答）

　耳鳴りは通常，難聴を伴うことが多く，その難聴を改善することで耳鳴りが消失，軽減することがあります。難聴治療のために耳内部の血行を改善する薬が有効で，OTC医薬品の「ナリピタン」（小林製薬）には，耳内部の血行を改善する目的でニコチン酸アミドとパパベリン塩酸塩が配合されています。

　医療用では，耳鳴り・難聴の改善を目標に，ステロイドや代謝賦活剤，各種ビタミン剤が用いられます。これらを投与しても改善されない場合は，耳鳴りを悪化させる原因の1つであるストレスを取り除くために，抗不安薬，鎮静剤，抗うつ薬などの投与が行われます。それと目的を同じくするOTC医薬品という意味では，鎮静作用を持つ成分を含んだ「奥田脳神経薬」（奥田製薬）も有効です。

　漢方薬には「耳鳴丸」「八味地黄丸」などがあります。

【参考】耳鳴り

　自覚的と他覚的の大きく2つに分けられます。自覚的耳鳴りは難聴を伴うことが多く，他者には聞くことができないので，診断は患者の訴える耳鳴りの性状を聞き出し，また，他の難聴やめまい，耳痛などの症状の有無を確認して行います。

　一方，他覚的耳鳴りは体内に何らかの原因があり，物理的な振動を生じてこれを耳鳴りとして聞いている場合で，聴診器などを用いれば他者でも音を聞くことができます。原因としては血管性腫瘍や奇形による血流障害，耳小骨筋や口蓋筋の異常などがあります。

　耳鳴りは程度も患者さんの苦痛度も一様ではなく，また難聴や目まい，あるいは種々の神経症状，耳痛，耳漏，耳閉塞感，聴覚過敏を伴っていることがありますと，メニエール病などの疾患も考えられます。そのような症状が急激に発症した場合は，医師の診断を早急に受けることをおすすめします。

参考文献等▽小林製薬，ナリピタンパンフレット，2007 ▽治療薬マニュアル2006，医学書院

Q（質問）96

目薬をさすときの補助器具はあるか？

50歳代男性。4種類の目薬を1日7～8回さす。手が震えて目の中にうまく入らないので何かないかと来店。

A（回答）

該当商品に，川本産業の「ニューらくらく点眼」があります。目薬の位置が固定されるため，目薬の先で眼球を傷つけることなく，清潔で安全な点眼ができます。寝たきりの方の点眼に大変便利です。医療用，市販品のほとんどの目薬に使用できますが，一部適応できない容器もあります。

参考文献等▽マスク専用ホームページ（Mask.co.jp らくらく点眼）

Q（質問）97

硫酸亜鉛の入った市販の目薬はあるか？

A（回答）

硫酸亜鉛（チンクとも）は収斂作用や消炎作用を持ち，紫外線や他の光線が原因の眼炎（雪目など）に効果があります。OTC薬では大学目薬（参天製薬），ロートUVキュア（ロート製薬）などに配合されています。

注意する点として，硫酸亜鉛は組織障害などの副作用を起こすことがあるので，結膜のう内での滞留時間が長くなる就寝前は，なるべく使用を控えることとされています。ただし，就寝5～10分前までに点眼すれば，ほとんど影響はないといわれています。

参考文献等▽治療薬マニュアル2008, 医学書院▽堀美智子監修, よく効く市販薬の選び方, 使い方事典, 2002, 文渓堂▽ロート製薬社内資料▽参天製薬社内資料

Q（質問）98

ナファゾリン目薬で2次充血が起きる？

ナファゾリン配合の目薬は，点鼻薬同様に2次充血を起こさないか心配。

A（回答）

ナファゾリンは血管を収縮させて，充血や腫れを和らげる目的で配合されています。2次充血とは，連用により薬剤に対する感受性が弱まり効き目が低下し，かえって充血が生じてしまう状態をいいます。点鼻薬同様，目薬のナファゾリンでも，乱用により2次充血を起こす可能性があります。

以前，ナファゾリンが入った目薬を使うと目が青く澄むという誤った噂が流れ，ナファゾリン入りの目薬が乱用され，2次充血角膜炎をきたしたケースが多く報告されました。この乱用問題からOTC薬のナファゾリン最大濃度は，医療用の0.05％に対し0.003％と設定されるようになりました。しかし，濃度が低いからといって副作用の心配がなくなったわけではなく，長期の連用は避けるべきだと思います。なお，長期連用とはどれくらいの期間を指すのか具体的な数字があるわけではありませんが，3，4日～2週間以内に抑えるべきでしょう。各社添付文書記載の用法用量（1日数回といっても5～6回が常識範囲）を守っていれば，このような副作用は起こらないと思われます。

他に血管収縮剤として使用されているのは，テトラヒドロゾリン（最大濃度0.05％）です。副作用に関しての使用上の注意は，ナファゾリンと同様と考えられています。これらの成分の配合された目薬は，予防ではなく治療のために用いるものです。長期にわたって使用することは避けるようにして下さい。

【参考】ナファゾリンとテトラヒドロゾリン配合の目薬

ナファゾリン配合の目薬：サンテビオ，大学目薬（参天製薬），マイティア AL（武田薬品），アスパラ目薬L（田辺製薬），ロートPRO（ロート製薬）など

テトラヒドロゾリン配合の目薬：スマイル40EX（ライオン），アルガード点眼薬クールS，新VロートEX，ロートリセ（ロート製薬），アイリスAG-1，ホワイトアイリス（大正製薬），サンテALクール，サンテFXネオ，サンテドウクリア（参天製薬）など

なお，これら2つの成分は眼圧を上昇させるので，緑内障患者の人は使用できません。また，交感神経を刺激しますので，高血圧，心疾患，糖尿

病や甲状腺機能亢進症の患者，MAO阻害薬を服用中の人は，使用を避けてください。

参考文献等▽よく効く市販薬の選び方・使い方事典，2002，文渓堂▽今日の治療薬 2008，南江堂▽各社添付文書

Q（質問）99

目薬に防腐剤は必要なのか？

防腐剤の入っているものとそうでないものとの違いは何か。

A（回答）

目薬は，開封するまでは無菌であることが法律で保証されていますが（局方定義），一度開封してしまうと，微生物の混入によって汚染されてしまいます。目薬は，目への刺激を少なくするために体液に近い浸透圧に調整されていますが，これは微生物にとっても生育しやすい環境でもあります。したがって，一般用・医療用医薬品ともに，多くの点眼薬には防腐剤が配合されています。

ところが，防腐剤はアレルギーを引き起こすことがあり，使用回数が増えると目の細胞を傷つける角膜上皮障害の症例が報告されています。特にドライアイの場合，ソフトコンタクトレンズや酸素透過レンズを装着したまま点眼すると，その防腐剤が涙で洗い流せなかったり，レンズに薬液の成分が吸着されてしまい，長時間目の表面やレンズと薬の成分が接することになるので，目にアレルギーを起こしたり，レンズの性状に影響を与えやすくなります。

目のアレルギーが出た場合の症状は，結膜充血，流涙，異物感などです。目薬をさした後このような症状を経験されたことのある方，ドライアイなどで目薬をさす回数が多い方は，防腐剤フリーのものに切り替えた方が良いかもしれません。防腐剤を含まない目薬としては，これまで使い切りタイプのものが中心でした。最近では，塩化ベルベリンなどの殺菌成分を加えたもの，容器に工夫をしたもの（防腐剤無添加容器＝PF容器：preservative free）などもあります。

【参考】目薬に使用されている防腐剤

塩化ベンザルコニウム：使用濃度 0.003〜0.01％。一番使用されて

いますが，アレルギーも多く報告されています。配合禁忌はサルファ剤や硝酸銀，ピロカルピン。

　パラオキシ安息香酸エステル類：0.05〜0.1％。化学的にも安定で熱にも強いです。また，多くの微生物に対して有効で，2種のエステル併用で効果が上がります。

　クロロブタノール：0.25〜0.5％。カビや細菌（特に緑膿菌）に有効ですが，加熱すると効果は失われます。

　　　参考文献等▽点眼剤の使い方，1999，文光堂▽点眼剤−常識と非常識−，1994，メジカルビュー社

Q（質問）100

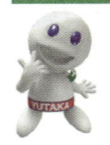

目薬の色が変わったら？

　目薬を放置していたら，ピンク色が薄くなった気がする。変色した目薬は当然使用しないほうがよいか。

A（回答）

　ピンク色の成分は，ビタミン B_{12} です。これは光によって分解されやすいため，退色したものと思われます。成分が劣化していますので，使用しないでください。黄色の目薬にはビタミン B_2 が配合されており，同様に光分解により退色し劣化しやすい性質があります。

　今回はたまたま色がはっきり付いている目薬であったので劣化の早期発見ができましたが，すべての目薬は日光や蛍光灯に当たらない涼しい場所に保管してください。遮光容器に入っているか遮光袋が付属している目薬には，光分解を受けやすい成分が含まれているということですので，特に気を配るようにしてください。

【参考】ビタミン B_2 と B_{12}
ビタミン B_2：生体内でFAD（フラビンアデニンジヌクレオチド）やFMN（フラビンモノジヌクレオチド）として，脂肪酸やブドウ糖の代謝に必要です。摂取カロリー・タンパク量に比例して，必要量は増加し

ます。皮膚や粘膜を正常に保つ働きがあり，皮膚・爪・毛の発育に役立ちます。食品では卵，牛乳，肉類，豆類に多く含まれています。肌荒れや口内炎が気になる人は，特に摂取を心がけましょう。

ビタミン B_{12}：別名・コバラミンといいます。核酸の合成や細胞の増殖に必要で，欠乏すると赤血球が作られにくくなり，貧血を起こしてしまいます。また，他には末梢神経障害が起こります。植物性食品にはほとんど含まれておらず，動物性食品であるレバー，カキ，イワシ，発酵食品のチーズなどに多く含まれます。

⇒（Ⅰ）Q34 黄色の目薬の色は何の色？

参考文献等▽ロート製薬添付文書集 2005 ▽ Otsuka Academy Reference, 2000, 大塚製薬

Q（質問）101

目薬をさして味を感じるのはなぜ？

A（回答）

目薬をさした後，目の結膜や角膜に吸収されなかった薬液は，目頭にある涙点という部分から涙管という管を通り鼻へ，さらには口へと流れてゆき，味を感じることになります。この流れは涙の排泄ルートと同じです。口の中に味が感じられるのは，余分な薬液が排出されていることになりますので，目薬をさし過ぎていたり，正しく点眼できずに目に吸収されていないことの目安になります。

苦味を感じる成分として，マレイン酸クロルフェニラミン（抗ヒスタミン剤），塩酸ナファゾリン（血管収縮剤），スルファメトキサゾールナトリウム（抗菌剤）があり，甘みを感じる成分には，グリチルリチン酸二カリウム（抗炎症剤）があります。

【参考】正しい点眼の仕方

汚染を避けるため，手をきれいに洗ってから容器を扱います。できるだけ仰向けの状態で1滴点眼した後，ゆっくりと目を閉じ，しばらく（1分程度）まばたきをしないでそのままにしておきます。この時，目頭を指で押さえておくと薬液の涙管への移行が軽減されるため，全身への薬の移行

も軽減できます。

また，特別な指示が無い時は，点眼は１滴で十分です。うまく目に入らなかった時だけ，もう１滴点眼するようにしましょう。一度に目薬を２種以上使用する際には，５分程度間をおいてから点眼するようにします。

⇒（Ⅰ）付録7 目薬の正しい使い方

参考文献等▽ロート製薬社内資料▽参天製薬お客様相談室

Q（質問）102

目やにに効く目薬はあるか？

６歳の子供。目やにが多いので，止める目薬があれば欲しい。

A（回答）

目やにの分泌を，直接抑える目薬はありません。目やにの原因を断てば，当然ですが治ります。目やにが多量に分泌される一番の原因として考えられるのは，細菌感染による結膜炎です。この場合，抗菌成分の配合された，抗菌目薬を使用してください。炎症や充血が起きているからといって，（抗菌剤の配合されていない）抗炎症成分などを主成分とする目薬を使用しても，一時的に症状は改善されますが，むしろ細菌の増殖を促し，悪化させる可能性がありますので，ご注意ください。

子どもは汚れた手で不用意に目をこすったりしてしまうので，細菌感染しやすいです。もし症状の出ているのが片目であるならば，感染拡大を防ぐため，使いきりタイプの抗菌目薬を，症状の出ていない目からさすと良いでしょう。３，４日たっても症状が改善しない場合は，ウイルス感染によるものであるか，他に原因物質があると考えられますので，医師の診断を受けてください。

【参考】結膜炎

目やにやむずがゆさ，流涙，異物感，眼痛などが主な症状で，結膜の充血，浮腫などを伴います。原因には，細菌やウイルス，クラミジア感染，アレルギーなどがあります。

市販されている抗菌目薬はサルファ剤配合のものなので，ウイルス感染の場合やアレルギーが原因の場合は効果がありません。医師の診断を受け

ましょう。

⇒（Ⅰ）Q120 細菌性とウイルス性の結膜炎の目薬は？

参考文献等▽今日の治療薬 2008，南江堂

Q（質問）103

甲状腺治療薬を服用中に抗菌目薬を使ってもよいか？

目が充血しているので，市販の抗菌目薬を使用したい。甲状腺治療薬を服用しているが，併用しても大丈夫か。

A（回答）

問題はないと思われます。甲状腺機能改善薬として，甲状腺ホルモン製剤，抗甲状腺薬がありますが，どちらを服用されていても，抗菌目薬成分にこれらとの相互作用についての報告はありませんので，抗菌目薬の使用は問題ないと思われます。数日使っても症状が改善されない場合には，すみやかに眼科医の診断を受けましょう。

> **【参考】抗菌目薬**
>
> 抗生物質の目薬は市販されておらず，すべて医師の監督下で使用される処方せん医薬品です。市販薬として認可されている抗菌成分は，スルファメトキサゾールやスルフイソキサゾールなどのサルファ剤のみです。よって，サルファ剤にアレルギーのある人は，使用を避けましょう。
>
> サルファ剤は，ものもらいや結膜炎などに用いられますが，目の充血はドライアイや疲れ目などによっても生じます。充血の原因を良く考慮し，より適した目薬を選びましょう。

参考文献等▽よく効く市販薬の選び方，使い方事典，2002，文溪堂▽治療薬マニュアル 2008，医学書院

Q（質問）104

目の疲れに効く目薬は？

A（回答）

　目の疲れは，主に目を酷使する仕事や作業によって生じ，日常生活でもよく経験する症状です。原因は，目の筋肉の凝りや視神経の使い過ぎが大半ですが，ドライアイや結膜炎などの目の疾患が関与していたり，そのほか副鼻腔炎，低血圧，更年期障害などの疾患が関与していることもあります。

　目の筋肉の凝りをほぐすにはネオスチグミン配合のものを，視神経の回復にはシアノコバラミン（VB_{12}）などのビタミンが含まれたものを使います。目の乾きやまばたきが少ないなどの自覚症状がある場合は，ドライアイが生じていると思われますので，人工涙液による補充を行います。ドライアイの人は防腐剤に目が敏感になっていますので，防腐剤を含まない使い捨てのものを選択すると良いでしょう。他の疾患が原因と考えられる場合は，その疾患を治療することが効果的です。

　なお，眼精疲労では，かすみ，痛み，不快感などの症状だけでなく，頭痛や倦怠感，吐き気などの症状が生じることもあります。目薬の使用や休息だけでは改善しない場合も多く，そのような場合は受診することをお勧めします。

【参考】ドライアイ

　主にテレビやパソコンの画面を見すぎ等の目の酷使，冷暖房による空気の乾燥，コンタクトレンズ装着による涙量の減少により眼球の表面が乾燥してしまい，傷や障害が生じやすくなる症状のことです。治療には，人工涙液やコンドロイチン硫酸ナトリウムが主成分の目薬を使用します。

　このドライアイを予防する方法には，長時間のデスクワークでは毎時間おきに目を休める，目を閉じた上に蒸しタオルを当てて目のコリをほぐす，加湿器などで目の乾燥を避ける，意識してまばたきする，タバコの火を避ける，パソコンモニターにフィルタを使用して目にかかる負担を減らす，などがあります。

参考文献等▽今日の治療薬 2008，南江堂▽ロート製薬添付文書▽よく効く市販薬の選び方，使い方事典，2001，文溪堂

Q（質問）105　医療機器

Q105の1　医療機器のクラス分類とは？

A（回答）

　平成17年施行の改正薬事法で，「医療用具」という用語は，「医療機器」に改められました。また，不具合が生じた場合に人体等に及ぼす危険度に応じて医療機器を分類し，危険度が高いものは規制を厳しくし，低いものは規制を緩くするという仕組みが導入されました。この分類を医療機器のクラス分類といいます。すべての医療機器は，いずれかのクラスに該当することになります。なお，法律上の分類名は「一般医療機器」，「管理医療機器」，「高度管理医療機器」と3つですが，実際の運用にあたってはクラスⅠ，Ⅱ，Ⅲ，Ⅳの4つに分けられています。

　ちなみに，クラス分類とは別の分け方で，「特定保守管理医療機器」というのがあります。これは保守点検，修理その他の管理に専門的な管理が行われなければ，疾病の診断，治療又は予防に重大な影響を与える恐れがあるもの，として指定されるものです。X線撮影装置，超音波画像診断装置，MR装置，CT装置，心電計，ベッドサイドモニタなどが該当します。販売業や賃貸業をする場合，通常，管理医療機器は届出，一般医療機器は規制なしということになっていますが，管理医療機器や一般医療機器であっても特定保守管理医療機器に該当するものについては，許可の取得が要となります。

名称	クラス	定義	該当品
一般医療機器	Ⅰ	不具合が生じた場合でも，人体へのリスクが極めて低いと考えられるもの	脱脂綿，ガーゼ，ピンセット，救急絆創膏，体温計，万歩計など
管理医療機器	Ⅱ	不具合が生じた場合でも，人体へのリスクが比較的低いと考えられるもの	低周波治療器，家庭用電気マッサージ医療機器，自動式電子血圧計，血糖測定用針，補聴器など
高度管理医療機器	Ⅲ	不具合が生じた場合，人体へのリスクが比較的高いと考えられるもの	コンタクトレンズ，AED，自己検査用グルコース測定器など
	Ⅳ	患者への侵襲性が高く，不具合が生じた場合，生命の危険に直結する恐れがあるもの	ペースメーカ，ステントなど

Q105の2　血糖測定器のしくみは？

A（回答）

　測定方法は，血糖値測定器本体にセンサーを装着し，次に穿刺針をホルダーに装着し指先を刺して出血させ，素早くセンサーに血液を点着させます。後は，そのまま待てば，本体に血糖値の値が表示されます。血糖測定器は，各社からいろいろな商品が発売されていますが，測定方法はどれもほぼ同じです。

　測定に使うセンサーと穿刺針は統一規格ではなく，製品それぞれのものしか使えません。また，測定したセンサーや穿刺針は，家庭で不燃ゴミとして処理できます。ただし，穿刺針は，キャップをしてから瓶や缶に入れ，「針」と書いて処分しましょう。

Q105の3　低周波治療器とは？

A（回答）

　人間の身体は，いつもごく弱い電気を発しています。これを生体電気といい，身体が正常に機能していく上で重要な役目を果たしています。また，電気エネルギーを生体に与えると，筋肉の収縮や神経の興奮などが起こります。このしくみを利用したのが低周波治療器で，数千Hzまでの低周波電流を用いますが，一般的な低周波治療器は数百Hzまでの電流を用いています。

　具体的には，プラス（＋）極とマイナス（－）極の2つの電極を身体に直接貼り，スイッチを入れると身体に電気が流れ，自動的に＋極と－極を切り替えたり，電極を固定したりする機能によって治療を行います。また，周波数を高めたり低めたりする機能があり，高い周波数は急性の痛みに有効で，痛みの伝達を早く遮断する効果に優れているとされ，低い周波数は慢性痛やこり・しびれの症状に有効で，痛みの抑制物質を分泌させる効果があるとされています。

　低周波治療器によく似たものに，EMS（Electrical Muscle Stimulation）があります。これは，低周波だけでなく，高周波，中周波も含み，波形をいろいろ組み合わせることにより，筋肉に電流を流して，筋肉トレーニングする器具です。

Q105の4　血圧計のしくみは？

A（回答）

　血圧の測定方式には，コロトコフ法（聴診法）とオシロメトリック法があります。その測定原理は，どちらも，腕帯（カフ）を巻いて動脈を圧迫し，血液の流れを止めます。その後空気を抜くと，血液が再度流れはじめます。この時の，血管に血液がぶつかる音（コロトコフ音）を聞いて測定するのがコロトコフ法で，病院では通常この方法が採用されています。

　一方，オシロメトリック法は，途絶えた血流が流れはじめる時の動脈壁の振動を，センサーでキャッチして測定する方法で，家庭用の血圧計は，ほとんどこのタイプです。

　正確な血圧を測定したいなら，上腕で測定する機種がお勧めです。手首や指先で測定する簡易タイプのものは，末梢血管で測定する為，血圧が変動しやすく，測定値は目安と考えたほうが無難です。

　血圧は，測る時間や環境，手順によって変動しますので，正しい環境と手順で，規則的に測定するようにすることが重要です。

《血圧を正確に計るためのポイント》
　①体の力を抜いてリラックスする。
　②座って測定する。
　③毎日同じ時間に測る。
　④１日１回は測定し，毎日記録する。

【参考】血圧とは

　「血圧」とは，血液の圧力によって血管壁が押される力大きさのことで，心臓から送り出される血液の量（心拍出量）が大きくなれば血圧は上がり，血管の硬さ（血管抵抗）が小さくなれば，血圧は下がります。

　心臓が縮んだときに血液が送り出され，そのときに血管にかかる圧力が収縮期血圧（最大血圧）で，心臓が拡張し肺などから血液を吸い込んだ時の血圧を，拡張期血圧（最小血圧）といいます。また，最大血圧と最小血圧の差を，「脈圧」といいます。

　血圧の正常値は，時代によって基準値が変わってきています。ほぼ４年ごとに改訂される関係機関による基準値（日本高血圧学会による「高血圧治療ガイドライン」）は，より厳しくなっていく傾向にあるようです。

⇒（Ⅰ）Q121 血圧計は手首と上腕どっちで測るものの方が正確？

参考文献等▽ロート製薬血糖測定器マニュアル▽テルモ血糖測定器マニュアル▽オムロン健康作り講座

Q（質問）106　検査値

Q106の1　LDLコレステロール値の求め方は？

A（回答）

　LDL-コレステロールの直接測定法は，費用や手間がかかることから，日常スクリーニング検査では，Friedewaldの式を用いた推定値の算出が多用されています。Friedewaldの式は，「LDL-コレステロール値＝総コレステロール値－（HDL-コレステロール値＋中性脂肪値×0.2）」です。

　ただし，この計算式では，中性脂肪値が食事や採血時間で大きく変化することや，空腹時採血であっても中性脂肪値が400mg/dL以上の場合，LDL-コレステロール値がマイナスを示してしまう問題があります。このような場合は，中性脂肪値に掛ける係数0.2を0.16にする計算法がありますが，正確な評価ができているとは考えにくいため，直説法によるLDL-コレステロール値の測定が望ましいです。特に初めての血液検査でLDL-コレステロール値の項目がない場合があるのは，異常値が出て診断を誤る可能性があるためです。

> **【参考】脂質異常症（高脂血症）**
> 　次のようは種類がありますが，いずれかも脂質異常症です。
> 　高LDLコレステロール血症：LDLコレステロールが140mg/dl以上
> 　低HDLコレステロール血症：HDLコレステロールが40mg/dl未満
> 　高トリグリセライド血症（高中性脂肪血症）：中性脂肪が150mg/dl以上
> 　総コレステロールはあくまでも参考値としての記載にとどめ，診断基準から外されました。なお，2007年4月に日本動脈硬化学会がガイドラインの改訂があり，「高脂血症」という診断名が「脂質異常症」に変更になりました。

参考文献等▽わかりやすい内科学，1999，文光堂▽第三版臨床検査総論，2003，医学書院▽病気と薬の説明ガイド2006，2006，南山堂▽竹川広三，中高年のための"本当に正しい"検査

値の読み方，2005，主婦と生活社▽後藤由夫他，健診判定基準ガイドライン，2008，文光堂

Q106の2　血中の酸素濃度を測る機器とは？

　指を入れるだけで測定できる小型の器具で，病院に置いてあった。肺気腫で入院していたが，自分でも使えるので退院後も使用したいと来店。

A（回答）

　その器具は，「パルスオキシメーター」であると思われます。指を入れるタイプ，指をはさんで測定するタイプの2つのタイプがあります。実際は血中の酸素濃度ではなく，動脈血中のヘモグロビンにどの程度酸素が結合しているか（酸素飽和度）を，経皮的に測定する医療機器です。機器から出ているのは赤色光と赤外光であり，人体への害はありません。各種医療機器メーカーから発売されています。

> 【参考】経皮的酸素飽和度（SpO_2）
>
> 　血液中の酸素量を測定するものに動脈血酸素分圧（PaO_2）がありますが，精度が高い反面，場合によっては動脈からの連続採血が必要となり，患者に大きな負担を掛けることになります。一方，パルオキシメーターによる経皮的酸素飽和度（SpO_2）測定法では，連続的にかつ身体に負担をかけずに測定できるので，現在医療現場で広く用いられています。ただし，心拍量低下時や血管収縮薬投与時に皮膚の血流低下が起こると，SpO_2の正確性は低下します。
>
> 　SpO_2の値が低いということは，ヘモグロビンと酸素が解離してしまい，全身に酸素が送られにくくなっていることを示します。測定原理は，「ヘモグロビンが酸素と結びつくと，赤色光の吸収が減る一方，赤外光の吸収が増える」という性質を利用したものです。実際には，発光部から出た赤色光と赤外光が，どの程度透過したかを反対側にある受光部で検出し，酸化型と還元型ヘモグロビンの比率を算出しています。指先で測定するのは，光の透過性が高い為です。一般的に，「97％以上が正常，96〜95％以下が酸素補給が必要，90％以下が呼吸不全の基準値」とされています。
>
> 《パルスオキシメーター使用上の注意点》
> 　①受光部に，外部からの光があまり入らないようにすること。
> 　②マネキュアや指の汚れは，誤測定の原因になるので注意すること。
> 　③血液循環が悪いと動脈の脈波が捕らえられないため，指を暖めてか

医薬品に関する質問

ら測定すること。それでも測定できない場合は，指を変えること。

参考文献等▽病気と薬の説明ガイド 2006，2006，南山堂▽わかりやすい内科学，1999，文光堂▽宇治徳州会病院 ME 室発行，FROM．ME 第 7 号，2007 ▽金谷庄蔵他，J. Health. Sci, vol. 19，1997

Q106 の 3　尿中尿酸値を測定する試験紙はあるか？

A（回答）

　尿中尿酸値を測定する試験紙は，販売されておりません。通常，尿酸値といえば，血清尿酸値を指します。痛風発症に直接関係するのは，血清尿酸値です。尿中排泄尿酸量を調べる場合は，一日分の尿を貯め，その重さを測定した後，その一部を病院に持ち込み測定します。ただしこの検査は，痛風や高尿酸血症と診断された後，その原因を推定し治療方針を決める際に行われます。

　もし日頃から，痛風や高尿酸血症に関連する何らかの検査を自己で行いたいというのであれば，尿の pH か潜血の混入を調べる方法があります。潜血が検出されれば，既に尿路結石が生じている可能性，あるいは腎臓機能に障害があり，尿酸の排出機能が低下している可能性があります。尿の酸性度が強い状態が続けば，痛風や尿路結石の危険信号になります。尿の pH の判断目安は，6 未満が要注意域で 5.5 未満が尿酸排泄促進薬の必要域である一方，弱酸性の 6.5 前後（6.2〜6.8）が最も理想的な値となります。完全にアルカリ側になりますと，カルシウム結晶が析出しやすくなりますので，この場合も注意が必要です。物質（老廃物）によって溶けやすい pH が違いますので，常に 6.5 付近である必要は無く，排尿毎にある程度 pH の幅があることも重要です。

【参考】尿検査紙

　尿検査紙は，各メーカーから販売されています。通常，定性試験に用いられています。定性試験はある成分が含まれているか否か，あるいは一定以上含まれているかを調べる試験で，その成分の量を調べる試験は定量試験と言います。

　尿検査紙での測定項目には pH，比重，尿糖，尿タンパク，潜血，ケトン体，クレアチニン，ビリルビン，ウロビリノーゲン，白血球，アスコルビン酸（ビタミン C），亜硝酸塩，食塩濃度があります。

⇒（Ⅰ）Q250 痛風によい食品は？

参考文献等▽北村唯一，きょうの健康 2005 年 7 月 25 日放送，NHK デジタル教育▽わかりや

すい内科学，1999，文光堂▽臨床検査総論第三版，2003，医学書院▽細谷龍男，痛風・高尿酸血症，2007，法研▽小田原雅人，新版痛風，2007，主婦の友社▽堀三郎，尿酸値が高いと言われたら，2005，双葉社▽山中寿，尿酸値を下げたいあなたへ，2008，保健同人社

Q106の4　尿中の白血球数と混濁尿の意味は？

A（回答）

　白血球数は，400倍（強拡大：HPFと表します）の顕微鏡観察下で20から30視野を観察・計数し，その平均値が4個／HPF以下であれば正常と見なされます。増加が認められた場合は，腎盂腎炎や腎結核，膀胱炎，尿道炎など，腎尿路感染症が疑われます。一方，ネフローゼ症候群や糸球体腎炎では，著しい増加を示さない例が多いです。

　また，尿の混濁についてですが，正常の透明な尿であっても，時間が経てば塩類の析出や細菌の増殖などによって混濁してきます。病的な理由の混濁の場合，赤血球や膿（主に白血球の死骸），細菌などが尿中に混在しているためと考えられます。尿検査で異常が指摘されていなければ，問題ないでしょう。

【参考】混濁尿の鑑別方法
- 加温→透明になれば尿酸塩が析出していた。
- 10% NaOHを滴下→透明になれば尿酸塩，尿酸結晶が析出していた。
- 3%酢酸を滴下→透明になればリン酸塩が析出していた。気泡を出して透明になれば炭酸塩が析出していた。
- アルコール・エーテル混合液滴下→透明になれば脂肪，乳び尿。
- ろ過→透明になれば赤血球や細胞，塩類の結晶が析出していた。変化なしのときは細菌が原因。
- 尿沈査を顕微鏡で観察→細菌や真菌，結晶について確認可能。

参考文献等▽臨床検査総論第3版，2003，医学書院▽竹川広三，中高年のための"本当に正しい"検査値の読み方，2005，主婦と生活社

Q106の5　血液検査でのBNPとは？

　64才，女性。血液検査の結果にBNPの項目があり，数値は59.4↑であった。心臓の機能を検査するものだとの説明は受けたが，特に再検査や治療の説明はなかった。高値のようで心配なので，基準値と判定できる疾患名を教えてほしい。心電図の結果は「異常なし」とのこと。

A（回答）

　BNP（Brain Natriuretic Peptide）とは，脳性ナトリウム利尿ペプチドのことです。主として心臓（心室）から分泌され，心機能の低下に依存して血中濃度が増加します。このため，うっ血性心不全や急性心筋梗塞などの心疾患の予測に，心電図の結果と共に用いられています。その他，本態性高血圧症，腎不全，急性肺障害などの場合も，上昇することがあります。

　BNPの基準値は20pg/mL程度ですので，基準値の"約3倍"と言われたら驚かれるかもしれません。しかしBNPに関しては，80pg/mL位までは心機能に障害があったとしても，軽度の範囲内との見方が多いようです。中には，100pg/mLを超えた場合にのみ要精密検査としている医療機関や，200pg/mL位になってから治療を開始する例もあります。本来検出されないものが検出されたり，基準値から少しでも外れれば直ぐに精密検査が必要なものから，BNPのようにある程度の観察幅があるものまで，検査項目によって測定値の持つ意味は異なります。さらに基準値とは，20～60歳までの健康な人の平均を示すもので，年齢別の変化は考慮されていません。BNPは健康な方でも加齢により上昇するものですので，64才というご年齢からすると，それ程高い値ではないとも思われます。

　今回，心電図の結果に異常は無かったとのことですので，直ちに治療に取り掛かる必要はないと医師が判断されたことが考えられます。

【参考】BNP CLEIA法
　CLEIA法とは，BNPを測定する際の方法の事です。目的物質の量を，化学発光を利用し高感度に測定する方法です。化学発光酵素免疫測定法の略称です。

参考文献等▽臨床検査ディクショナリー，1998，メディカ出版▽竹川広三，中高年のための"本当に正しい"検査値の読み方，2005，主婦と生活社▽札幌厚生病院循環器科発表資料，心不全の病態・診断・治療▽東京逓信病院健康管理センター人間ドックBNP検査申込書

Q（質問）107　コンタクトレンズ

Q107の1　コンタクトを外す道具とは？

A（回答）

　メニコンの「SPスポイト」という商品があります。吸盤の原理で，レンズを目から外すものです。酸素透過性ハードコンタクトレンズ用で，その他のレンズには使用できません。眼科医の指示に従って，使用してください。

　　　参考文献等▽メニコン添付文書

Q107の2　使い捨てコンタクトのケア用品は？

A（回答）

　「すべてのソフトコンタクトレンズに使用できます」の表示がある製品であれば，可能です。ただし，2週間使い捨てタイプ，あるいは1週間使い捨てタイプで，洗浄・消毒可能なものだけに限ります。1デー（day）タイプ，1週間連続装着タイプのものは，再使用せず必ず廃棄してください。これらのものは，洗浄・消毒操作により容易に変質・変形し目に障害を起こします。

　　　参考文献等▽ボシュロム・ジャパン，メニコン，各社お客様相談室▽植田喜一，コンタクトレンズの正しい使い方，2002，メディカル葵出版

Q107の3　1デーコンタクト装用時の目薬は？

A（回答）

　1データイプのコンタクトレンズは，1日で廃棄するので，どんな目薬でも使用可能と思われがちですが，使用期間が短いレンズほど，変質・変形に対する耐久性が低い材質で造られています。一方，目薬の成分には，短時間でレンズを変質・変形をさせるものもあるため，「どのタイプのコンタクトレンズをつけたままでも点眼できます」といった趣旨の表記があるもの以外は，使用しないでください。

　　　⇒（Ⅰ）Q35 コンタクトレンズをしたままで目薬をさしてもOK？

　　　参考文献等▽ボシュロム・ジャパン，ロート製薬，各社お客様相談室▽植田喜一，コンタクトレンズの正しい使い方，2002，メディカル葵出版

Q（質問）108　消毒剤

Q108の1　ノロウイルス付着衣類の洗濯は？

A（回答）

　ノロウイルスには，一般的な消毒薬であるアルコールや塩化ベンザルコニウムではほとんど効果がなく，熱湯消毒や次亜塩素酸ナトリウムが有効です。ウイルスの付着した衣類等は，直接皮膚に触れたり，飛沫を吸い込んだりしないように使い捨ての手袋，マスク，エプロン等で防護してから処理して下さい。

　衣類に付着した汚物を十分に落とし，85℃で1分（80℃ 10分）以上熱水につけるか0.5％次亜塩素酸ナトリウム（漂白作用があるので色物は注意する）に5～10分浸してから，流水で十分すすぎます。高温の乾燥機などを使うとさらに殺菌効果は上がります。布団などすぐに洗濯できないものの場合はよく乾燥させ，スチームアイロンや布団乾燥機を使うと効果的です。

　なお，次亜塩素酸ナトリウムの濃度は目的によって使い分け，嘔吐物質などによる汚染部分の消毒には0.5％程度，汚染物除去後の施設内の環境（ドアノブ，手すり等）の消毒は0.05％程度のものを用います。市販されている漂白剤の中には次亜塩素酸ナトリウムが含まれているものがあるので，それらを希釈して使用するといいでしょう。気をつける事として，希釈後時間が経過した消毒薬は逆に感染の原因となるので，使用するごとに作り直すようにして下さい。また，次亜塩素酸ナトリウムは金属を腐食させるので，金属部分の消毒後は，必ず水拭きして下さい。

　また，ウイルスに汚染された場所は，大きく窓を開けるなどして，室内に新鮮な空気を入れて換気を行います。

【参考】一般的な次亜塩素酸ナトリウム製品の濃度と希釈方法

次の表に示す量を，全量1リットルになるように水と希釈して下さい。

製品名	製品濃度	0.05％消毒液	0.5％消毒液
ミルトン ピュリファン	1％	50mL	500mL
キッチンハイター ブリーチ	5％	10mL	100mL
テキサラント ピューラックス	6％	10mL	100mL
ハイポライト	10％	5mL	50mL

参考文献等▽東京都福祉保健局編，ノロウイルス対応標準マニュアルダイジェスト版▽秋田県健康福祉部・生活環境文化部編，施設等におけるノロウイルス感染対策Q&A第2版▽厚生労働省編，ノロウイルスQ&A，平成18年12月

Q108の2　消毒剤の強さとは？

A（回答）

　消毒剤の強さとは，殺菌できる微生物種の多さを比較して言うことが多いです。一般的に用いられる消毒剤の中で最も強力なのは，グルタラール（商品名：ステリハイドなど）と次亜塩素酸ナトリウム（商品名：ミルトンなど）で，時間をかければすべての微生物を殺滅できます。しかしこの2つは，強力な分，毒性も強いので，人体には使用できません。

　また，オキシドール（オキシフルなど）も時間をかけて行えば，芽胞を含む微生物に対して効力を発揮します。次に効力が強いのは，ポビドンヨード（商品名：イソジンなど）や消毒用エタノールです。エタノールとほぼ同様の効力を持つのがイソプロピルアルコールですが，一部のウイルスに対する効果が劣ります。両性イオン界面活性剤（商品名：テゴー51など）がその次にあたり，器具や床，手指の消毒に広く用いられています。塩化ベンザルコニウム（オスバンなど）は，対象となる微生物は少ないのですが，人体への毒性が低く，最も汎用されているものの1つです。

⇒（Ⅰ）Q17消毒剤

参考文献等▽今日の治療薬2008，南江堂▽神谷晃，尾家重治監修，消毒剤の選び方と使用上の留意点改訂第2版，じほう

Q108の3　ヒビテンの薄め方は？

　ヒビテン（グルコン酸クロルヘキシジン）5％を0.5％に薄めるには，何で希釈すればよいか。

A（回答）

　粘膜や損傷皮膚の消毒には，0.5％に希釈されたヒビテンを使用します。希釈には，滅菌精製水を使用するのが一般的ですが，エタノールで希釈する場合もあります。ただし，エタノール溶液は，刺激性があるので注意してください。グルコン酸クロルヘキシジンは希釈しても安定していますが，耐性菌を生じやすく，それらが溶液中で繁殖する可能性もありますので，1回で使い切るように量を調整してください。

Q108の4　消毒用エタノールIPのIPとは？

A（回答）

　消毒用エタノールは，アルコールとしての飲用が可能であるため，ビールやウイスキーなどの酒類に準じた酒税が課されています。一方"IP"と表示されたものは，消毒用エタノールと同じ濃度のエタノールが含まれていますが，イソプロパノールが添加されているため飲用できません。よって酒類に該当せず，酒税もかからず安価で，消毒用エタノールの代替品として利用できます。なお，消毒用エタノールIPに含まれるイソプロパノールは3.7vol％と少量ですので，消毒効果を高める狙いはありません。

⇒（Ⅰ）Q17-2 消毒剤の値段と効果の関係は？

Q108の5　血液が付着した器具の消毒法は？

　美容室の開設にあたって，カミソリやハサミ等の消毒設備が必要。消毒方法と消毒用の液剤を教えてほしい。サテニジン液（健栄製薬）による消毒だけでは不可なのはなぜか。

A（回答）

　美容室を開設するにあたっての許可基準は，各都道府県の条例で定められていますが，器具の消毒に関しては，いずれの都道府県も共通の基準を設けているようです。その共通の基準を要約すると，「皮膚に接する器具のうち，カミソリなど血液が付着しているもの又はその可能性のあるものの消毒は，器具を十分に洗浄した後，2分以上煮沸消毒するか，消毒用エタノール又は0.1％以上の次亜塩素酸ナトリウム溶液に十分間以上浸す方法のいずれかを，1人ごとに行うこと」ということになります。

　一方，血液の付着していない器具等の消毒は，器具を十分に洗浄した後，「血液が付着した場合」の方法もしくは，①紫外線消毒で20分以上照射する方法，②エタノール水溶液を含ませた綿もしくはガーゼで器具表面をふき取る方法，③0.01～0.1％次亜塩素酸ナトリウム液，0.1～0.2％逆性石けん液，0.05％グルコン酸クロロヘキシジン液，0.1～0.2％両面界面活性剤液のいずれかに，10分間以上浸す方法があります。

【参考】両面界面活性剤
　殺菌効果（陽イオン）と洗浄効果（陰イオン）を有し，両性石けんとも

呼ばれます。弱アルカリ性で，最大の殺菌力を示します。金属・リネン類などに対し腐食性が弱いため，美容室で使用する器具の殺菌・洗浄に向いていますが，血液などの有機物の存在下での殺菌力の低下や抵抗菌が存在するため，「血液などの付着した場合」には不十分といえます。また，強い脱脂作用があるため，手荒れへの注意が必要です。よく使われているのが，洗浄作用を併せ持つ，塩酸アルキルポリアミノエチルグリシン製剤（サテニジンなど）です。

参考文献等▽神谷晃，尾家重治監修，消毒薬マニュアル，健栄製薬▽高久史麿，矢崎善雄，治療薬マニュアル，2006，医学書院▽東京都福祉保健局ホームページ，美容室の開設に関する基準等について

Q（質問）109

マグネシウム系便秘薬の相互作用は？

3Aマグネシア（フジックス株式会社）を時々服用。併用してはいけない薬について知っておきたい。

A（回答）

マグネシウムを含む製剤（制酸剤や便秘薬）は，消化管内で併用薬剤と金属キレートを作り薬の吸収を阻害したり，胃内のpHを上昇させて併用薬剤の吸収・排泄に影響を与える可能性があります。したがって，マグネシウムを含む便秘薬（マグネシウム系便秘薬）は，特に，次の薬剤との併用に注意する必要があります。

心不全治療薬のジギタリス製剤，貧血治療薬の鉄剤，骨粗鬆症治療薬のビスホスホネート，テトラサイクリン系抗生物質，ニューキノロン系抗菌剤などと，キレートと呼ばれる複合体を形成し，それら薬物の吸収を阻害して作用を減弱します。

また，ビタミンD_3製剤との併用で，マグネシウムの消化管吸収および腎尿細管からの再吸収が促進され，脱力感，低血圧，呼吸障害を伴う高マグネシウム血症となる恐れがあります。

以上の相互作用は，両者を一緒に服用するのではなく，服用する間隔をあけることで回避できる場合があります。そのことも踏まえて，就寝前に3Aマグネシアを服用するのが一番良いと思いますが，併用される場合は主治医に相談

してください。

> **【参考】ミルク・アルカリシンドローム**
> 　体液がアルカリに傾く事により，尿細管でのカルシウム再吸収が増大する恐れがあります。特にカルシウム製剤やミルクとの併用で，「ミルク・アルカリシンドローム」と呼ばれる高カルシウム血症や高窒素血症，および筋肉のひきつり，けいれん，意識障害を伴うアルカローシスの症状が生じることがあります。心臓病，腎臓病，高マグネシウム血症の病歴がある人は注意が必要です。

参考文献等▽中島恵美編，くすりのトータルサポート，2006，薬事日報社▽高久史麿，矢崎善雄，治療薬マニュアル，2006，医学書院

Q（質問）110

ワルファリン服用中の納豆菌入り整腸薬は？

ワルファリン服用中は納豆の摂取は控えるように指示されていたが，納豆菌なら問題ないか。

A（回答）

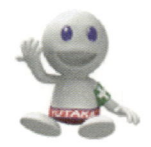

　ワルファリンは，ビタミンK依存性の血液凝固因子の合成を抑えることにより，抗凝血作用を示します。納豆を控えるように指示されたのは，納豆菌の働きにより生産されたビタミンKが，納豆中に多量に含まれるためです。腸内で増殖した納豆菌も，ワルファリンの作用に影響を及ぼす量のビタミンKを生産する可能性がありますので，服用は控えるようにしてください。

> **【参考】納豆菌を含む整腸薬**
> 　市販されている納豆菌入りの整腸薬には，「ザ・ガードコーワ（興和），パンシロンN10（ロート製薬）」があります。それぞれの製品の納豆菌の腸までの到達率，生存率，活性が一様でないために単純な比較は難しいのですが，ザ・ガードコーワでは一日当たりの納豆菌末服用量が30mgなのに対し，パンシロンN10では180mgと医療用医薬品と同量になっているため，特に注意が必要と思われます。

⇒（Ⅰ）Q51 ワルファリン服用時に注意する OTC 薬は？　Q52 ワルファリンと肝油の相互作用は？

参考文献等▽興和，ロート製薬，メルク，共和薬品，東亜薬品工業，各社添付文書情報

Q（質問）111

高血糖治療中の風邪薬の服用は？

A（回答）

　糖尿病の治療中であれば，必ず主治医に相談してください。多くの風邪薬に含まれるエフェドリンは，交感神経刺激作用により血糖値を上昇させる事があるため注意が必要だからです。また糖尿病患者の方は，高血圧，高脂血症など複数の冠動脈疾患の危険因子を持っていることが多く，風邪薬には血管収縮作用のある成分がいくつか含まれることがあるため，特に注意が必要です。

　また，風邪を引いて体力が消耗した場合によく利用される栄養ドリンクも，糖分が多く含まれている場合がありますので，薬剤師に御相談ください。

参考文献等▽竹田亮祐，増永高晴，63, Clinician, 1999, No. 485 ▽堀美智子監修，エス・アイ・シー編，よく効く市販薬の選び方使い方辞典，P565-566, 2002, 文溪堂

Q（質問）112

前立腺肥大症の治療中に服用できる風邪薬は？

　風邪薬の添付文書には，「排尿困難」の人は服用前に医師又は薬剤師相談してくださいと書いてあるので。

A（回答）

　多くの風邪薬，および鼻炎薬，咳止めには，抗コリン作用薬が含まれており，前立腺肥大症の症状を悪化させる可能性があるため，使用上の注意には，「排尿困難」の人への注意勧告がされています。

　抗コリン作用薬が入っていない風邪薬には，漢方薬と「パブロン50」があります。「パブロン50」には，抗コリン作用薬は配合されていないので，添付文書には「排尿困難」という注意事項の記載はありません。しかし，基本的

には，疾患治療中の場合，主治医と相談していただく方がいいでしょう。

> 【参考】抗コリン作用のある市販薬配合成分の例
> クロルフェニラミン，ジフェンヒドラミン，メキタジン，ジプロフィリン，ブチルスコポラミン，ロートエキス

参考文献等▽高久史麿，矢崎善雄，治療薬マニュアル，2006，医学書院▽大正製薬，製品添付文書

Q（質問）113

高血圧患者に甘草の入った薬はよくない？

A（回答）

甘草は血圧を上昇させる作用がありますので，服用を控えて下さい。腎臓には，体内の余分な塩分を排泄する働きと，必要に応じて塩分を再吸収する働きがあり，それらは副腎皮質ホルモンの作用によって調節されています。甘草に含まれるグリチルリチン酸は，副腎皮質ホルモン量の調節を妨げ，腎臓における塩分の再吸収量を増加し，血圧を上昇させるのです。

漢方薬には，甘草が配合されているものが多いので，高血圧症の方は，注意が必要です。治療薬服用中は，主治医の指示以外の薬の服用は控え，必要な場合は，主治医に御相談下さい。

> 【参考】グリチルリチン酸の薬理作用
> グリチルリチン酸は，コルチゾールよりコルチゾンへの代謝を担う11β-HSD（水酸化ステロイド脱水素酵素）を阻害し，コルチゾールの半減期を長くします。コルチゾールはアルドステロン受容体に親和性を持ち，ナトリウムおよび水を保留させカリウム排泄を促進し，偽アルドステロン症を誘発します。

参考文献等▽猿田亨男，高血圧治療ガイドライン2004，ライフサイエンス出版▽木下優子，矢久保修嗣，女性外来のための漢方処方ガイド，2005，じほう

Q（質問）114

高血圧症の治療中でも服用できる咳止めは？

高血圧の治療薬を最近服用し始めた。咳が出て困るので，新ブロン液エース（エスエス製薬）を飲みたいが問題ないか。

A（回答）

OTC医薬品の咳止め薬には，コデイン，エフェドリン，そして抗コリン作用薬など血圧に影響を与える成分が含まれているものが多いため，高血圧症の方は注意が必要です。「新ブロン液エース」には該当する成分が含まれていますので，服用は控えるようにしてください。

参考までに申しますと，「コンタックせき止めST」には，コデイン，エフェドリン，抗コリン作用薬類が含まれておらず，注意事項にも高血圧に関する記載がされていませんので，服用可能な候補の1つであると思われます。その他，痰がからんで出てくる咳にお困りでしたら，痰を取り除く（去痰成分）成分のみから成る「クールワン去たんソフトカプセル」や「ストナ去たんカプセル」であれば，血圧への影響がほとんど無いと思われます。

なお，高血圧治療薬の1種であるACE阻害薬は，副作用として咳を引き起こすことがあります。もしこの種類の薬を病院から処方され服用しているのでしたら，まずは処方医に相談することをおすすめします。

【参考】各種咳止め薬の成分

新ブロン液エース成分：ジヒドロコデインリン酸塩，グアイフェネシン，クロルフェニラミンマレイン酸塩，無水カフェイン

ストナ去たんカプセル：塩酸ブロムヘキシン，L－カルボシステイン

コンタックせき止めST：臭化水素酸デキストロメトルファン，ジプロフィリン，塩化リゾチーム

参考文献等▽高久史麿，矢崎善雄，治療薬マニュアル2006，医学書院▽エスエス製薬，佐藤製薬，グラクソ・スミスクライン，各社社内資料

Q（質問）115

乳幼児に浣腸してもいいか？

A（回答）

　連用をしなければ，使用可能です。1歳未満であれば1回5g，1歳以上は1回10gとなっています。便秘の症状が軽い場合は，グリセリンかオリーブオイルをつけた綿棒で刺激する，お腹を時計回りにマッサージする，水分を多めに与える，マルツエキスを与えるなどの方法でも改善することがあります。

⇒（Ⅰ）Q158 何日くらい便がでないと便秘というのか？　Q159 離乳食をはじめたら便秘がちになったが？

参考文献等▽イチジク製薬株式会社社内資料▽医療的ケアハンドブック，2003，大月書店

Q（質問）116

赤ちゃんの股ずれに塗る薬は？

A（回答）

　皮膚を乾かすのが予防の上でも治療の上でも重要ですが，亜鉛華軟膏を塗布して，じめじめした皮膚を乾燥させるのも1つの方法です。汗で角質層がふやけているところに摩擦で皮膚がむけてしまうと，細菌感染をしやすくなります。赤くひどく皮膚がむけ，じめじめしている場合は，抗生物質の外用が適切となります。ただし，真菌の一種であるカンジダ菌が感染している場合もあり，その判断は難しく対応する薬も違いますので，症状が悪化する前に，診察を受けることをお勧めいたします。

　近年では，紙おむつが普及していますが，漏れ止めストッパーと呼ばれる伸縮性部位に，赤い斑点やあせものできることが多くなっています。これを防ぐためには，おむつをこまめに替え，その都度丁寧に清拭するようにして下さい。皮膚保護の目的で，白色ワセリンを塗布しておくのも良いでしょう。

> **【参考】股ずれ（紅色陰癬；こうしょくいんせん）**
> 　体の屈曲面の皮膚が汗でふやけ，皮膚面同士の摩擦などにより赤くなり，角層が剥がれた状態を指す。角層の剥がれた部位には，コリネバクテリウ

ム属・グラム陰性桿菌の感染が見られることが多い。さらに乳児では，腸管内に寄生しているカンジダ菌が，特に下痢後，股の皮膚に感染することがある。成人では，皮膚面同士が接触しやすい太った人や，糖尿病患者に多く見られる。

参考文献等▽溝口昌子他，皮膚の事典，2008，朝倉書店▽堀原一他，新家庭の医学，時事通信社▽北村啓次郎，糖尿病と皮膚病変 No. 441 (28)，1995，CLINICIAN

Q（質問）117　妊婦，授乳婦と薬

Q117の1　妊婦でも飲める風邪薬は？

A（回答）

妊娠中は，主治医の指示の下で治療するのが原則です。それが出来ない場合は，内服薬は避け，補助的治療を主としてください。のどの痛みなら，成分を確認した上でですが，トローチの他，うがい薬，のどスプレーなどで対応可能です。この場合，ポピドンヨードなどヨウ素が配合されたものは避け，アズレン配合のものを選択してください。鼻づまりや咳には，かぜハップなどをおすすめしますが，妊娠中は普段の時と違って過敏になっている恐れもありますので，様子を見ながらお使いください。また，自然治癒力をあげるために，栄養ドリンクまたは栄養剤は使用してもいいでしょう。

また漢方薬の葛根湯や麦門冬湯，五虎湯は，医師から処方されることもありますが，どの処方も，妊婦には慎重投与となっていますので，市販品を購入して服用しようとするときも，医師の指示に従って服用してください。

Q117の2　貼り薬なら妊娠中でも大丈夫？

A（回答）

外用の消炎鎮痛剤では，フェルビナク製剤は禁忌です。またインドメタシン製剤の外用は，禁忌ではありませんが，安全性が確立しておらず，長期に使用されることは避けるようにと注意があります。それ以外（サリチル酸メチルやオウバク末製剤など）については慎重投与です。主治医に問い合わせていただくことが必要です。

また，妊娠中は，ホルモンバランスの変化などにより皮膚が過敏になり，妊娠性掻痒が起きやすいため，常に皮膚の状態を観察して，かぶれをおこさないようにしてください。

> 【参考】妊娠性掻痒
> 　妊娠によるホルモンの影響で皮膚が変化したり，子宮が胆嚢を圧迫し胆汁酸の分泌を悪くしたり，肝臓に負担がかかることから起こります。シャワーをまめに浴びて，下着も刺激の少ないものに変えるなどして予防してください。また，痒みが起こった時には，保湿クリームやベビーローションなどを塗ると，痒みが和らぐようです。
> 　痒みが強い場合は，早めに主治医に相談し，塗り薬を処方してもらいます。

Q117の3　授乳中に薬を服用するときの注意点は？

A（回答）

　授乳中に服用した薬は，血液にのって全身に運ばれます。薬の中には，乳腺に取り込まれ，乳汁に移行するものがあります。そのため，母親が服用した薬が，母乳を通じて乳児に影響を及ぼす可能性があります。乳児は，まだ薬を分解する代謝機能が十分に発達していないため，移行した量が微量でも中毒になる危険性があります。

　OTC医薬品の中には，乳汁に移行する，または移行する可能性がある成分が含まれていることがあります。授乳中の場合，必ず医師または薬剤師に相談してから薬を服用するようにしましょう。

【参考】乳汁に移行する主な成分

成分名	含まれている薬剤
ブロムワレリル尿素	催眠鎮静薬，解熱鎮痛薬，乗り物酔い予防薬
アスピリン	解熱鎮痛薬
アセトアミノフェン	解熱鎮痛薬，総合感冒薬
カフェイン	総合感冒薬，解熱鎮痛薬，眠気防止薬，ドリンク剤
テオフィリン	鎮咳去痰薬，総合感冒薬，乗り物酔い予防薬
センナ	便秘薬
ロートエキス	鼻炎薬，総合胃腸薬

参考文献等▽各社製薬会社添付文書，社内資料▽堀美智子監修，よく効く市販薬の選び方使い方事典，2004，文溪堂▽飯島正文，妊娠と皮膚病変 No. 441，1995，CLINICIAN ▽山崎太，安田忠司，妊婦・授乳婦とくすり，2005，ヴァンメディカル▽菅原和信，豊口禎子，薬剤の母乳への移行，1997，南山堂▽佐藤孝道，加野弘道，実践妊婦と薬，1992，じほう

Q（質問）118

ピジョンのベビー用外用剤の色による違いは？

ピジョンのベビー用外用剤は青，緑，ピンクのパッケージのものがあるが，どんな違いがあるのか。

A（回答）

青色のパッケージの「カユネード」は，痒み止め成分（ジフェンヒドラミン）や消炎剤（グリチルレチン酸）などを配合した，主に虫刺されによるかゆみに対応した製品です。乳化作用を呈する基剤が使用されたクリームに近いタイプ（O/W 型乳剤親水軟膏）であり，パッケージに表示されているような「ベタつかず，しみずに炎症・かゆみを鎮める」効果があります。

緑色のパッケージ「アセナトール」は「あせも・しっしん」の適応，ピンク色のパッケージの「オムーニ」は「おむつかぶれ・ただれ」の適応です。有効成分はどちらも一緒で，傷口の修復を促し保護する作用のある酸化亜鉛です。両者の違いは基剤のみとなります。アセナトールは水溶性型吸水性の軟膏であり，「汗を吸収，患部をサラサラにし炎症を抑える」効果があります。オムーニは油性軟膏であり，「患部を保護し，炎症をおさえる」効果の高いのが特徴です。

参考文献等▽ピジョン社内資料，お客様相談室

Q（質問）119

センナ，ダイオウ，アロエに子宮収縮作用あり？

妊娠中。便秘がちなので，便秘薬を飲みたいが，ハーブや漢方の便秘薬なら妊娠中でも安心か。

A（回答）

　妊娠中は，ホルモンの影響や子宮が大きくなるため，便秘がちになります。妊娠中は，どのような医薬品でも胎児に影響がないとは言い切れないので，飲む前に必ず主治医と相談してください。

　ハーブ，漢方薬に含まれるセンナ，ダイオウには，センノシドA，Bという有効成分がありますが，これが妊娠時における子宮収縮刺激を持つという報告があります。服用した場合，子宮収縮を誘発して，流早産の危険性があります。また，アロエの場合は，バルバロイン（アロイン）という成分が，胆汁によりアロエエモジンとなると，直接子宮収縮を促進するため，多量に服用すると流産の危険があります。その他，腹部の疝痛，骨盤内臓器の充血を起こしますので，妊娠時だけでなく，生理中の服用にも注意が必要です。

　参考文献等▽日本薬局方▽米田該典監修，鈴木洋著，漢方のくすりの事典－生薬・ハーブ・民間薬－，1994，医歯薬出版▽愛知県薬剤師会資料

Q（質問）120

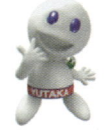

パーコール法とは？

男女を産み分けることができる方法と聞いたが。

A（回答）

　現在認可されている方法で，男女を産み分ける完全な方法はありませんが，唯一，女の子が生まれる確率が高くなる方法として，「パーコール法」が一部の産婦人科で行われています。パーコール法は，精子をパーコール液に入れて，女性を決定付けるX染色体と男性を決定付けるY染色体を，そのわずかな大きさの違いから遠心分離し，女子を生み分けしようとする方法です。しかし，実施機関によって方法が統一されておらず，産み分けの精度もまちまちです。本来この方法は，良好な精子を回収して不妊治療にあたる目的や，特殊なウイルス保持者の精液からウイルスを除き遺伝子欠陥の治療にあたる目的で実施されるものです。人工授精の一種であり，自由診療となります。

　日本産婦人科学会は，倫理面や安全面の理由から，一時期パーコール法を禁止していましたが，平成18年，「男女の選別をできる科学的根拠がない」とする一方で，同時に「安全性が確認され，男女産み分けが完全なものではない

ため，倫理的な問題は生じない」との見解を示したため，この方法の実施は，事実上黙認ということになっています。

本来，受精に至るまでの過程は厳しいものです。これは，より健康な精子を選別し，健康な卵子との組み合わせで，より良い遺伝情報を子孫に残す事に役立っています。この間に人工的な手法が加えられ生まれた子供は，将来受精能に問題がある確率が，正常な受精を経て生まれた子供よりも高くなると考えられます。ご希望の性別の子が生まれてくる確率は，考え方によっては50％もあります。自然な形で受精し，出産されるのが一番良いと思います。

生み分け法としては他に，男の子になる精子は酸性に弱く，女の子になる精子はアルカリ性に弱いという説があることから，酸性またはアルカリ性のゼリーを膣内に挿入する方法や，リン酸カルシウム錠を長期服用する方法を実施している産婦人科医院もあります。しかし，これらの有効性を示す根拠は，現時点で示されておりません。

⇒（Ⅰ）Q57 男の子と女の子を産み分ける薬はあるか？

参考文献等▽毛利秀雄，精子の話，2004，岩波書店▽共同通信ニュース，平成18年4月22日

Q（質問）121

妊娠検査薬の仕組みは？

なぜ妊娠が判るのか。使うタイミングとその正確さはどうか。

A（回答）

女性が妊娠すると，ヒト絨毛性性腺刺激ホルモン（human Chorionic Gonadotropin：hCG）が胎盤で作られ始めます。このhCGは，生理予定日頃から尿中に出てきます。通常妊娠していなければ，hCGは尿中に出てきません。このhCGの尿中量を測定し，妊娠しているかどうかを判定するのが，薬局，ドラッグストアで一般用検査薬として販売されている「妊娠検査薬」です。

この妊娠検査薬は，排卵から3週間ほど経過した，hCGが少し高くなった頃に使うものです。基礎体温を測定していない方は，生理予定日から一週間ほど経過した時点と考えてください。現在市販されている妊娠検査薬は精度が高いのですが，この結果だけで必ず妊娠したといえるわけではありませんので，早めに産婦人科に行ってください。

なお，結果が陰性の場合は，十分にhCG値が上がっていなかったことが考

えられます。何日か経っても生理が始まらないようであれば，再度，検査してください。

> **【参考】ヒト絨毛性性腺刺激ホルモン**
> このホルモンは，妊娠3ヵ月頃をピークとし，出産するまで出続けます。例外として，hCG生産性の腫瘍などにより陽性反応を示したり，子宮外妊娠の場合は，陰性を示します。

参考文献等▽ロート製薬，アラクス，製品添付文書▽ロート製薬，お客様相談室

Q（質問）122

妊娠中の高血糖は当たり前？

A（回答）

　ブドウ糖は，妊婦の体のエネルギー源であると共に，胎児の体が形成される時に使われる大切な栄養成分です。したがって，妊娠中は母体の血糖値をある程度高い状態に保ち，十分なブドウ糖が胎児に届くようなしくみが働きます。これは，食料が十分でなかった時代には，とても有効な生理現象であったと思われます。しかしながら，この飽食の時代にあっては，必要以上に血糖値が上がってしまうことがしばしば生じ，近年，妊娠糖尿病の症例が増えています。

　血糖値の必要以上の上昇は，流産，早産，妊娠中毒症や羊水過多症などの各症状を引き起こす原因になります。また母体の血糖値が高いと，胎児も高血糖の状態となります。胎児に移行した糖は，脂肪や蛋白質として蓄えられるため，巨大児となる可能性が高まります。その他，奇形，高ビリルビン血症，多血症，低カルシウム血症，呼吸障害の可能性も高まります。

　妊娠糖尿病の治療法としては，胎児への薬物の影響が無いよう，インスリン投与が行われます。妊娠糖尿病になった妊婦の多くは，出産後血糖値が正常に戻りますが，10〜20年後に糖尿病を再発症することが多いようです。もし妊娠糖尿病の診断があれば，妊娠中だけではなく，出産後も医師の指示に従い，定期的に検査を受けてください。

> **【参考】妊娠糖尿病**
>
> 妊娠中に発症，あるいは初めて発見された耐糖能異常を妊娠糖尿病といい，もともとの糖尿病患者が妊娠することを「糖尿病合併妊娠」といいます。妊娠糖尿病は，高齢出産の場合に，発症頻度が高くなります。

参考文献等▽福井トシ子，糖尿病妊婦の周産期ケア 2005，メディカ出版

Q（質問）123

排卵日検査薬とは？

A（回答）

排卵日検査薬は，尿を用いて排卵日を予測する検査薬です。卵子は，排卵後24時間の生命しかないため，妊娠を考えている方にとって排卵日を知ることは，大変重要です。排卵日検査薬は，排卵そのものを検出するわけではなく，排卵直前に大量に分泌される黄体形成ホルモンの尿中濃度を検出するものであり，排卵を促す指令があったかどうかを判定する「医療用体外診断用医薬品」となります。排卵日検査薬は，次回の生理予定日の17日前から1日1回，5日間，あるいは7日間測定し，ホルモン分泌ピーク（つまり陰性から陽性）をみます。初めての方や生理周期が一定でない方は，7日分をお使い下さい。

> **【参考】基礎体温測定と排卵日検査薬**
>
> 排卵は，基礎体温を用いた方法では，低温相から高温相に変化した頃にあると推定されます。ただし，毎日測定していても，体温が高温相になってから排卵したことがやっと明らかになるため，前もって予測することは難しいです。一方，排卵日検査薬は，黄体形成ホルモンが分泌されてから，通常36時間以内に排卵が起こるので，約1日前に排卵日を予測することができます。特に生理の不規則な方で妊娠を希望される方は，排卵日検査薬で排卵を事前に予測し，基礎体温で排卵を確認されるといいでしょう。

参考文献等▽アラクス添付文書集▽ロート製薬社内資料▽放生勲，新妊娠レッスン，2007，主婦と生活社

Q（質問）124

精子を殺すゼリーとは？

A（回答）

　メンフェゴールという成分が配合されたゼリーのことです。ゼリーそのものは市販されておらず，それが塗布されたコンドームが販売されています。このコンドームは，装着すると体温によりゼリーが融解し，コンドームの内側全体に広がり，放出された精液と混じりあうことで精子の受精能力を喪失させます。

　その他，メンフェゴールを含む製品として，ネオサンループ錠（第3類医薬品，エーザイ）があります。避妊用膣薬で，膣用（女性）にのみ使用し，内服や塗布はできません。

　いずれにしても，避妊効果が100%ではありませんので，他の避妊法と併せて使用してください。

⇒（Ⅰ）Q25 ネオサンループ錠の副作用は？

参考文献等▽エーザイ添付文書

Q（質問）125

ノロウイルスとは？

A（回答）

　冬場の食中毒の主な原因で，手指や食品などを介して経口で感染し，嘔吐，下痢，発熱等の症状をおこします。比較的熱に強く，カキ，アサリ，シジミなどの二枚貝に蓄積されやすいため，対策として，カキなどを食べるときは生を極力避け，中心部まで85℃で一分以上加熱してから食べるようにします。感染しても健康な方は短期間で回復しますが，高齢者や乳幼児では脱水症状等により重症することがありますので，特に注意が必要です。

　ノロウイルスは非常に感染力が強く，症状が消えた後も一週間ほど（長いときは1ヵ月程度）患者の便や嘔吐物にウイルスが排出されるため，空気感染や飛沫感染に注意して下さい。また，ウイルスに接触した人の手を介しても感染するため，手洗いの慣行が感染拡大を防ぐ重要な手段となります。

> **【参考】手洗いの基本**
>
> 　ノロウイルスにはアルコールや逆性石けんなど一般的な消毒薬が効きませんが，石けんを使って十分にこすり洗いをして，水でよく洗い流すことで，ウイルスは大幅に減少します。
>
> 　感染の原因となるため，手洗い後のタオルは共用せず，ペーパータオルや個人用タオルを利用して下さい。

参考文献等▽東京都福祉保健局編，ノロウイルス対応標準マニュアルダイジェスト版▽秋田県健康福祉部・生活環境文化部編，施設等におけるノロウイルス感染対策Q&A第2版，平成17年3月改訂▽厚生労働省編，ノロウイルスQ&A，平成18年12月8日改訂

Q（質問）126

ラミシールの青色と桃色の違いは？

　水虫・たむし薬ラミシール（ノバルティス）には，ブルーのパッケージ・容器とピンクのパッケージ・容器のものがあるが，どこか違うのか。

A（回答）

　成分組成は，全く同じです。「健康管理に関する意識データ」によると，10～50歳女性は水虫であることを恥ずかしく思い，病院や薬局に行かないという人が12.8％いるそうです。「水虫は男性の病気」という意識があるのかも知れません。また，「もしかして水虫かもしれないが，できれば違っていてほしい。違うかもしれないのに，恥ずかしい思いをしてまで水虫薬など買う必要はない」という心理もあるのでしょう。女性は，水虫薬の購入時，周りの目が気になり躊躇してしまいがちです。桃色バージョンは，そのような水虫薬に対する抵抗感を和らげるための色づかいです。パッケージと容器にやさしい色づかいを採用し，あたかも「女性用」と見えるものになっています。

　他のOTC医薬品でも，同様の異色パッケージ商品が増えています。これらの多くがオリジナル品と同一内容成分ですが，一部成分が異なる製品もありますのでご注意下さい。

> **【参考】女性をターゲットとした異色パッケージ医薬品**
> ①オリジナルデザインと同一成分内容のもの
> 　・ウィンダム（第一三共ヘルスケア）：水虫・たむし薬，

- 新三共胃腸薬細粒（第一三共ヘルスケア）：胃腸薬
- リアップレディ（大正製薬）：毛髪用薬
- ナイシトール 85L（小林製薬）：防風通聖散（肥満・高血圧・便秘等改善），L（レディ）にのみノンコーティング錠の記載があるが，オリジナル製品も同様にノンコーティング錠である。

②オリジナルデザインと成分内容が若干異なるもの
- ストッパエル（ライオン）：止瀉薬，シャクヤク乾燥エキスがプラス配合
- ゼノールエクサム FX（大鵬薬品工業）：鎮痛・鎮痒・収れん・消炎薬，l-メントール 100g 中 SX 3g → FX 2.7g

③別商品と見なせる物（男女で使い分けが必要）
- デリケアとデリケア M's（池田模範堂）：鎮痛・鎮痒・収れん・消炎薬

参考文献等▽ノバルティスファーマ，お客様相談室▽食の安全と健康意識データ集，2003，生活情報センター▽各商品添付文書

Q（質問）127　水虫

Q127の1　水虫薬の成分は？

A（回答）

　水虫薬の成分は，大きく分けて2つあります。1つは，主に水虫の原因菌である真菌（白癬菌）の細胞膜合成を阻害することにより菌の増殖を抑制する，「抗真菌成分」です。もう1つは，細胞膜破壊作用がある，「殺真菌成分」です。簡単な見分け方として，ミコナゾール，クロトリマゾールなど「ゾール」の語尾のものはほぼ抗真菌作用のみ（高用量では，殺真菌的に働くものもある），ブテナフィン，テルビナフィンなどは殺真菌作用を有するものです。

　OTC 医薬品では，概して，殺真菌成分を含んだ製品の方が新しいものが多く，価格が高めな分効果が高いものが多いといえます。しかし，肌との相性や他の菌の感染が考えられる場合など，患部の状態により適切な製品を選ぶ必要があります。また，しばらく使用しても効果が十分でない場合は，他の成分の製品に変えてみるのも1つの手です。

水虫薬は，OTC医薬品と医療用医薬品で主要成分の用量が同じものが多く，さらにOTC医薬品には痒み止め，抗炎症（グリチルレチン酸），抗ヒスタミン（ジフェンヒドラミン），局所麻酔（リドカイン），殺菌・消毒（フェノール），収れん・保護（酸化亜鉛），角質軟化成分（サリチル酸）等のうちのいくつかが，ほとんどのものに配合されています。

<small>参考文献等▽高久史麿，矢崎善雄，治療薬マニュアル，2006，医学書院▽堀美智子監修，エス・アイ・シー編，よく効く市販薬の選び方使い方辞典，2002，文渓堂</small>

Q127の2　水虫と間違えやすい皮膚疾患は？

　水虫と思い水虫薬を購入して使ったが，しばらくしても改善しない。何か他の皮膚疾患か。

A（回答）

　近年増加している疾患で水虫と良く似た症状のものに，掌蹠膿疱症があります。水虫と少し違う点は，小さな膿疱が土踏まず付近に多数できる点，ほとんど痒みが無い点，掌（手の平）にもできる点，左右の手足にほぼ同じように発症する点です。原因は不明な事が多いですが，歯科の詰め物による金属アレルギーが原因となっている場合があります。ビオチン（ビタミンH）投与により，症状が改善することがあります。

　その他水虫と似た皮膚疾患として，何れも強い痒みを伴う湿疹，かぶれ（接触性皮膚炎）やアトピーなどの皮膚炎，カンジダ症などの感染症があり，見分けがつきにくくなっています。発症の季節や，他の部位にも発症していないか，発症が両足か片足か，抗原物質との接触はなかったかなどの情報から，どの疾患の疑いが強いかをある程度絞る事もできますが，やはり水虫であるかどうかは，原因菌である白癬菌の有無を確かめることです。症状がさらに悪化する前に受診して，検査を受けることをお勧めします。

⇒（Ⅰ）Q79 掌蹠膿疱症の治療にはビオチン？

<small>参考文献等▽高久史麿，矢崎善雄，治療薬マニュアル，2006，医学書院</small>

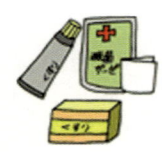

化粧品に関する質問

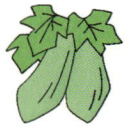

Q（質問）128

薬事法における化粧品の定義は？

A（回答）

薬事法でいう化粧品は，以下の使用目的と使用方法で使うものであって，作用緩和なものと定義されています（薬事法第2条第3項）。

使用目的（次のうち1つ以上）：①身体を清潔にする，②美化する，③魅力を増す，④容貌を変える，⑤皮膚をすこやかに保つ，⑥毛髪をすこやかに保つ

使用方法：①身体に塗擦，②散布，③その他塗擦や散布に類似する方法

ただし，上記の使用目的があっても，医薬品や医薬部外品は除かれます。なお，動物用化粧品という定義はありません。

また，上記の使用目的のほかに，にきびや肌荒れ，かぶれ，しもやけ等の防止などの使用目的が表示されているものは，いわゆる「薬用化粧品」と言い，これは医薬部外品に分類されます。

参考文献等▽青柳健太郎他，薬事法・薬剤師法，毒物及び劇物取締法解説第20版，薬事日報社

Q（質問）129

香水を薄めるには何を使ったらよいか？

A（回答）

香水は香料をエタノールに溶かし，冷暗所で長期保存をして不純物の除去やエタノールの持つきつい香りをマイルドにしたもので，揮発性を利用して体温で拡散し，1人1人違った香りを演出するものです。

そのため香水を薄める場合は，無水エタノールを使用してください。ただし，エタノールを加えることで，香りの持続時間が変化したり，薄める前に持っていた香りそのものにも影響を与えたりすることが予想されますので，ご注意ください。

参考文献等▽日本化粧品技術者会編，化粧品辞典，丸善

Q（質問）130

日焼け止めはどのようにして紫外線を防ぐのか？

SPFやPAの値が高いほど高性能で，肌の保護作用にも優れていると考えて良いか。

A（回答）

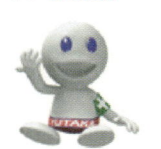

SPFやPAの値が高いほど紫外線防御能は優れますが，必ずしも肌の保護作用も優れるとはいえません。

日焼け止めに使用されている紫外線防御剤には，紫外線吸収剤と紫外線散乱剤の2種類があります。紫外線吸収剤は，化学反応によって紫外線を吸収し，熱などのエネルギーに変換することにより，防御剤として機能します。主にケイ皮酸誘導体やパラアミノ安息香酸（PABA）などの有機化合物であり，それらの含有量を高めたり組み合わせたりすることにより，容易にSPFやPA値の高い製品を作り出せます。しかしながら，紫外線と吸収剤の化学反応によって生じる肌への負担は，その分大きくなりますので，必ずしも肌にとって良いとは限りません。

一方，紫外線散乱剤は，肌の表面で受けた紫外線を物理的に散乱させ，紫外線が皮膚内部に浸透するのを防ぎます。主におしろいやファンデーションにも用いられている，酸化チタンや酸化亜鉛などの，白色の無機粉体が使われています。散乱剤には，弱い吸収剤としての効果もあります。また，酸化亜鉛には消炎作用がありますので，皮膚のほてりを緩和する効果も期待できます。

以前は，紫外線吸収剤と紫外線散乱剤がいくつか一緒に配合され，紫外線防止効果を高めているものが多かったのですが，最近の製造技術の進歩により，散乱剤の微粒子化による高配合が可能となった結果，散乱剤のみでも十分な紫外線防御効果が得られるようになっています。それらは，「吸収剤不使用」，「吸収剤無配合」，「ノンケミカル」といった表示がされており，肌が敏感な人はこのような製品がお勧めです。

【参考】SPFとPA

SPFは紫外線B波（UV-B）の，PAは紫外線A波（UV-A）の防止効果を表します。SPF値は15とか30とか50とかの数値で示され，PAはプラスの数（＋，＋＋，＋＋＋）で示されますが，SPF値が高いほど肌がヒリヒリしたり，赤くなったりするのを防ぐ効果が高まります。

また，PAの＋の数が多いほど，肌の色が黒くなったり，しわやたるみを起こすのを防ぐ効果が高くなります。

⇒（Ⅰ）Q42 幼児の紫外線対策は？

参考文献等▽日本化粧品工業連合会ホームページ▽日本化粧品技術者会編，化粧品辞典，2003，丸善▽環境庁ホームページ

Q（質問）131

パラベンは老化を進める？

パラベンは，紫外線に当たると皮膚細胞の老化を進めると朝日新聞の記事で見た。

A（回答）

平成17年8月25日付けの朝日新聞朝刊の記事では，「主力防腐剤メチルパラベンに，紫外線で老化を促す作用」との一面見出しとともに，メチルパラベン含有化粧品の危険性を警告しています。この記事は，京都府立医科大生態安全医学講座の吉川敏一教授らによる，国際抗酸化学会での発表を受けて書かれたものでした。

しかしながら，その研究で行われた方法は，培養皮膚細胞（ケラチノサイト）に紫外線を当て評価したいわゆる試験管内実験の結果であり，ヒトの肌への影響を結論付けるまでには至っておりません。実際，後に化粧品業界が吉川教授らに行ったインタビューによれば，新聞記事には飛躍があったことを認めております。

水を放置しておけば腐ってしまうように，防腐剤の入っていない化粧水などは数日しかもちません。化粧品の品質を一定期間保って清潔な状態で使えるようにするためには，パラベンは今のところある程度必要な成分であると捉えられ使用されています。

どうしてもパラベン入りの化粧品を使いたくないのであれば無添加の化粧品がありますので，そちらを使用すると良いでしょう。

【参考】メチルパラベン（パラオキシ安息香酸エステル）
化粧品用の防腐剤としてほとんどの商品群に使用されており，静菌作用

が強く，サリチル酸や安息香酸に比べて毒性がはるかに低く，また皮膚刺激や過敏症なども少ない。

参考文献等▽日本化粧品技術者会編，化粧品辞典，丸善▽川島忠興，機能性化粧品の開発Ⅱ，シーエムシー出版

Q（質問）132

旧表示指定成分が入っていない化粧品は？

赤ちゃんなどのデリケートな肌に安心して使える石鹸が欲しい。

A（回答）

旧表示指定成分とは，ごくまれにアレルギーなどの皮膚障害を起こす可能性がある成分として，直接の容器又はパッケージに表示することを義務付けられていた化粧品の成分（界面活性剤，酸化防止剤，防腐剤など）のことです。しかし，平成13（2001）年4月1日から，化粧品は「全成分表示」という表示制度に変わったため，現在はこの旧表示指定成分を含めたすべての成分が表示されるようになっています。なお，医薬部外品は，表示指定成分の制度が現在も生きています。

旧表示指定成分が配合されていないものとして，コンビ「アトピメイトシリーズ（ベビークリームは除く）」，丹平製薬「アトピタ」，牛乳石鹸共進社「キューピーシリーズ（固形のベビー石鹸は除く）」，「無添加シリーズ」などの商品があります。

> **【参考】旧表示指定成分**
>
> 昭和55年厚生省告示第167号「薬事法の規定に基づき，成分の名称を記載しなければならない医薬部外品及び化粧品の成分を指定する件」で指定された102種類の成分を指す。この（旧）告示は廃止されているため，ここで指定されていた成分は旧表示指定成分と呼ばれています。現在は平成12年厚生省告示第332号「薬事法第59条第8号及び第61条第4号の規定に基づき名称を記載しなければならないものとして厚生労働大臣の指定する医薬部外品及び化粧品の成分」が旧告示に代わって制定されており，この告示で化粧品は全成分表示がうたわれています。

Q（質問）133

ヨモギクリームの作り方は？

ずっとヨモギローションを作っていたが，ヨモギクリームも作ってみたい。

A（回答）

ヨモギは，市販のクリームや白色ワセリンに混ぜて使われるのが一般的です。白色ワセリンなど，べとつき感が気になるのであれば，親水ワセリンやマクロゴール軟膏に混ぜると良いでしょう

> 【参考】クリームとは
> 　水と油のような混じりあわない2つの液体を，安定な状態で分散させた乳化物の一種。水剤と油剤の混合比率により，使用目的，使用感が異なる。水分・油分を補い，保湿や柔軟昨日を付与し，薬剤などの成分を効率的に肌に与える役割を持つ

> 【参考】皮膚に対するヨモギの効能
> 　湿疹，あせもに，乾燥した葉5～8gを1日量としてカップ3の水で半量になるまで煎じ，冷めたら布に染み込ませて冷湿布をします。
> 　ヨモギには精油成分，脂肪酸，ビタミン類，蝋質が含まれ，消炎作用を持っていることから予防や保湿効果が期待されています。

参考文献等▽日本化粧品技術者会編，化粧品辞典，丸善▽海老原昭夫，知っておきたい身近な薬草と毒草，薬事日報社▽難波恒雄監修，和漢薬の事典，朝倉書店▽増田和夫著，自分で採れる薬になる植物図鑑，柏書房

ベビーに関する質問

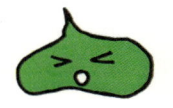

Q（質問）134

なぜ粉ミルクに核酸が入っているのか？

A（回答）

　核酸は，全ての細胞に含まれ遺伝情報を担う，生物にとって欠かせない分子です。その構成単位であるヌクレオチドの違いから，デオキシリボ核酸（DNA）とリボ核酸（RNA）に分けられます。

　元々母乳や粉ミルクには，各種ヌクレオチド，およびデオキシリボ核酸，リボ核酸が含まれています。しかし，乳児の成長に特に重要であるとの認識から，粉ミルクにはヌクレオチド，あるいはヌクレオチドと核酸（特にリボ核酸）が別途添加されるようになってきています。

> 【参考】ミルクにデオキシリボ核酸ではなくリボ核酸が使われる理由
> 　ヌクレオチドの他にリボ核酸が好まれて使われるのは，リボ核酸が記憶の形成に関わるとの説があることや，ウイルス増殖抑制などの多機能性を有する可能性があることに由来していると思われます。しかし，核酸は消化管内でヌクレオチドに分解されて吸収されるため，ヌクレオチド補給以外の特別な効果はほとんど期待できないと考えられます。

参考文献等▽ビーンスターク・スノー，明治乳業，森永乳業，和光堂，各社資料

Q（質問）135

キシリトール含有率の高いお菓子は？

A（回答）

　キシリトール90％以上のタブレット商品として，ロッテ「キシリトールタブレット」（キシリトール含有率95.7％）があります。また，キシリトール含有量が高いタブレット商品として，乳児用では，1歳6ヵ月以上を対象としたピジョン「親子で乳歯ケアタブレットU」（キシリトール含有率84％，配合甘味料中キシリトール90％使用）があり，万が一誤って飲み込んでしまっても，気道がふさがらないようにU字型に作られています。歯科医師からは，

キシリトール含有率50%以上のものが、虫歯予防に効果があると推奨されています。

【参考】キシリトールおよび含有率の計算方法

キシリトールとは、プラムやベリー類やカリフラワーなどに含まれている天然素材の甘味料（糖アルコール）で、糖質の一種です。そもそも虫歯は、主にミュータンス連鎖球菌という細菌の持続感染によってできます。しかし、キシリトールは、プラーク（歯垢）を作る栄養源にならないことや、継続的摂取によりミュータンス連鎖球菌の数も減り、プラークを除去しやすくなるといった特徴があり、細菌を減少させる特定保健用食品として登録されている商品もあります。

《含有率の計算方法》

キシリトールの量÷糖質の量×100％＝キシリトール含有率

成分表示を確認し、この計算式に当てはめると、キシリトール含有量がでます。

〔例〕ピジョン「親子で乳歯ケアタブレットU」

〈成分表示一部〉

キシリトール	23.9g
炭水化物	31.7g
食物繊維	3.2g
糖類	0g

※「糖質」＝「炭水化物」－「食物繊維」

23.9g÷(31.7-3.2)×100＝83.85……

キシリトール含有率　84％

参考文献等▽ロッテ社内資料▽ピジョン社内資料▽山田和彦・松村康彦編者、健康・栄養食品アドバイザリースタッフ・テキストブック、2007、第一出版

Q（質問）136

授乳中の乳首の傷には馬油が良い？

A（回答）

馬油（マーユ、バーユ）の主な効果は、裂傷部分の保護です。脂肪酸から成っているため、赤ちゃんの口に触れても問題無く、そのまま授乳することもできる利点があります。

馬油は授乳後ごとに塗るのが良く、清潔な水か湯に浸した清掃綿で傷口の汚

れを拭き取り，完全に乾いてから塗ります。ブラジャーをするときは，小さく切ったラップで塗った部分をカバーすると，馬油の効果が長続きするので良いでしょう。痛みがごく軽いものであれば，馬油のような傷口の保護作用のあるものを使用しながら授乳を続けることで，乳首を強くすることができます。授乳の際，飲み始めは吸う力が強いため，痛みの少ない方から飲ませると良いでしょう。

　痛みのため授乳がつらい場合は，母乳搾乳機，乳頭保護機などを利用する方法もあります。ただし，痛みが強かったり出血が見られるときは，医師に相談してください。

> **【参考】乳首の裂傷原因と予防法**
> 　乳首に傷ができやすいのは，授乳方法に問題がある場合が多いです。その1つとして，おっぱいのくわえ方が浅い場合が考えられます。乳輪部が隠れるくらい，口腔内に深くしっかりとくわえさせることにより，乳首がかまれたり，傷ついたりすることを予防できます。くわえ方が浅い場合は，どうしても乳首のみを口に含んでしまい，少ししか飲めないだけでなく，赤ちゃんの力強い吸う力で，傷をさらに広げる原因となります。

参考文献等▽ひよこクラブ2007年10月号，ベネッセ▽授乳・離乳の支援ガイド，厚生労働省

Q（質問）137

低出生体重児用ミルクとは？

A（回答）

　低出生体重児の栄養管理は，新生児の身体に不必要な負担をかけることなく，子宮内の成長率に近い成長を，出産後直ちに取り戻すことが目標とされています。特に，低出生体重児は，正常な新生児に比べて，消化，吸収，代謝，排泄の機能が未熟です。このようなことから，低出生体重児用ミルクは，必要なエネルギーと水分をバランス良く摂取できるように調製されています。

　製品の特徴例として，次の点があげられます ―― 全ての含有タンパク質が酵素消化済みで，吸収しやすくされている。炭水化物および脂質が主なエネルギー源として利用されやすく，タンパク質は体組織の成長維持のために使われ

やすいような組成になっている。調乳液の浸透圧は，低出生体重児の負担とならないように調整されている。

具体的な製品としては，アイクレオの「アイクレオの低出生体重児用ミルク」，森永乳業の「低出生体重児用　森永ドライミルク『GP-P』」があります。どちらも，育児用ミルクの中でも特殊ミルクに分類されており，市販品ではなく，医師の指導のもとで使用するものです。

> **【参考】低出生体重児の分類**
>
> 　早期産児や出生体重が2,500g未満の児は，慣用的に「未熟児」と総称されていましたが，1995年にICD-10（国際疾病分類10版）に従って，新生児用語が変更されました。出生体重2,500g未満は低出生体重児，1,500g未満は極低出生体重児，1,000g未満は超低出生体重児と呼ばれています。

参考文献等▽柳澤正義監修，授乳・離乳の支援ガイド実践の手引き，2008，母子保健事業団▽アイクレオの低出生体重児用ミルク社内資料▽森永乳業，低出生体重児用森永ドライミルクGP-P解説書

Q（質問）138

赤ちゃんの顔にできる赤いブツブツは何？

生後1ヵ月の男児。頬と額に赤いブツブツ。どのような処置をしたらよいか。

A（回答）

生後1ヵ月であることと，丘疹（きゅうしん）の特徴および出現部位から，新生児痤瘡（しんせいじざそう）あるいは乳児湿疹の可能性が考えられます。

新生児痤瘡は，生後1～2ヵ月の男の赤ちゃんにできやすく，かゆみや痛みのないのが特徴です。これは，出生後一時的にアンドロゲン（男性ホルモン）産生が高まり，皮脂分泌が盛んになって生じると考えられています。一方，乳児湿疹は，生後2～3週間から2ヵ月頃に多くみられ，かゆみを伴うのが特徴です。原因の1つに，よだれやミルクによる皮膚の汚れが考えられています。

新生児痤瘡の場合，アンドロゲン産生の低下とともに自然に治癒していきますので，特に何もする必要はありませんが，対処法としては，入浴時に刺激の少ない石けんで洗うことが挙げられます。乳児湿疹の場合も，お湯で湿らせた

ガーゼなどで口のまわりを拭いて、常に清潔を保つようにすれば、自然に治癒していきます。ただし、症状がひどいときや患部が広がっているときは、皮膚科や小児科医の受診をお勧めします。

> 【参考】新生児痤瘡と乳児痤瘡
>
> 　新生児に高頻度に見られ、一過性である新生児痤瘡に対し、生後3～4ヵ月以降の乳児に希に見られ、難治性なのが乳児痤瘡です。一部の専門医の間でしか、正しく区別されていないようです。
>
> 　新生児痤瘡では、毛包に角栓が詰まった皮疹を指す面皰（めんぽう、コメド、にきびの意味）を伴わず、真の意味での痤瘡ではありませんが、乳児痤瘡では顕著な痤瘡が見られます。一方、乳児痤瘡では、家族歴が約20％に見られ、ホルモン異常が見つかることは希であり、抗生剤の外用や内服が治療に用いられています。なお、新生児痤瘡は、「母体由来アンドロゲンの影響」との説が有力視されてきましたが、最近の知見によれば関与は低いとされています。

参考文献等▽和田高士監修、ベビーケアに関する実践知識編第3巻、2004、日本チェーンドラッグストア協会▽横田俊一郎・渡辺博編集、キッズ・メディカ安心百科子ども医学館、2001、小学館▽宮地良樹、にきび最前線、2006、メディカルレビュー社

Q（質問）139

周産期に飲むとよいというハーブティーとは？

「たまごクラブ」に掲載されていた記事を見て、妊娠後期の女性から質問。

A（回答）

　妊娠後期、出産をひかえた方向けのハーブティー、「ラズベリーリーフ」のことであると思われます。ラズベリーリーフには、子宮や骨盤周辺の筋肉を調整し、過度の緊張をやわらげる働きが示唆されており、出産前だけではなく、生理痛や生理前症候群の緩和の目的でも用いられています。また、カフェインを含まず、母乳の出をよくする効果も示唆されているため、産後の飲用も推奨されています。

　なお、商品の注意書きには、「ラズベリーリーフは、子宮筋や骨盤低筋の調整に関与するといわれていますので、妊娠初期・中期の方はお召し上がりにな

らないでください」とあります。妊娠後期である8ヵ月以降が飲用の目安となりますので，それまでは控えてください。通販で入手できます。

参考文献等▽山田百合子監修，これでスッキリ！ハーブの診療内科，2006，しょういん▽たまごクラブ7月号（第11巻第9号）第3付録，2004

Q（質問）140

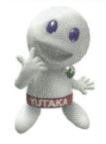

妊娠線を消すクリームはあるか？

A（回答）

皮膚に柔軟性と弾力性を与える，保湿クリームが有効です。妊娠線を消す，あるいは，妊娠線ができないよう予防するためのケアとして，1日1～2回，使うと良いでしょう。皮膚の表面をなでるように，弧を描きながらソフトなマッサージをしますが，妊婦の方は，あまり力を入れすぎないように注意してください。妊娠4ヵ月以降から始めると予防効果が期待できます。出産後は膨らんだ風船がしぼむように，皮膚に弾力がなくなるので，引き締め成分（海草エキス，ツボクサエキス，スギナエキスなど）のあるクリームやジェルなどを使って，マッサージを行うと良いでしょう。

> **【参考】妊娠線**
>
> 急激な体重増加に伴う皮膚の伸びに，真皮や皮下組織にある脂肪や筋肉がついていけず，断裂を起こしてできるのが妊娠線です。皮下脂肪の厚い部位は，皮下組織の弾力性が弱く，妊娠線ができやすくなります。そのため，皮下脂肪の多いお腹，お尻，太もも，胸などに妊娠線は現われます。妊娠線は，とくに妊娠8ヵ月以降の妊婦に見られる症状ですが，それ以外にも，このような線は，思春期に急激に太ったり，身長が伸びたり，またはステロイドの内服・外用によっても発生する場合があります。
>
> 妊娠線が赤く見えるのは，薄くなった皮膚から毛細血管が透けて見えるためです。この赤い筋状の線は，産後も白い跡になって残ってしまいます。また，人によってはかゆみを伴う場合もあるので，毎日のケアとして，皮膚を柔軟に整えて，しっかり保湿してあげることが予防につながります。

参考文献等▽メルクマニュアル医学百科▽ピジョン社内資料

Q（質問）141

乳歯の生え始めの時期と順序は？

A（回答）

　乳歯の生え始めの時期には個人差がありますが，通常は生後6～8ヵ月頃です。乳歯の生える順序はほぼ決まっており，最初に下の前歯である乳中切歯が2本生えます。次に上の乳中切歯が2本，その横に乳側切歯2本，下の乳側切歯が2本順次生え，これら8本の乳歯が生え揃うのは1歳近くになった頃です。噛む運動（咀嚼リズム）の発達に重要な奥歯（乳臼歯）のうち，最初に生える第1乳臼歯は1歳～1歳4ヵ月頃に生え始めます。その後，乳側切歯と第1乳臼歯の間にある乳犬歯が，さらに一番奥の第2乳臼歯が生え始め，2歳6～9ヵ月頃までに計20本の乳歯が出揃います。

【参考1】乳歯と咀嚼リズム

　咀嚼の力や回数を指す咀嚼リズムは，主に臼歯歯根膜にある圧受容器からの刺激が，脳に送られることにより形成されていきます。正しい咀嚼リズムを獲得するには，上下の乳臼歯がしっかり噛み合っていることが重要です。その状態になるには，乳臼歯が生え揃ってからさらに数ヵ月の期間を要するため，子どもが大人に近い咀嚼機能を獲得するのは，3歳を過ぎてからになります。

【参考2】乳歯先天性欠如

　1歳を過ぎても乳歯が生えてこないような場合は，歯の形成異常の1つである乳歯先天性欠如の可能性があります。全く生えてこないような例は希ですが，数本の欠如は数％の頻度で見られます。乳歯の芽である歯胚があるか否かはX線検査で確認できますが，現在の所，治療法はありません。一方，永久歯が数本欠如している場合には，他の歯の矯正により隙間を埋めるなどの対処が可能です。

参考文献等▽谷川浩保編，赤ちゃんの体の発育・発達BOOK，2007，学習研究社▽沢辺治，歯のケアと最新治療がわかる本，2007，主婦と生活社▽日本小児歯科学会ホームページ

Q（質問）142

ブレストパッドとは？

カネソンブレストパッドというものを産婦人科で紹介された。

A（回答）

ブレストパッドは，扁平乳頭や陥没乳頭を吸引・押出しという2つの作用で矯正し，赤ちゃんの吸いやすい乳頭にするというシリコン製の商品です。また，乳房に吸着させて使用するため，乳輪に軽い圧力が加わり，乳腺へのマッサージ効果がありますので，母乳の分泌を高める効果があるとうたっています。妊娠5ヵ月から使用可能です。

（現在は，製造中止となっています。代替え品として「プチパッド」が販売されています。）

子供をスムーズに母乳で育てるためには，妊娠中から乳房と乳首のケアをしておくことが必要です。母乳の分泌をよくするためには，乳腺を刺激し，発達を促すことが大切です。そのため，妊娠24週から，お風呂上りや就寝前のリラックスできる時間帯に1日1回乳房と乳首のケアを行うと効果的です。

また，乳房があまりかたく張ると，赤ちゃんが吸い付きにくくなりますので，妊娠37週ころからは，乳首や乳輪を揉んだり，マッサージをして，乳管の通りがよくなるようにします。産後も赤ちゃんが吸いやすいように，乳頭・乳輪を柔らかくしたり，乳首や乳輪が傷つかないように抵抗力をつけたりなどの利点がありますので，マッサージをしましょう。同時に，栄養と睡眠を十分にとり，心の安定を保つことも重要です。

【参考】扁平乳頭，陥没乳頭

扁平乳頭：乳輪部から乳頭までが短い乳首です。乳首が平坦であまり伸びないため，赤ちゃんはとても吸いにくい状態です。

陥没乳頭：乳頭が乳房にのめり込んでいて，外気にあたらないため傷つきやすい乳首です。

参考文献等▽カネソン社内資料▽柳澤正義監修，授乳・離乳の支援ガイド，実践の手引き，2008，母子保健事業団▽浦野浩編集，Baby Good Guide，2007，産經新聞メディックス

Q（質問）143

ベビー用保湿剤の選び方は？

現在，特に肌の状態に問題があるわけではないが，乾燥する時期なので，広範囲の保湿のために使用したい。

A（回答）

ベビー用の保湿剤には，ローション，クリーム，オイルの3種類があり，肌の状態や目的により使い分ける必要があります。これらの中で現時点では，しっとりとした使い心地で広い範囲をまんべんなく保湿する，ベビーローションの乳液タイプが最適であると思われます。一方，ベビーローションには化粧水タイプもあり，さっぱりとした使い心地のため，暑い時期のあせも予防に適しています。

肌のカサつきや荒れが気になり始めたら，ローションより油分を多く含み保湿効果の高い，ベビークリームが良いでしょう。特に気になる箇所はベビークリーム，そのほかはローションと，使い分けるのも1つの方法です。

ベビーオイルの特徴は，皮膚に膜を張るような作用が強いため，高い保湿力を有するだけでなく，他の刺激から肌を守る効果が高いことです。またベビーオイルは，おしりなどの汚れのふき取りにも適しています。

いずれの保湿剤も，初めて使用する場合は，少量を赤ちゃんの腕の内側などに付け，1日程度様子を見てからの方が安全です。最近では，低刺激性，無香料，無着色，防腐剤フリーのものが多くなっていますので，特に敏感肌の赤ちゃんには，このような製品を選択すると良いでしょう。ただし，防腐剤フリーのものは早く使い切るようにし，入っているものでも1シーズン以内の使用にしてください。

参考文献等▽和田高士監修，ベビーケアアドバイザー養成講座テキスト－ベビーケアに関する実践知識編第3巻，2004，日本チェーンドラッグストア協会▽ひよこクラブ2008年1月号，3月号，ベネッセ

Q（質問）144

どうしたら赤ちゃんがミルクを飲んでくれる？

二卵性双生児，未熟児で生まれ，生後6ヵ月。母乳が出ず，粉ミルクを使用。1人は飲んでくれるが，もう1人は飲まないので心配。無理矢理飲ませるが，少ししか飲まず，放っておくと飲まない。ただ，体重は順調に増えている。便は硬い。

A（回答）

双子で生まれてきても，成長や性格など，正反対の兄弟は珍しくないため，比較せず，それぞれの個性として受け止めていく必要があります。ミルクを飲まないので心配だということですが，体重は順調に増加していますので，決して焦って無理に飲ませようとしてはいけません。無理にミルクを与えることでミルク嫌いになり，さらに飲まないという悪循環になってしまう可能性もあります。おそらく，今は，ちょっと中休みしているところでしょう。

しかし，赤ちゃんが飲みやすい哺乳瓶の乳首かどうか，確認することは必要かと思います。また，お腹がすけばミルクを飲むようになりますから，たくさん遊ばせてあげましょう。便も硬いようなので，ミルク以外からの白湯，お茶などから水分摂取を十分にして，しばらく様子をみてください。離乳食が始まれば，便の状態も変わってきます。ただし，あまりにも長続きし，機嫌が悪い，体重が増えない，元気がないなどの状態がでてくれば，何らかの病気の可能性がありますので，受診してください。

参考文献等▽社会福祉法人恩賜財団母子愛育会，日本子ども家庭総合研究所，パパ・ママのための育児Q&A1500，2001，保健同人社

Q（質問）145

食物アレルギーは成長とともになくなるのか？

生後6ヵ月の乳児で，現在ミルクアレルギー（牛乳アレルギー）がある。このまま成長して，年齢とともに，食物アレルギーがなくなったり，増えたりするのか。検査の結果，ミルクアレルギーの他，卵，ピーナッツ，ゴマアレルギーもあった。

A（回答）

　食物アレルギーの場合は，親の判断だけで，アレルゲンが疑われる食品を制限してはいけません。必ず医師の指示に従ってください。食物アレルギー患者の大部分は乳児期に発症し，年齢とともに病状が落ち着いていく場合が多いのです。発症時期は，乳児が10％，3歳児が4〜5％，学童期が2〜3％，成人が1〜2％といわれています。適切な対処をすれば，学童期前までに自然に症状が治まっていくこともありますが，大人になって発症した場合は，治りにくく，生涯にわたって続くこともあります。

> **【参考】ミルクアレルギーと乳糖不耐症の違い**
> 　ミルクアレルギーを起こす原因は，ミルクの中のカゼインなどのたんぱく質が体にとって異物と判断されるためです。一方，乳糖不耐症とは，乳糖を分解する消化酵素のラクターゼが少ないため，乳糖を多く含む牛乳や乳製品を消化吸収できないことにより，お腹がゴロゴロしたり，下痢を起こしたりする症状です。ミルクにアレルギーがあるわけではありません。

　　参考文献等▽加部一彦監修，赤ちゃんの病気全百科，2006，学習研究社▽海老澤元宏監修，食物アレルギーを知っておいしく食べよう，日本アレルギー協会▽海老澤元宏，厚生労働省科学研究班による食物アレルギーの診療の手引き2005

Q（質問）146

西村の野菜ボーロは生後何ヵ月から食べてもいいか？

A（回答）

　西村の野菜ボーロは，赤ちゃん向けに製造されたお菓子ではありません。ですから，生後何ヵ月から食べられるとかという表示はないのですが，赤ちゃんが食する場合には，離乳食が食べられるようになる頃から（かなり幅がありますが）が良いでしょう。他のボーロ商品では，キユーピー「たまごたっぷりぼうろ」が7ヵ月から，和光堂「かぼちゃボーロ」が1歳ごろからとされています。

　　参考文献等▽和光堂，商品パンフレット2007年秋冬号▽キユーピー，商品パンフレット2007年7月現在

Q（質問）147

子どもの指しゃぶりをやめさせる道具とは？

プラスチックのようなもので，指にはめさせて使用するものを見たことがある。

A（回答）

「株式会社まめいた」より，親指しゃぶり癖を予防する「ドクターサム」という商品があります。親指に器具をはめることにより指との間に隙間をつくり，この隙間から空気が出入りするため吸い付き感が悪くなり，指しゃぶりの興味をなくすという商品です。材質は，人体に無害なシリコン樹脂です。1～3歳用のスモールサイズと，3～7歳用のラージサイズがあります。

> 【参考】指しゃぶりについて
>
> 　生後2ヵ月頃から見られることの多い指しゃぶりは，この時期になって芽生え始める不安感や高まる緊張を，自分で処理して気持ちを落ち着けるために行う，心の安全弁であるという見方もされています。無理にやめさせると心身症になったり，イライラして自分の髪の毛を抜くなど別の問題行動を示すことがあります。もし指しゃぶりが10ヵ月ごろになっても続いているようでしたら，もっと触れ合ってほしいという気持ちの表れかもしれません。一緒に遊ぶ時間を多くすることにより欲求が満たされ，自然に指しゃぶりが直ることもあります。
>
> 　なお，2～3歳頃までは，指しゃぶりが原因で歯並びが悪くなることはないといわれています。ただし，3歳を過ぎると歯並びに影響することがありますので，その場合には指しゃぶりの矯正器具を積極的に利用されるとよいでしょう。

参考文献等▽横田俊一郎・渡辺博編集，キッズ・メディカ安心百科子ども医学館，2001，小学館▽柳澤正義監修，授乳・離乳の支援ガイド，2008，母子衛生研究会▽まめいた社内資料

Q（質問）148

明治ラクトレスとはどんなミルク？

A（回答）

「明治ラクトレス」（明治乳業）は，母乳や乳糖（ラクトース）を含む粉ミルクを飲むと，下痢や腹痛を起こしてしまう赤ちゃんのために作られた無乳糖（ラクトースレス）ミルクです。なお，ミルクアレルギー准患用ではありません。

糖質として，可溶性多糖類とぶどう糖のみを使用していますので，乳糖不耐症だけでなく，ガラクトース血症の赤ちゃんにも適しています。ラクトレスは一般に販売されているものですが，厚生労働省が認可した特別用途食品（病者用食品）でありますので，医師に摂取量の制限，または摂取を指示された場合に限り使用してください。

商品の特徴としては，たんぱく質としての栄養価が高く，消化吸収の良い乳たんぱく質を多く含み，脂肪分としては，乳脂肪を含まず，赤ちゃんに必要な必須脂肪酸を，バランスよく配合してあります。ビタミン類は，ビタミンKを始め，赤ちゃんの成長に欠かせないビタミン類を過不足なく強化し，ミネラルは，赤ちゃんの腎臓に負担がかかりすぎないよう，含有量とミネラル相互間のバランスを適正に調整しており，銅，亜鉛を強化しています。

【参考】乳糖不耐症，ガラクトース血症

乳糖不耐症：母乳やミルクに含まれている乳糖は，小腸粘膜にある乳糖分解酵素により，グルコースとガラクトースに分解されてて吸収されます。ところが，先天的にその酵素が欠損していたり，急性の下痢などが原因で酵素活性が低下すると，乳糖の消化吸収ができなくなります。そして乳糖がそのまま大腸に達すると，細菌の発酵作用により有機酸やガスを発生し，すっぱいにおいがする水様性の下痢を生じさせます。これが，乳糖不耐症，あるいは乳糖不耐性下痢と呼ばれる疾患です。乳児には無乳糖ミルクを，幼児には乳糖を分解処理した食品を与えることで，発症を防止できます。不足している乳糖分解酵素を，薬で補充することもあります。

ガラクトース血症：乳糖の分解で生じたガラクトースを，ヒトが利用可能なグルコースに変換する酵素が欠損しているため，ガラクトースの代謝物が体内に蓄積し，様々な症状が現われるのがガラクトース血症です。ガ

ラクトース代謝のどの段階に異常があるかによって，Ⅰ～Ⅲ型に分類されています。特に，肝臓内のガラクトース代謝酵素の欠損のために生じるⅠ型は症状が重篤であり，乳児期から適切な対処を行う必要があります。乳糖とガラクトースを除いた食事療法が必須ですが，厳格な食事療法を行っても，発症を防ぎきれないことがあるようです。

参考文献等▽横田俊一郎・渡辺博編集，キッズ・メディカ安心百科子ども医学館，2001，小学館▽ホーム・メディカ家庭医学館，1999，小学館▽明治乳業社内資料

Q（質問）149

母乳が足りているのかどうかの判断は？

生後２ヵ月の赤ちゃんの育児相談。母乳のみを与えているが，毎回不十分ではないかと不安とのこと。

A（回答）

母乳育児では，哺乳量を液量の減少によって直接確認できないため，不安になることが多いと思われます。このような場合，授乳前後の赤ちゃんの体重差を利用することで，哺乳量をほぼ正確に推定することができます。生後２ヵ月の赤ちゃんですと，１回当たり150～160g程度の哺乳量が目安となります。また，１日の授乳回数は，５回程度となります。

そのほか授乳に要する時間から判断する方法があります。通常，赤ちゃんが必要とする母乳の７割程度は最初の５分間に吸ってしまい，10分前後で飲み終え自分で離します。一方20～30分以上も飲んでいるときは，母乳不足（母乳分泌量の低下）か，乳管の詰まりが考えられます。改善策としては，母乳分泌を促進するための乳房マッサージや基底部マッサージ，乳栓を取り除くための乳管開通マッサージなどがあります。

また，授乳後１時間くらいで機嫌が悪くなったりする場合も，哺乳量の不足が考えられます。しかし，別の理由，例えば，おむつがぬれている，暑い，寒いなどの場合も機嫌が悪くなったりするので，そのようなことがないかどうかの観察も必要です。

いずれにしても，赤ちゃんが元気で体重増加が順調であれば，問題がないと考えられます。

⇒（Ⅰ）Q152 赤ちゃんの体重が増えていないような気がする？

参考文献等▽柳澤正義監修，授乳・離乳の支援ガイド実践の手引き，2008，母子保健事業団▽今村栄一，新・育児栄養学，2005，日本小児医事出版社▽山川不二子，自分でできるおっぱいケア，2004，メディカ出版

Q（質問）150

手づかみ食べはやめさせた方がいい？

　手づかみ食べ（遊び食べ）が始まり，料理をぐちゃぐちゃにしたり，皿を落としたりでなかなか量も進まない。このままやらせておいてもいいのか。

A（回答）

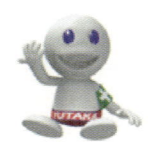

　赤ちゃんの手づかみ食べは，自分から積極的に物を食べたいという欲求が出てきた発達の証であり，食べる機能の発達につながるものでもあります。無理にやめさせることはせず，汚れてもよい環境を作り，食べる意欲を尊重してあげてください。

　手づかみ食べは，食べ物を目で確かめ，手指でつまんで口まで運び，口に入れるという目と手と口の協調運動です。目で食べ物の位置や大きさ，形などを確かめます。手でつかむことによって，食べ物の固さや温度などを確かめるとともに，どの程度の力で握れば適切であるかという感覚の体験を積み重ねます。そして口に運ぶ段階では，指しゃぶりや玩具舐めなどの，口と手を協調させて遊んだ経験が生かされます。手づかみ食べによる目と手と口の協調運動の経験が，次の食器や食具を使うという段階に生きてきます。

　しかし，遊び食べばかりで，なかなか食事量が進まなく心配する母親も多くいます。遊び食べが多い時期の食事の量に関しては，3食で1日の栄養量を心がけるよりは，自分で食べられるような，つまみやすい形の軽食をおやつ感覚で用意したり，外で食べたりして気分転換をするなど，1週間ぐらいで全体のバランスをとるようにするとよいでしょう。自分で上手に食べられるまでは，横から母親がスプーンで食べさせてあげることで，食事量の確保ができます。

　手づかみ食べでは遊び食べばかりになってしまって食べてくれないようでしたら，おにぎりやトースト，卵焼きなど手づかみで食べやすいメニューを用意してあげてください。

　1歳前後の子供は，指の動きが自分の思い通りになってくるせいか，小さな

ものをつまんで投げたり，物をぐちゃぐちゃに捏ねたりして遊ぶことがよくあります。しかし，食べ物を下に落としたり，お皿を落としたりしてばかりで，注意してもきかずに遊んでばかりいて食事に時間がかかるようであれば，遊びと食事の区別をつけるため，食事時間は30分くらいで切り上げた方がよいでしょう。

参考文献等▽柳澤正義監修，授乳・離乳の支援ガイド実践の手引き，2008，母子保健事業団

Q（質問）151

緑色の便は何かの病気？

生後3ヵ月の赤ちゃん。たまに緑色の便が出る。

A（回答）

緑色の便は，何かの病気というわけではないので心配いりません。母乳栄養では，腸管内が酸性になりやすく緑色の便が出るのです。育児用ミルクの場合も，最近では，その組成が母乳に近くなっているため，緑色の便が出ます。

その他に便の色を決める要因として，ビリルビンがあります。子供や大人の便は，腸を通ってくる間に肝臓から出る胆汁色素ビリルビンによって黄褐色になります。しかし，低月齢の赤ちゃんは，腸の機能が未熟なので，全部の便が排泄されず，便がお腹の中に長くとどまり，ガスが多く発生すると，ビリルビンが酸化されて緑色になります。

また，腸内のビフィズス菌，大腸菌，乳酸菌などのバランスの変化で，便が緑色になることもあります。

【参考】心配な便の色

赤・白・黒色の便は，注意が必要です。赤色の便の場合，トマトなどの赤い食べ物がそのまま出てきたようであれば心配いりませんが，便全体が赤ければ，腸重積や細菌性胃腸炎（食中毒）が考えられます。白色の便は，胆道閉鎖症，ロタウイルス感染が疑われます。黒色の便は，十二指腸潰瘍など，消化管の上のほうでの出血があり，便として出てくるまでに時間があるため，血液が酸化して赤黒い色になります。いずれも必ず受診してください。

⇒（Ⅰ）Q108 緑色の便の原因は？

参考文献等▽加部一彦監修，赤ちゃんの病気全百科，2006，学習研究社

Q（質問）152

混ぜご飯じゃないと食べないのは偏食？

生後11ヵ月の赤ちゃんの育児相談。おかずを混ぜないと，白いご飯だけでは食べてくれない。最近は，よく食べてくれるパンやうどんを多く与えているが，栄養バランスに問題はないか。

A（回答）

おかずを混ぜたご飯なら食べるのであれば，しばらくの間続けても良いと思います。白いご飯だけだと食べないという時期が，赤ちゃんには多いようです。おそらく，味覚が発達してきて，味がわかってきたのでしょう。成長している証です。主食・主菜・汁物といったようにお皿を分けるのは，様子を見ながら，離乳の完了を目安に考えてください。

白いご飯を食べないのは偏食ではありません。離乳期の好き嫌いは，年齢が進んだときの偏食とは別のものです。離乳期には，それまで好んでいた食べ物を急に食べなくなったりすることもあります。この時期の食べ物の好き嫌いは固定化したものではなく，体調や気分によって変わるものです。このままご飯嫌いがずっと続くわけではないと思われますし，ご飯もパンもうどんも主成分はでんぷん質ですので，その栄養効果はほとんど同じと考えて良いでしょう。ジャガイモやサツマイモなどの芋類も同様です。離乳食には，これらを適当に入れ替えて使えば問題ありません。

また，ある食材を食べなくなったからといって，一切食卓に出さないのではなく，日を置いてあるいは雰囲気を変えて出すなど，工夫をして出してみるのも一計です。決して無理をせず，少しでも食べられたら褒めるなど，食べる意欲を引き出すことが大切です。残しても感情的にならず，穏やかな気持ちで片付けをしてください。

参考文献等▽柳澤正義監修，授乳・離乳の支援ガイド実践の手引き，2008，母子保健事業団

Q（質問）153

フォローアップミルクへの切り替え時期は？

　8ヵ月の男児。現在，完全ミルクと，離乳食1日2回の併用だが，フォローアップミルクに変えても良いか。

A（回答）

　平成19年3月，厚生労働省から発表された『授乳・離乳の支援ガイド』によると，「フォローアップミルクは，母乳または育児用ミルクの代替品ではない。必要に応じて（離乳食が順調に進まず，鉄の不足のリスクが高い場合など）使用するのであれば，9ヵ月以降とする」とされています。

　赤ちゃんの腎臓機能は未熟で，高タンパク質，高電解質であるフォローアップミルクを早くから与えても，尿の濃縮力に限界があるため排泄すべき物質が体内に貯留し，食欲不振や発熱が起こる危険性があります。また，必ず使用しなければならないものでもありませんから，使うのであれば，9ヵ月を待って切り替えた方が良いでしょう。

【参考】フォローアップミルク

　牛乳は，母乳の3倍程度のタンパク質，3倍以上のミネラルを含み，飲用には満1歳以降から適するものであるため，9ヵ月以降の乳幼児に適するよう牛乳を加工したものがフォローアップミルクです。したがって，フォローアップミルクは，牛乳の代替品と見なすべきものです。

　フォローアップミルクには，育児用ミルクと比較して，鉄分やその他ミネラル，たんぱく質などが多く含まれています。また，牛乳に不足している鉄分やビタミンが，強化されています。フォローアップミルクは，栄養補給用の補助食品として，幼児の食生活や体調に合わせ，必要に応じて3歳頃までをめどに利用するものです。

⇒（Ⅰ）Q162 生後9ヵ月からはフォローアップミルクが当然？

参考文献等▽和田高士監修，ベビーケアアドバイザー養成講座テキスト－ベビーケアに関する実践知識編第3巻，2004▽厚生労働省，授乳・離乳の支援ガイド

Q（質問）154

おっぱいのしこりは病気？

　3ヵ月の女児の母親。完全母乳。乳首付近にしこりのような感触があり，授乳時に多少痛みがある。乳房の強い張りもあり，母乳の出が悪くなった気がする。

A（回答）

　母乳は，乳腺が血管から栄養分を取り込むことによって作られ，さらに細い乳管を通って乳頭の乳口へ運ばれます。ところが，高カロリー食のため母乳が濃かったり，授乳間隔が空きすぎて乳汁が発酵してしまうと，乳管が詰まり乳汁のうっ滞が生じ，乳房が強く張り，部分的に硬くなり，"しこり"として感じられることがあります。そのような状態を放置しておくと，変性した乳汁が炎症の原因物質となり，高熱および乳房の赤い腫れと強い痛みを伴ううっ滞性の乳腺炎に進展してしまうことがあるので，早いうちに対処することが必要です。

　乳管が詰まっているかどうかの確認は，乳首のつけ根をつまんで乳汁の出方を見ることです。正常な場合は乳汁が15～20本程度放射状に出ますが，数本しか出ない場合は，乳栓を取り除くためのマッサージが必要です。その1つに，桶谷式乳管開通マッサージ法があります。ただし，不正確な方法による過度のマッサージは組織を破壊し，症状を悪化させる危険がありますので，育児相談室等で正しい手技を学んでから実施することをお勧めします。

　予防法としては，母乳の通り道を塞がないよう，赤ちゃんにしっかり母乳を吸ってもらうことです。授乳前後の搾乳も効果的です。薬を服用したときなど母乳をあげられないときも，3時間程度の間隔で搾乳をするようにして下さい。

【参考】胸のしこり

　胸のしこりの原因となる代表的な疾患は，「乳腺症」，「乳腺線維腺腫」，「乳がん」の3つで，それぞれ原因の約7割，1.5割，1割程度を占めています。

　乳腺症は，授乳経験のない35～45歳位に多く見られ，月経との関連性が強く，乳房の張りと痛みを伴う境界のはっきりしないしこりが，片側に自覚されることが多い。ただし，触診では両側に見つかることが多い。

乳腺線維腺腫は，20〜40歳位に多く，よく動く境界のはっきりしたしこりが，片側に自覚されることが多い。原則的に痛みは伴わないが，圧痛を感じることはあります。女性ホルモンの作用による過形成が原因であると考えられるが，症状と月経周期との連動性はありません。

　乳がんは，原則的に痛みがありません。しこりとして感じられない場合もありますが，乳がんの約9割はしこりで見つかり，患者の約8割が最初に自分で気づきます。しこりとして感じられない場合の自覚症状は，乳頭からの異常分泌であり，透明な液体や血液が混ざった分泌物があります。

参考文献等▽和田高士監修，ベビー－ケアアドバイザー養成講座テキスト－ベビーケアに関する実践知識編第2巻，2004 ▽柳澤正義監修，授乳・離乳の支援ガイド実践の手引き，2008 ▽桶谷式乳房管理法研鑽会編，桶谷式母乳育児気がかりQ&A相談室，2007，主婦の友社▽山川不二子，自分でできるおっぱいケア，2004，メディカ出版▽日馬幹弘，胸のしこりが気になる人が読む本，2005，扶桑社

Q（質問）155

急に離乳食をたべなくなったのはなぜ？

　生後10ヵ月の赤ちゃんの育児相談。離乳食を順調に進めてきたが，ここにきて急に食べなくなった。機嫌はいい。成長は大丈夫か。

A（回答）

　よく食べていたからといって，つぶし方を粗くするなど，月齢に合っていない調理形態になっていませんか。食べ物が赤ちゃんの咀嚼力より固めになっていないか，いつも同じメニューになっていないかなどの配慮が必要です。このような状況でなければ，離乳開始からよく食べている赤ちゃんに見られる，「離乳食の中だるみ」かもしれません。これまで栄養をたくさんとっていたので，お休みしているのでしょう。また，食べることが一番の楽しみだった赤ちゃんも，行動範囲が広がることで，他に新しく楽しいことを見つけたのかもしれません。機嫌がよいということなので，現状は見守ってあげましょう。

　食欲は，前回の食事をとった時間や食事量，おやつのとり方，そのときの気分などによって大きく左右されます。そのため，ある程度食べ方にムラが出てくるのは当然のことと認識して，無理強いしないで，食べる楽しさを感じさせてあげることが大切です。食べることを強制されると，赤ちゃんにとって大き

なストレスとなります。これからますます活発になり運動量も増えますので，食生活のリズムさえつけておけば，またきっと食べるようになるでしょう。

　赤ちゃんの成長曲線を確認するとわかるように，このころになると身長の伸びや体重の増え方がしだいに緩やかになります。もし，体重の推移が成長曲線を大きく外れてくることがあれば，受診してください。

参考文献等▽平成12年乳幼児身体発育調査報告書「成長曲線」，厚生労働省▽柳澤正義監修，授乳・離乳の支援ガイド実践の手引き，2008，母子保健事業団

Q（質問）156

子供がいたずらしたら叱るべきか？

　1歳3ヵ月の男児。いたずらがひどくて，ついかっとなって怒ってしまう。

A（回答）

　このころはまだ何をするにも，そのことが良いことか悪いことかわかっていません。子供は自分の行動に対して親がどういう反応をするかを見て，やっても良いことか，いけないことかを判断するのです。ですから，このころのしつけには厳しさはいりません。良いこと，悪いこととは何かをゆっくりと時間をかけて教えていく気持ちが大切です。

　また，この時期は探究心も非常に旺盛になり，次々と新しいことに挑戦します。色々なことを試してみようとして，スイッチやつまみをさわったり，ゴミ箱をひっくり返したりと，腹が立つこともありますが，これは子供の中に本来備わっている探索的行動で，悪気があるわけではありませんから，子供の行動を制止することよりも，子供の希望をかなえてやることの方が大切です。子供が何をしたがっているのかを感じ取って，危険のない状態であれば，できるだけやりたいことをさせてあげてください。

参考文献等▽汐見稔幸監修，はじめて出会う育児の百科（0～6歳），2003，小学館▽細谷亮太監修，新版はじめての育児百科，2004，主婦の友社

健康食品・サプリメント
に関する質問

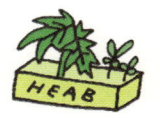

Q（質問）157

α-リポ酸とは？

A（回答）

　別名をチオクト酸といい，牛，豚の肝臓，心臓，腎臓などの肉類に多く含まれ，ほうれん草，トマト，ブロッコリーなどの野菜にも含まれるビタミン様物質です。生体内では，主に細胞のミトコンドリアに存在し，糖代謝によりエネルギー（ATP）を産生する過程（ピルビン酸やα-ケトグルタル酸の酸化的脱炭酸反応）に必要な補酵素で，欧州では20年以上前から，糖尿病合併症予防の医薬品として使用されてきました。強力な抗酸化作用を有し，酸化したビタミンC，ビタミンE，および解毒に不可欠なグルタチオンの再生作用，さらにはグルタチオンの生合成を促進する作用も報告されています。

　日本では，医薬品として肉体疲労時の栄養補給（経口10～60mg/day，注射用：10～25mg）などに使われてきましたが，2004年3月の食品安全部基準審査課長通知により食品にも利用可能となり，健康食品への利用が進んでいます。特に，コンエンザイムQ10やL-カルニチンなどとの配合製品が多く，美肌，抗老化，血糖値低下，ダイエットを訴求した商品が数多く市販されています。

　1日の摂取量は，欧米では，50～600mgが採用されていますが，日本では，ほとんどの商品が100mgを採用しています。幼少期には体内で盛んに合成される一方，加齢による合成能低下が示唆されていますので，高齢の方ほど摂取効果が高い可能性があります。ただし，通常服用量でも血糖値の異常低下例（インスリン自己免疫症候群（IAS））が報告されているようですので，体調に異常を感じた場合には直ちに服用を中止し，医師の診察を受けてください。

【参考】α-リポ酸とチオクト酸の名の由来

　α-リポ酸は，水溶性でありながら脂肪（lipid）にも溶けることから，リポ酸（lipoic acid）と名づけられた。β-リポ酸も存在するが，生理活性は低いようである。

　一方，この分子は，イオウ原子（thio）2個と炭素原子8個（oct）からできているため，専門分野ではチオクト酸（thioctic acid）と呼ばれることが多い。

《期待される作用情報》α-リポ酸
○糖代謝促進作用
○抗酸化作用

参考文献等▽食品と科学第596号，2004 ▽日経ヘルスサプリメント事典2006年版，2006，日経BP社▽蒲原星可，サプリメント事典第2版，2007，平凡社▽チオクト酸アミド添付文書▽α-リポ酸の安全性・有効性情報（痩身効果との関連）(ver. 090310) ▽バート・バークソン，アルファリポ酸，2006，フレグランスジャーナル社▽板倉弘重，最新サプリメント・ガイド，2006，日本評論社▽高久史麿，矢崎善雄，治療薬マニュアル，2006，医学書院▽クローズアップ現代，NHK総合，平成21年10月8日放送

Q（質問）158

アルカリイオン水で薬を飲んでいけない理由は？

取扱説明書の注意事項に記載されている。

A（回答）

整水器メーカーから正確な理由を確認しておりませんが，アルカリイオン水の性質上，以下の可能性が考えられることから，注意事項として記載されているものと思われます。

- 薬は常水で服用することを前提に体内動態が計算され製造されているため，水をアルカリ性にしたときには，同等の薬効が保障されない。
- アルカリイオン水は，「慢性下痢，消化不良，胃腸内異常発酵，制酸，胃酸過多」などを改善することが期待されていることから，特にこれらの症状を改善するための治療薬と一緒に服用すると，薬効判定に影響を及ぼす可能性がある。
- アルカリイオン水は，カルシウムをはじめマグネシウム，ナトリウム，カリウムなどのミネラル分が含まれているので，カルシウム製剤との相互作用が報告されている薬の場合は，薬効に影響を及ぼす可能性が考えられる。

以上の理由により，現時点では完全に薬効への影響が解明されていないため，アルカリイオン水を使わず，常水で薬を服用するのが無難であると思われます。

> **【参考】アルカリイオン水**
>
> アルカリイオン水は，乳酸カルシウムを添加した水を専用のアルカリイオン整水器（電解水精製器）で電気分解し，隔膜で隔てられた陰極側で得られるpH9～10付近の水溶液を指します。乳酸カルシウムを添加するのは，反応の安定化を図り，水道水の違いによる生成物の差を無くすためです。

⇒（Ⅰ）Q204 アルカリイオン水，電解還元水とはどんな水？

参考文献等▽アルカリイオン水整水器協議会ホームページ▽生命の水研究所，検証アルカリイオン水，1993，メタモル出版

Q（質問）159

ウコンで肝臓障害？

以前，新聞などで，健康食品の「ウコン」を摂取して死亡したという報道があった。自分も摂取しているので，詳細な内容を知りたい。

A（回答）

平成16年10月19日付けで，ウコンを含んだ健康食品の摂取により肝硬変が悪化し，女性が死亡したとの報道がありました。この事例は，いくつかの病院からの報告によるもので，未だはっきりとした因果関係は不明ですが，ウコンの摂取を中止すると症状が改善された例もあるため，厚生労働省の研究班でも調査を行っているようです（平成22年10月末時点で，因果関係を示す調査結果や警告は発表されていないようです）。

巷では，「ウコンは肝臓に良い」と言われていることから，肝臓疾患を持った人が過剰に摂取されている場合があります。しかし，肝臓は，薬物などの代謝・解毒作用を担う器官ですので，肝機能が低下していれば，ウコンの作用が強く現れる危険があります。ウコンの一日摂取量は，2～3g程度までが適量であると言われていますので，商品の表示をよく確認して適量を摂取するようにしてください。

さらに，ウコンは，肝臓の薬物代謝酵素チトクロムP450（CYP）によって代謝される薬物の効果に影響を及ぼす可能性があるとの報告がありますが不明な点が多く，既往歴，現在治療中の疾患があれば，主治医に相談してくださ

い。

《ウコン摂取時の注意点》
・過剰または長期間摂取により，消化管障害を起こすことがある。
・肝機能に異常がある人が過剰摂取すると，重症化し死亡することもある。
・アレルギー症状を起こすことがある。
・胃潰瘍，胃酸過多，胆道閉鎖症，および妊娠中の人は，摂らないこと。

【参考】クルクミン

　クルクミノイドの一つであるクルクミンは，ウコンの主な機能成分と考えられており，健胃，肝機能改善，胆汁分泌促進などの多様な作用を有することが示唆されています。腸内でより活性の高いテトラヒドロクルクミンに代謝され，作用を示すとの意見もあります。

　動物試験では，抗酸化，抗炎症，血糖降下，抗高脂血症作用の他，乳がん，大腸がんなどの予防効果が報告されていますが，健常人における試験では，動物試験でみられたようなこれらの効果は認められなかったという報告があります。ヒトに対しては，消化機能を助ける作用および抗炎症作用の一部のみが認められています。

⇒（Ⅰ）Q177 春ウコンと秋ウコンの違いは？

参考文献等▽産経新聞，平成16年10月19日▽国立健康・栄養研究所ホームページ，健康食品の安全性・有効性情報▽キャンサーネットジャパン編，抗がんサプリメントの効果と副作用徹底検証，2005，三省堂▽エビデンスに基づくハーブ＆サプリメント事典，2008，南江堂▽吉川敏一編，機能性食品ガイド，2004，講談社

Q（質問）160

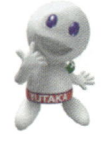

蚕や桑の葉に血糖値を下げる作用がある？

テレビで放送しているのを視た。どのような商品があるのか。

A（回答）

　桑の葉には，「デオキシノリジマイシン（DNJ）」という特有の成分が含まれています。DNJは，小腸において二糖類をブドウ糖に分解する酵素（α-グ

ルコシダーゼ）を阻害し，食後の血糖値上昇を抑えることが報告されています。さらに，桑の葉だけを食べて成長する蚕には，体内にDNJが濃縮されているため，蚕由来の製品の方がより効果的であるとされています。このような効果を期待して，国内では，蚕粉末製品や，桑の葉エキスのカプセルなどが販売されています。

　なお，このような"糖類の吸収を抑制する"とされる成分は，"普段の血糖値を低下させる"のではなく，"食後に生じる急激な血糖値の上昇を穏やかにする"のが本来の作用ですので，摂取は食事の直前が効果的とされています。また，糖尿病の薬物治療中の方は，血糖値のコントロールに影響を及ぼす可能性が有り，妊娠中および授乳中のサプリメント使用の安全性については十分な情報がないため，自己判断での摂取は控えてください。

⇒（Ⅰ）Q195 サラシアレティキュラータで糖尿病予防？

参考文献等▽ミナト製薬ホームページ▽シービージャパンホームページ▽特開2001-333728，2002-171918，特願2005-254708

Q（質問）161

糖尿病にグルコサミンは要注意？

　その他，高血圧や高脂血症気味の，生活習慣病の人にも服用注意と聞いた。

A（回答）

　グルコサミンは，グルコース（ブドウ糖）にアミノ基がついた構造をしており，「アミノ糖」と呼ばれるものの1つです。グルコースと基本構造が同じであるため，筋細胞などの細胞膜にある同じ糖輸送体（グルコーストランスフェラーゼ；GLUT）を通って細胞内に運ばれます。

　この糖輸送体の働きを活発にして，糖利用を亢進させるのがインスリンで，インスリン分泌不全や作用抑制（インスリン抵抗性）により糖利用が低下し，糖尿病が誘発されます。さらに，血糖が高いことがインスリン分泌やインスリン抵抗性を悪化させる「糖毒性」と呼ばれる悪循環が生じる場合があります。この糖毒性に，グルコースとグルコサミンの共通代謝産物が関わっているとの報告があったため，糖尿病の方にグルコサミン摂取の注意喚起がされるようになったのが，主な経緯のようです。

　しかしながら，Ⅱ型糖尿病患者を用いて行われた試験からは，現在販売され

ている健康食品などに含まれるグルコサミン量では，急激な血糖値異常が現れる心配はほぼないと考えられています。ただし，すでにインシュリンの感受性が大きく低下しているⅡ型糖尿病患者の方よりも，Ⅰ型糖尿病患者や血糖値に異常の無い人の方が影響を受けやすい可能性があります。また臨床試験で行われたのは数ヵ月程度までの摂取期間ですので，それ以上服用される方は，日頃の血糖値や健康診断時の結果に注意されたほうがよいでしょう。

> **【参考】グルコサミンと糖毒性の研究報告**
>
> 糖尿病悪化にグルコサミン摂取が一因と疑われる臨床報告もあるのですが，Ⅱ型糖尿病患者を用いて行われた試験では，1日あたりグルコサミン1500mgを90日間摂取しても，血糖値に影響は見られなかったことが報告されています（JAMA, Vol. 163, No. 13, P1587-90, 2003）。また，健常人が1日あたりグルコサミン1500mgを6週間摂取しても，血糖値をはじめ，血圧，血中の中性脂肪値やコレステロール値に影響を与えなかったことが報告されています（Diabetes, Vol. 55, No.11, P3142-50, 2006）。

参考文献等▽健康食品の全て，2006，同文書院▽健康食品の有効性，安全性情報（グルコサミン），独立行政法人国立健康・栄養研究所▽坂本廣司，グルコサミンの関節痛改善効果と食品への応用，CMCテクニカルライブラリー，甲陽ケミカル▽川中健太郎，運動と骨格筋GLUT4，2006，学術の動向▽Nature Vol. 451（7181），Feb, 2008

Q（質問）162

血糖値の上昇を抑える食物繊維は？

A（回答）

特定保健用食品の「血糖値が気になり始めた方の食品」に，難消化性デキストリンという食物繊維があります。これは，デンプンに消化酵素アミラーゼを作用させ，消化しきれずに残った部分を精製して得られる水溶性食物繊維です。食べた物の胃内滞留時間を延ばすことにより，小腸からの糖の吸収を遅らせ，血糖値の上昇を抑えます。

特に，他の食物繊維で見られるようなミネラルの吸収阻害が問題にならないこと，「1日摂取許容量の上限値を明確に定める必要がない，極めて毒性の低

い食品素材」として分類（FAO（Food and Agriculture Organization：国連食料農業機関）／WHO（World Health Organization：世界保健機関）による分類）されていることなどから，大変利用しやすい成分です。ただし，下痢を誘発することがありますので，ご注意ください。

《期待される作用情報》難消化性デキストリン
○糖の吸収スピードの遅延作用（食後血糖の上昇抑制作用）
○整腸作用
○脂肪の吸収スピードで遅延作用（食後中性脂肪の上昇抑制作用）
○内臓脂肪の低減作用
○ミネラルの吸収促進作用

【参考】食物繊維
　食物繊維とは，「ヒトの消化酵素で消化されない食物成分」のことです。以前は，植物由来の成分だけを指していましたが，現在では，キチン，コンドロイチン，コラーゲンなど，動物由来の成分も含まれ，多様な生理作用を有することが報告されています。なお，これらの成分の一部は，腸内細菌により分解後，ヒトの体内に吸収利用されています。

	不溶性	高分子水溶性	低分子水溶性
植物性	セルロース ヘミセルロース リグニン 寒天	グルコマンナン ペクチン グアガム アルギン酸ナトリウム	難消化性デキストリン ポリデキストロース 低分子化グアガム 低分子化アルギン酸
動物性	キチン コラーゲン	コンドロイチン	

参考文献等▽辻啓介，森文平，食物繊維の科学，1997，朝倉書店

Q（質問）163

ゲルマニウムは何にいいの？

　入浴剤でゲルマニウムを配合した商品があるが，入浴剤に入っているとどういいのか，具体的に効能が書いていないのでわからない。

A（回答）

　薬事法に基づき承認を得た針灸などの医療機器に，ゲルマニウムを使用したものがありますが，この場合でも表示可能な効能は，針灸としての効能であり，ゲルマニウム自体の効能ではありません。また，一般的な商材で効能効果をうたうことは，薬事法に抵触するため書かれていません。ゲルマニウムは，一般的に「血行促進」や「疲労回復」などの効果が期待されており，入浴剤としてこれらの効果をさらにアップさせる目的で配合されているものと思われます。

> 【参考】ゲルマニウム
> 　原子番号32番の炭素族元素の１つで，自然界に存在する微量元素です。食薬区分上ゲルマニウムと表示されますが，鉱物中に含まれる無機ゲルマニウムと，一部の植物やキノコ類に比較的多く含まれ，また合成によっても得られる有機ゲルマニウムの２種類があります。
> 　無機ゲルマニウムも有機ゲルマニウムも健康食品として摂取可能な商品がありますが，無機ゲルマニウムのうち酸化ゲルマニウムに，継続摂取による健康被害事例があったことから，酸化ゲルマニウム含有食品の継続摂取をさけるよう注意喚起することが，厚生労働省から通知されています。
> 　有機ゲルマニウムには，医療用医薬品として認められているものとして，プロパゲルマニウム（製品名：セロシオン，三和化学－アステラス）があります。この薬は，ウイルス性Ｂ型慢性肝炎（ウイルスマーカー改善）に適応がありますが，時に肝炎を増悪させる場合があり，医師の指示のもと使用される処方せん医薬品となっています。

参考文献等▽エビデンスに基づくハーブ＆サプリメント事典，2008，南江堂▽国立健康・栄養研究所ホームページ，話題の食品成分の科学情報，ゲルマニウム▽的場民治，健康ゲルマニウム革命，1996，現代書林▽セロシオンカプセル10添付文書，アステラス製薬▽高久史麿，矢崎善雄，治療薬マニュアル，2006，医学書院▽厚生労働省衛新第12号，昭和63年10月12日

Q（質問）164

胆石の人が食生活で気を付けることは？

60代男性。胆のう結石で通院中。

A（回答）

　結石は，主に胆汁中のコレステロールが結晶化して，胆のうや胆管に溜まったものです。胆のう結石は，胆のうに結石ができることを指し，胆石症（俗に胆石という）の1つです。日本人の胆石症の約70％は，コレステロール胆石です。残りの主なものは，ビリルビンがカルシウムなどと結合してできる色素胆石で，総胆管に多く見られます。

　したがって，食事ではまず，コレステロールの摂取量を減らすことが重要です。また，食事を制限しすぎたり絶食したりすると，胆汁が分泌されずに胆のう内に濃縮されてしまう可能性がありますので，その点も注意して下さい。

　その他，食事メニューで気を配るべき点としては，脂肪分の摂取を控える分，良質のタンパク質や糖質を摂ることが必要です。調理法も，重要なポイントです。肉類であれば脂を落とすよう網焼きにする，揚げ物であれば衣は必要最低限にするなどの工夫が必要です。

　また水溶性食物繊維には，コレステロールの吸収を抑制することが示唆されていますので，海藻類や緑黄色野菜，きのこ類，いも類などを積極的に取り入れられると良いでしょう。最後に，外食はなるべく控えるようにし，食事の量も常に控えめにするよう心がけてください。

【参考】胆汁と胆石症

　胆汁は肝臓で作られ，左右胆管を通って胆のうに一旦貯められ濃縮された後，総胆管を通って十二指腸に分泌され，脂肪の消化を助ける働きをします。胆汁は約95％が水分で，構成成分として胆汁酸，コレステロール，ビリルビン，リン脂質などを含みます。脂肪の消化には，胆汁酸の乳化作用が重要な役割を果たしています。

　胆石の疝痛発作は，みぞおちから右上腹部，背中にかけて差し込むような痛みが生じるのが特徴です。胆のう結石の場合は，胆汁が分泌されるときに胆のうが大きく収縮し，胆石が胆のうの出口付近に詰まってしまうことがきっかけとなります。この詰まった胆石を押し出そうと，胆のう内の圧力が高まったり，平滑筋の痙攣が生じたりしたときに疝痛が起こります。胆管結石の場合は，常に胆汁の通路が詰まったような状態にあるため，より激しい疝痛発作が頻繁に生じ，発熱や黄疸を伴うことが多くあります。

⇒（Ⅰ）Q178　ウラジロの葉を使った健康茶はあるか？

参考文献等▽税所宏光，検見崎聡美，胆石・胆のう炎の人の食卓，2001，保健同人社

Q（質問）165

スピルリナの特徴や作用は？

A（回答）

　スピルリナは単細胞微細藻類で，現在約35種類ほどが知られています。食用として用いられているスイゼンジノリと同じ藍藻類に属し，淡水湖に生息しています。食糧として利用価値が高いのは，大型で増殖力が大きく，かつタンパク価の高いものに限定されています。スピルリナの栄養成分の一番の特徴は，この優れたアミノ酸組成から成るタンパク質を多量に含むことです（60〜70%）。また各種ビタミン・ミネラル類，必須脂肪酸，多糖類，核酸なども豊富に含みます。

　一方，ヒトの必須栄養素に当たるもので，スピルリナに不足している成分もあります。ビタミンC，ビタミンD，コリン，ビタミンU，バナジウム，ヨード，モリブデンが該当し，不足を補うため，いくつかの不足成分を添加した製品もあります。また，野菜には通常含まれないビタミンB_{12}がスピルリナには含まれているものの，ヒトが利用できないタイプであるとの報告もあります。ただし，1製品のみを用いた解析結果で，全種類のスピルリナ中のビタミンB_{12}がそのようなタイプかは不明です。

　なお，スピルリナは，ビタミンKを多く含むため，ワルファリン服用者は摂取を控える必要があります。また，光過敏症と重金属中毒があります。ただし，現在では，クロレラの生産基準同様，特に注意を払って生産，検査が行われていますので，通常量摂取では問題ないと思われます。

【参考】スピルリナ

　スピルリナ（spirulina）は，幅0.005〜0.008mm，長さ0.3〜0.5mmの「らせん形」をした濃緑色の単細胞微細藻類の一種です。名前はらせん形"を意味する"Spira（Spiral）"に由来しています。水温30〜35℃のミネラル濃度の高い，アルカリ性（pH9〜11）の水を好み，植物と同じように酸素発生型光合成を行い増殖します。橙黄色のカロテノイドのほか，緑色の葉緑素（クロロフィルa），クロレラには無い青色のフィコシアニンの3種の色素を含んでいます。

参考文献等▽健康食品の有効性，安全性情報（スピルリナ），独立行政法人国立健康・栄養研究所ホームページ▽北川勲，吉川雅之，食品薬学ハンドブック，2005，講談社▽ディックラ

イフテック社内資料

Q（質問）166

スピルリナの抗酸化能とは？

A（回答）

　スピルリナなどの健康食品やサプリメントで示されている抗酸化能とは，いずれも数種類ある活性酸素のうち，スーパーオキシドアニオンを消去できる能力のみを試験管内で測定し，スーパーオキシドディスムターゼ（SOD）の消去能力と比較・数値化したものです。この測定値は測定法により上下し，混在物によっても左右されるため，絶対的な値ではありません。さらに抗酸化物質は，各々体内への吸収率が異なり，吸収される前に分解されてしまうものもあります。したがって，実際に生体内での抗酸化力と直結するものではありませんので，1つの目安として捉えてください。スピルリナ摂取では，$β$-カロテンやビタミンE，さらには特有のフィコシアニンをはじめ，多様な抗酸化物質を一度に補給できる利点があると考えられます。

【参考】活性酸素

　生体内で過剰に生じた活性酸素は，強力な酸化作用により遺伝子や細胞機能に損傷を与えます。活性酸素と呼ばれるものには，スーパーオキシドアニオン [$·O_2^-$]，過酸化水素 [H_2O_2]，ヒドロキシルラジカル [$HO·$]，一重項酸素 [$^1O_2$] があります。生体内では，主にスーパーオキシドディスムターゼ（SOD），カタラーゼ，ペルオキシダーゼなどの酵素やグルタチオンが，活性酸素を消去しています。このほか，食事から補給される抗酸化物質に，ビタミンA，ビタミンC，ビタミンE，$β$-カロテン，カテキンなどがあります。

　活性酸素はとても反応活性に富んだ物質で，発生した直近に抗酸化物質がないと全く意味がありません。また，1つの抗酸化物質のみをどれだけ補給しても十分な効果を得ることはできませんが，野菜などの食物で摂った場合には，他の協調して働く抗酸化物質や微量成分が一緒に摂れるため，十分な抗酸化効果が得られるとの見解が示されています。

参考文献等▽健康食品の有効性，安全性情報（スピルリナ），独立行政法人国立健康・栄養研究所ホームページ▽ディックライフテック社内資料▽川崎信治，嫌気性菌に特有の抗酸化酵素，生物工学，第85巻，2007▽浅田浩二，植物にとって酸素とは，CLINICIAN, No. 383 ⑫，1989▽桜井弘，金属なしでは生きられない（活性酸素をコントロールする），2006，岩波書店▽Jonathan Scheff : Scientific American, Fact or Fiction : Antioxidant Supplements Will Help You Live Longer, June 6, 2008

Q（質問）167

スピルリナの成分"核酸"とは？

A（回答）

　核酸はデオキシリボ核酸（DNA）とリボ核酸（RNA）からなる高分子有機化合物で，動植物すべての細胞核に含まれています。DNAには一個の生命体活動に関わる，一切の遺伝暗号が書き込まれており，DNAの遺伝情報はRNAの情報に移し変えられ，さらにその情報を元に特定のアミノ酸（20種）が連絡し，タンパク質が合成されます。

　ヒトでは約200日で全身の細胞が生まれ変わり（脳と心臓を除く），多量の核酸が消費されています。しかし，普段の食事中には十分な核酸が含まれ，また核酸の構成単位であるヌクレオチドは，体内で再利用や再合成が可能なため，通常，不足することはありません。しかし，手術後や重篤な疾患の回復期で，さらに栄養が十分に摂れないような場合は，核酸を別途補給する意味があると考えられます。

　なお，スピルリナ製品中の核酸は，原料であるスピルリナ由来の成分として含まれているもので，特別に添加されたものではありません。痛風でプリン体の摂取制限をされている方にも，特に控えていただく必要は無く，通常の食品成分として摂取していただけます。

参考文献等▽林輝明・吉川雅之監修，健康・栄養食品事典，東洋医学舎▽蒲原聖可，EBMサプリメント事典，医学出版社▽西崎統監修，健康食品百科，2003，ブレーン出版

Q（質問）168

コラーゲンって身体にどういいの？

A（回答）

　コラーゲンは，皮膚や血管，腱，歯などの組織に存在する線維状のタンパク質であり，細胞間を繋いで，組織，臓器や体全体の支持，補強の役割を担っています。3本のペプチド鎖から成り，その組み合わせの違いにより数十種類が存在し，皮膚や骨では大部分が繊維芽細胞や骨芽細胞が作るⅠ型コラーゲン，軟骨では軟骨細胞由来のⅡ型コラーゲンと分類できます。

　血管の周囲のコラーゲン線維の強度不足により，血圧のかかる血管から血液が漏れる懐血病と呼ばれる疾患があります。この原因は，ビタミンCの不足により，正常なコラーゲン線維のらせん構造が作れないためです。また，創傷や骨折の治癒過程では，コラーゲンが再構成されてから以後の治癒が促進されるなど，物理的な働き以外にも重要な役割があります。例えば，細胞接着の足場となり細胞間を繋ぐだけでなく，細胞の分化，増殖，移動に重要な働きをすることが明らかにされてきています。

　健康食品としてのコラーゲンは，美容によい，骨や関節によいなどといわれ皮膚や骨に関する報告がいくつかありますが，今のところ，確たる根拠が確認されているわけではありません。コラーゲンを多く含む食品としては，鶏の手羽，鶏の皮，フカヒレ，牛すじなどがあります。健康食品・サプリメントだけでなく，医薬品や化粧品にも主に保湿成分として利用されています。ちなみに，コラーゲンとして販売されている製品の大部分は，それを変性させたゼラチンです。

　　参考文献等▽サプリメントデータブック，2005，オーム社▽大崎茂芳，コラーゲンの話，2007，中央公論新社▽石見佳子，食品成分有効性評価及び健康影響評価プロジェクト解説集，コラーゲンの安全性と機能性，2004年11月，国立健康・栄養研究所ホームページ▽健康食品の有効性，安全性情報（コラーゲン），独立行政法人国立健康・栄養研究所ホームページ▽新田ゼラチン社内資料▽明治製菓▽コスメトロジー研究報告第12号（2004）株式会社ニッピバイオマトリックス研究所

Q（質問）169

ヒアルロン酸，コラーゲン，コンドロイチンの違いは？

同じような効果がうたわれているので，どれか1つだけ摂れば十分ではないか。

A（回答）

これら3成分は，関節軟骨や皮膚の真皮の構成成分で，ともに高い水分保持能力を持ち，軟骨や皮膚の柔軟性や弾力性を保つために役立っています。

これらの成分を食品として摂取したとき，どの程度利用されるかは未だ明確ではありませんが，これらのうち1つでも十分に働かなければ，健康な軟骨や肌は形成されません。というのも次のように，これらの3つの成分が互いに関係し合って機能しているからです。

まずヒアルロン酸を軸にタンパク質（コアタンパク）が結合し，そのタンパク質にコンドロイチンが多数結合し，プロテオグリカンと呼ばれる集合体を形成します。この集合体がさらにコラーゲン線維に絡み，全体で多量な水分を保持することを可能にしています。

このことから，これら3つの成分をバランスよく摂取するのが最も効果的と思われます。最近は色々な成分が組み合わされた製品も出ておりますし，1つの成分，製品にこだわらず，いくつかの製品を少しずつ並行して摂取されるのも，有効な手段であると思われます。

⇒（Ⅰ）Q188 コンドロイチンは関節にいい？

参考文献等▽前田信明，プロテオグリカン，細胞工学，Vol. 20(8)，2001 ▽大崎茂芳，コラーゲンの話，2007，中央公論新社▽健康食品の有効性，安全性情報（ヒアルロン酸，コラーゲン，コンドロイチン），独立行政法人国立健康・栄養研究所ホームページ▽関節に良いとされる成分を含む「健康食品」（商品テスト結果），平成20年8月，国民生活センター

Q（質問）170

発酵ヒアルロン酸とは？

A（回答）

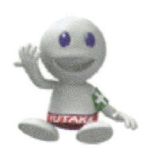

　ヒアルロン酸は，グルコサミン由来のN-アセチルグルコサミンが，グルクロン酸と繰り返しつながり形成された，高分子体のことです。ヒアルロン酸の製造方法には，「鶏冠抽出法」と「培養発酵法」があります。鶏冠抽出法は，鶏のトサカからヒアルロン酸を抽出する方法です。培養発酵法は，細菌（Streptococcus Zooepidemicus）をグルコースと小麦由来ペプトン存在下で培養し，微生物内に生成されたヒアルロン酸を精製して得るという方法です。どちらの方法で製造されても，ヒトの生体内に存在するヒアルロン酸と同じものとなります。

【参考】発酵コンドロイチン
　通販にて，発酵コンドロイチンの商品名で販売されているものがあります。こちらは，発酵法によって作られたコンドロイチンという意味ではなく，「乳酸菌の力を借りてコンドロイチンをある程度消化し，体内に吸収し易くしてある製品」とのことです。ヒトはコンドロイチンやヒアルロン酸などのグルコサミノグリカンを，自らの力では消化することができず，腸内細菌によって一部分解されたもののみを吸収しているため，このような製品が考案されたと考えられます。コンドロイチンに関しては，少なくとも商業的に導入可能な，精製法以外による製造手段は，確立されていないようです。

⇒（Ⅰ）Q205 低分子ヒアルロン酸とヒアルロン酸は違う？

参考文献等▽健康食品開発機構社内資料

Q（質問）171

清涼飲料水に入っているムイラプアマとは？

A（回答）

　アマゾンの熱帯雨林に原生する半寄生低木で，キンモクセイのような香りがします。現地では，樹皮が胃腸を強くするお茶として使われているそうです。この樹皮や根から取ったエキスは，マッサージ薬や入浴剤として使われています。また，強壮作用を有するとされ，栄養ドリンクに配合されることもあります。うつや神経痛，月経前症候群にも効果があるといわれています。有効成分は，ムイラプアマだけに含まれる特殊な成分，「ムイラプアミン」と考えられています。

　　　　参考文献等▽独立行政法人国立健康・栄養研究所ホームページ

Q（質問）172　メチルスルフォニルメタン

Q172の1　メチルスルフォニルメタンの働きは？

A（回答）

　メチルスルフォニルメタン（MSM）は，有機イオウ成分の一種です。イオウは必須栄養素の一つで，ヒトを含めてあらゆる動植物に広く存在し，特にヒトでは爪・髪・皮膚・関節・軟骨などに多く含まれ，加齢とともに減少するといわれています。MSMは体内で，たんぱく質の分子構造を保つためのイオウ供給体の一つとして働きます。MSMの経口摂取では，関節炎・関節痛・老化に伴う変形性関節症の改善，花粉症に伴うアレルギー性鼻炎の改善，間質性膀胱炎（細菌感染による急性膀胱炎とは異なる）の改善，抗酸化作用，抗炎症作用などの報告があります。

　通常の食品中には，牛乳（3.3ppm），コーヒー（1.6ppm），トマト（0.86ppm以下）などにわずかに存在しますが，調理の過程で失われることも多いためサプリメントが利用されています。上記のような効果を期待する場合，1日あたり1～3gを継続して摂取します。病気の予防や改善を目的とする場合，1ヵ月～4ヵ月継続すると効果が期待できます。関節炎・関節痛に対しては，グルコサミンやコンドロイチンとの併用がよく行われています。製品化されているものは主に植物由来成分でありますが，ヒトの体内でも合成される成分であるため，特に問題になる健康被害や副作用は報告されていませんが，妊娠中の安全性については信頼できる情報が十分にないので使用は控える方がよいでしょう。他のサプリメントや医薬品との相互作用も今のところ報告されており

ません。

> **《期待される作用情報》MSM（メチルスルフォニルメタン）**
> ○花粉症などの季節性アレルギー性鼻炎の緩和
> ○変形性関節症の疼痛緩和

Q172の2　メチルスルフォニルメタンは血糖を上げる？

　MSMを飲んでいるが，血糖を上げる作用があると聞いた。飲み続けても大丈夫か。

A（回答）

　メチルスルフォニルメタン（MSM）は，天然のイオウ化合物です。その作用から，インスリン生成に必要な物質といわれていますが，血糖値や血圧に影響を与えるとのデータはありません。

　一方，市販のサプリメントの中には，MSMと一緒にグルコサミンを含有するものがあります。グルコサミンは，天然アミノ糖の一種であり，糖代謝を変化させるとの報告があったため，糖尿病治療薬との併用については懸念されてきました。しかし，最近の研究では，一般的な使用の範囲であれば糖代謝にほとんど影響しないとの報告があり，問題がないと考えられています。

　参考文献等▽蒲原聖可，サプリメント事典第2版，2007，平凡社▽田中平三・門脇孝・篠塚和正・清水俊雄・山田和彦監訳，健康食品のすべて－ナチュラルメディシン・データベース－，2006，同文書院▽NPO日本サプリメント協会，サプリメント健康バイブル，2004，小学館▽独立行政法人国立健康・栄養研究所，「健康食品」の安全性・有効性情報ホームページ▽久光製薬社内資料▽日経ヘルスサプリメント事典2006年版，日経BP社▽医療従事者のための機能性食品ガイド，2004，講談社

Q（質問）173

タウリンの効果は？

　栄養補給目的のドリンクに含まれていることが多いが，どのような効果があるのか。

A（回答）

　タウリンは，貝類やイカ，タコなどの魚介類に多く含まれる，含硫アミノ酸の一種です。ただし，タンパク質の構成成分ではありません。ヒトでは，心筋

をはじめ，筋肉・脾臓・脳・肺・骨髄などに多く存在しています。脂質の消化吸収を担う胆汁酸の成分であるタウロコール酸を，生合成する際の素材でもあります。

タウリンは，医療用医薬品にも指定されており，これにはタウリン散（大正，大正富山）があります。心筋の収縮力を高めて，心臓から出て行く血液量を増やす働きがあることから，うっ血性心不全の治療薬として，また，肝臓機能の恒常性を維持させる目的でも利用されています。タウリン散の用法は1回1g，1日3回ですが，栄養ドリンク1本に配合されているタウリン量は通常1～3gですので，栄養ドリンクでも医療用の製剤と同程度の摂取が可能です。

そのほか，タウリンには，「交感神経抑制作用により，高血圧を改善する」，「胆汁酸の分泌量を増加させ，コレステロールの排出を促すことにより，胆石症を予防する」，「小腸の蠕動運動を促して，腸内細菌の異常繁殖を防ぐ」などの作用が示唆されています。

《期待される作用情報》タウリン（2-アミノエタンスルホン酸）
○うっ血性心不全改善作用
○高ビリルビン血症における肝機能改善作用

参考文献等▽田中平三・門脇孝・篠塚和正・清水俊雄・山田和彦監訳，健康食品のすべて－ナチュラルメディシン・データベース－，2006，同文書院▽伊田喜光・田口進・根元幸夫・本多京子監修，食の医学館，2002，小学館▽林輝明・林雅之監修，健康・栄養食品事典 2008，東洋医学舎▽独立行政法人国立健康・栄養研究所，「健康食品」の安全性・有効性情報ホームページ▽高久史麿，矢崎善雄，治療薬マニュアル，2006，医学書院

Q（質問）174

びわの葉エキス中のアミグダリンとは？

末期癌患者のご家族からの質問。びわの葉エキスを同じ病室の患者が飲んでいる。エキスに含まれているアミグダリンが，がんにもいいらしいが，毒性もあるとのこと。飲んでも大丈夫なのか。

A（回答）

アミグダリンは，ビワをはじめ，アンズ・ウメ・モモなどの，バラ科サクラ属植物の未熟果実種子の仁（にん：種子から種皮を取った中身）に多く含まれる成分で，レートリルと呼ばれることもあります。微量ですが，それら植物の

未熟な果実の果肉，樹皮，葉にも含まれています。過去には，ビタミン B_{17} と呼ばれていたこともありましたが，実際には生体の代謝に必須な栄養素ではなく，また欠乏症も報告されていないなど，ビタミンの定義に全く当てはまらないため，この呼称は適切ではなく，現在では使われていません。

過去，「アミグダリンが，癌細胞の増殖を抑制する」との報告が米国であり，米国・メキシコを中心に，ガン治療に用いられた時期もありました。しかし，米国国立癌研究所による結論では，「アミグダリンは，癌の治療・改善及び安定化，関連症状の改善や延命に対し，いずれも効果がなく，むしろ青酸中毒を起こす危険性がある」となっており，現在，癌治療効果は否定されています。

びわの葉エキスは，健胃・整腸，解毒作用，鎮咳・去痰，慢性気管支炎に効果があるとされ，古くから漢方素材として利用されてきました。ただし，それらの効果とアミグダリンの関係については，明確になっていません。葉に含まれるアミグダリンの量は少量であり，製品の指示量を守っている限りは毒性が問題になることはないと思われますが，過剰摂取には注意が必要です。

【参考】アミグダリンと青酸中毒

青酸配糖体であるアミグダリンを経口摂取すると，自身や腸内細菌由来の β-グルコシダーゼによって分解され，シアン化水素（青酸）を発生します。またアミグダリンの分解は，ビタミンCによっても促進されることが確かめられています。シアン化水素は，ミトコンドリアの電子伝達鎖を阻害する，非常に強い細胞毒です。従って，癌細胞に一定量以上のアミグダリンを作用させる実験を行えば，増殖抑制が認められるのは当然と考えられますが，アミグダリンを経口摂取しても癌細胞だけに選択的に作用する可能性は低く，そのような目的で大量に摂取をすれば，青酸中毒が引き起こされます。

実際の果実では，アミグダリンは，果実が成熟すると果実の仁に存在するエムルシン（β-グルコシダーゼの一種）によって分解され糖に変わるため，消失していきます。また，梅干や梅酒などでは，加工の過程においてアミグダリンの分解が進むため，これらの食品の摂取によって受ける影響は，非常にわずかで問題とならないと考えられます。

参考文献等▽林輝明・吉川雅之監修，健康・栄養食品事典 2008，東洋医学舎▽独立行政法人国立健康・栄養研究所，「健康食品」の安全性・有効性情報ホームページ

Q（質問）175

DHEAとDHAは同じもの？

A（回答）

　DHEAはデヒドロエピアンドロステロンという内分泌ホルモンの一種で，DHAはドコサヘキサエン酸というω3系脂肪酸のことです。

　DHEAは主に副腎皮質で作られ，男性ホルモンのテストステロンやその前駆体のアンドロステンジオン，女性ホルモンのエストロゲンへと変換されます。DHEAには，勃起障害やうつ，更年期障害，免疫力の低下などの改善が示唆されており，血液中のDHEA量は45歳程度を境に急激に減少することから，米国ではサプリメントによる補給が人気となっています。ただし，ヒトにおけるそれら改善作用の検討は，十分ではありません。一方，前立腺がんや乳がん細胞の増殖を促進する可能性が示唆されていますので，これら疾患の病歴や可能性がある場合には，摂取を避けるのが無難であると思われます。

　DHAは，冷たい海水に生息する魚より得られる魚油に含まれる成分で，中性脂肪やLDLコレステロールを下げ脂質異常症を改善する効果が認められており，特定保健用食品としても利用されています。その他，高血圧やアレルギー疾患を防ぐ効果，視力の向上，躁うつ病やうつ病，認知症の改善，抗がん作用など，幅広い効果が示唆されています。注意点としては，抗凝固剤との併用により血液凝固が過剰抑制されたり，抗うつ剤との併用により抗うつ作用が増強される可能性があることです。

⇒（Ⅰ）Q171 EPAやDHAは生活習慣病を防ぐ？

参考文献等▽日経ヘルスサプリメント事典2006年，日経BP社▽GOOD SCIENCE 日本語版2001年10-12月号▽吉川敏一，辻智子，医療従事者のための【完全版】機能性食品ガイド，2004，講談社▽メルクマニュアル家庭版

Q（質問）176

クミスクチンとは？

A（回答）

　クミスクチンはシソ科の低木多年草で，成長すると1メートルほどの高さに

なり，白色，薄紫色の美しい花を咲かせます。原産は中国南部やインド，東南アジア方面といわれ，長く突き出した雄しべの形が猫のひげに似ていることから，「猫のひげ」とも呼ばれています。日本ではまだ馴染みの薄い薬草ですが，世界各国でその高い薬効が認められています。ドイツでは腎臓の薬として古くから使用され，オランダ，フランス，スイスの薬局方でも利尿薬として扱われたりと，利尿や糖尿病・高血圧症の予防に効果があるとして利用されてきました。

　クミスクチンには，各種ミネラルが大量に含まれています。そのミネラルの中でも特にカリウムは，クミスクチン100g中に2150mgも含まれています。多量のカリウムが血液や体液の水分貯留量を引き下げて利尿作用を促進し，血圧を降下させるとされています。

　また，糖尿病の予防効果については，沖縄県工業技術センターの研究により，クミスクチンに含まれるロズマリン酸が，糖質（二糖類）分解酵素の働きを阻害することによって，血糖値の上昇を抑えることが明らかになっています。ロズマリン酸は，シソやローズマリー，レモンバームなどにも含まれるポリフェノールの一種です。クミスクチンはこのほか，抗酸化作用や抗アレルギー作用のあることも，マウスを使った実験で確認されています。

> **【参考】クミスクチン茶**
>
> 　腎臓をわずらい尿の出が少ないとき，血圧が高めのとき，糖尿や神経痛，関節炎のときなどに，葉を煎じて服用されています。約6g程度をお茶のように茶こしでいれ，お湯を注いで適度な色が出たときが良いとされています。クミスクチンを煎じるときは，土瓶，土鍋，ホーロー製の容器を使い，鉄や銅製の容器は使用しないようにしましょう（鉄などとの反応で効果が減弱するとされています）。

参考文献等▽林輝明・吉川雅之監修，健康・栄養食品事典，東洋医学舎▽山本漢方製薬社内資料

Q（質問）177

サジーにはどんな働きがあるの？

A（回答）

サジー（別名：沙棘）は，ロシアや中国に自生するグミ科の植物で，伝統的に種子や果実，葉が薬用および食用に利用されてきました。サジー果実には，カロテノイド類，フラボノイド類，トコフェロール類，ビタミンC等が含まれ，抗酸化作用を示します。サジー種子には，α-リノレン酸，リノール酸，オレイン酸とった不飽和脂肪酸が豊富に含まれており，この種子油をアトピー性皮膚炎患者に経口投与した臨床試験では，皮膚生検にて脂質代謝改善作用があったと報告されています。ただし，基礎研究や臨床試験はまだ十分ではなく，今後の研究成果が期待されます。

《期待される作用情報》サジー
○抗酸化作用
○抗アレルギー作用

参考文献等▽蒲原聖可，EBMサプリメント事典，医学出版社

Q（質問）178

深海鮫生肝油と深海鮫エキスの違いは？

2つとも井藤漢方製薬の商品。2つの商品の間で価格差が2000円近くあるのでどう違うのか知りたい。

A（回答）

「深海鮫生肝油」（6000円）は，鮫の肝臓を非加熱製法により鮮度を保ったまま製品化した肝油です。ジアシルグリセリルエーテルをはじめ，DHA・EPAなどのオメガ3脂肪酸やスクワレンなどの有用成分を豊富に含んでいます。

一方「深海鮫エキス」（4800円）は，鮫の肝臓から抽出した肝油から不純物を取り除き，高度のスクワレンだけをカプセルに包んだものです。

もともとは「深海鮫エキス」のみでしたが，スクワレン以外の肝油成分も抽出できるようになり，さらに健康に役立つ製品として「深海鮫生肝油」が発売されました。

> **【参考】スクワレン（スクアレンともいいます）**
>
> 　水深 200〜1000m という，過酷な環境で生きる深海鮫の肝臓に含まれている，無色透明の油性物質です。抗酸化作用を持つ不飽和脂肪酸で，体内ではコレステロール合成の中間体になっています。スクワレンは人体の色々な組織中にさまざまな割合で存在し，最も濃度が高いのは皮膚と細胞組織です。なお，水素を添加して安定化した「スクアラン」は，化粧品の油性成分としてよく使われています。

⇒（Ⅰ）Q240 サメの肝油が血液をさらさらにする？

参考文献等▽井藤漢方製薬社内資料▽日経ヘルスサプリメント事典 2006 年版，日経 BP 社

Q（質問）179

コンフリーを食べていけない理由は？

厚生労働省から，摂取を控えるようにとの通知があったようだが。

A（回答）

　コンフリー（シンフィツム，和名：ヒレハリソウ）は，コーカサスを原産地とするムラサキ科ヒレハリソウ属の多年草本です。欧米では茎・葉および根が，消化器系症状や呼吸器系症状などに対し，ハーブやサプリメントとして用いられてきました。国内には明治時代に牧草として普及し家庭菜園などでも栽培され，昭和 40 年代には若い葉を主として盛んに食すこともあったようです。

　しかしながら，肝静脈閉塞性疾患など，コンフリー製品摂取による肝障害の副作用報告例が海外で目立つようになってきました。このため米国ではコンフリー製品の自主回収勧告が，カナダではコンフリー含有食品を摂取しないようとの勧告が出されました。これらの事例は主にハーブやサプリメントの摂取によるもので，国内ではまだ健康被害事例は報告されていませんが，今後その恐れが完全にぬぐえないとして，摂取リスクの注意喚起とコンフリー製品の製造・販売・輸入等の自粛要請が，平成 16 年 6 月に厚生労働省より出されました。

　コンフリーにはピロリジジン・アルカロイド（PAs）が含まれており，これらが肝障害の原因と考えられています。PAs はコンフリー以外にもフキノトウ，西洋フキ，フキタンポポなど 6 千以上の植物から 350 種以上単離されており，これらの植物は大半が有毒です。現在でも，てんぷらにするなど加熱

すれば安全であると誤解され食べられることがあるようですが，加熱によるPAsの毒性軽減効果は確認されていませんので，自生，栽培品に関わらず食用にすることは控えてください。

> 【参考】肝静脈閉塞症
> 　主に肝臓の細静脈の非血栓性閉塞による，肝硬変または肝不全のことを言います。
> 　主症状は，急性または慢性の門脈圧亢進，肝肥大，腹痛です。骨髄移植患者の20％に出現するとされており，発症すると病状の経過は良くなく，完治しにくい疾患です。

参考文献等▽蒲原聖可，EBMサプリメント事典，医学出版社▽厚生労働省ホームページ▽練馬区保健所ホームページ▽府食第667号，平成16年6月17日，食品安全委員会

Q（質問）180

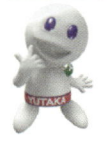

藻塩とは？

A（回答）

　藻塩（もじお）とは，海草に潮水を注ぎかけて塩分を多く含ませ，これを焼いて（藻塩焼きという）水に溶かし，その上澄みを釜で煮詰めて製した塩のことを言います。この製法は大変古く，百人一首「来ぬ人をまつほの浦の夕なぎに焼くや藻塩の身もこがれつつ」で歌われたほどです。現在，販売されている藻塩は，この古来の製法を再現して製造されたもので，海水ミネラルと海草成分が豊富な塩です。日常の調理に使用します。

【参考】塩の種類

製法	装置	原料	商品名の例	一口メモ
煮詰め	立釜	海水	（国産）食塩，並塩，白塩，瀬戸のほんじお	標準的食用塩サラサラで使いやすい。
		天日塩	精製塩，食卓塩，クッキングソルト	
		岩塩	（輸入）モートンソルト，アルペンザルツ	

健康食品・サプリメントに関する質問

		海水	（国産）能登の浜塩，小笠原の塩，備讃の塩	溶け易い，柔らかい
	平釜	天日塩	（国産）伯方の塩，シママース，あらじお	くっつきやすい
天日蒸発	塩田	海水	（輸入）原塩，粉砕塩，ゲランドの塩	やや溶けにくい，硬い，泥，細菌が入りやすい。
岩塩採掘	採掘	岩塩	（輸入）サーディロッチャ，アンデスの塩	非常に溶けにくい，硬い，鉱物が混ざる
全蒸発	スプレー乾燥	海水	（国産）雪塩，ぬちマース	ミネラル分が多い

参考文献等▽広辞苑第6版，2008，岩波書店▽社団法人日本塩工業会資料

Q（質問）181

キトサンに抗がん作用がある？

がんの治癒に効果があると聞いた。どのような製品を，どのくらい摂取すれば良いか。特定保健用食品の中にキトサンを使用したものがあるが，効果を期待できるか。

A（回答）

キトサンが，ヒトのがんに効果があると証明されている事実はありません。報告があるのは，キトサンオリゴ糖にある免疫賦活作用であり，これもがんの治癒，進行抑制に有効というものではありません。キトサンオリゴ糖は，キトサンを低分子化し吸収効率を高め，キトサンとは異なる作用が期待できるよう加工された食品です。

トクホのキトサン含有食品は，腸管内においてコレステロールや，その吸収に関わる胆汁酸と結合しそれらを排泄させる事により，血中コレステロール低下作用を有するとして認可された食品です。トクホのキトサン含有量は，この目的に合った量に調整されており，必ずしも他の目的に合った量ではありません。また，キトサンは，難消化性の食物繊維の1つであり，体内に吸収されることによる作用は，ほとんど期待できません。

【参考】キチンとキトサン

　キチンは，蟹や海老などの甲殻類，及び昆虫類の外殻を構成する，ムコ多糖類の1種です。キトサンは，食品として販売されているものは，キチンの構成成分である N-アセチルグルコサミンを，化学的に脱アセチル化し製造されています。

　しかしながら，キチンの脱アセチル化は部分的なものであり，必ず N-アセチルグルコサミンが残存することから，「キチン・キトサン」という呼称がより正確な表現として使われています。N-アセチルグルコサミンのアセチル基は反応性に乏しいのに対し，脱アセチル化され生じたアミノ基は反応性に富み，有害物を吸着するなどの機能性が高まることが示唆されています。

　また，キチンオリゴ糖およびキトサン（以下キチン・キトサンと同意）オリゴ糖とは，それぞれ，キチンとキトサンを加水分解して得られたものになります。キチンおよびキトサンは水に不溶ですが，これらオリゴ糖は水に可溶であり，とくにキトサンオリゴ糖は水に溶けやすいため，製品化しやすい特徴を持っています。また，キトサンは希酸に可溶であり，胃酸でゲル状になることが，コレステロール排泄作用に重要であるとされています。

参考文献等▽日経ヘルスサプリメント事典2006年版，日経BP社▽西崎統監修，健康食品百科，2003，ブレーン出版▽吉川敏一他編，機能性食品ガイド，2004，講談社▽橋詰直孝監修，堀美智子編，薬剤師と栄養士の連携のためのサプリメントの基礎知識，2002，薬事日報社▽日本キチン・キトサン学会ホームページ▽国立健康・栄養研究所ホームページ，「健康食品」の安全性・有効性情報，「キトサン」

Q（質問）182

熱中症予防に使える塩タブレットとは？

A（回答）

　高温多湿下での長時間にわたるスポーツや作業時には，多量の発汗による水分の喪失とともに，大量の塩分も失われます。塩分が不足すると，体の恒常性を保つ様々な機能が障害を受けます。さらに浸透圧の関係で，後から水分をいくら補給しても，体内にうまく吸収されないような状況に陥ることがありま

す。

　このような事態を防ぐためには，喪失量に相当する水分と塩分を，こまめに補給することが理想的です。しかしながら，プレーを中断できないスポーツや，手を休めることのできない作業など，随時補給が不可能な場合もあります。このような時に塩タブレットは，ある程度の量の塩分を一度に補給しておける点で有用です。

　摂取の際は，タブレットが徐々に溶解し体内に吸収されるよう，噛み砕いたりせずに水と一緒に飲み込みます。

　塩タブレット製品としては「タブソルト」（食品添加物），食塩錠「ツキシマ」（一般用医薬品）などがあります。摂取量の目安は各製品に表示されていますが，十分な量の水と一緒に摂取しないと，口渇感や疲労がさらに増す原因となります。多量の発汗時には，1時間当たり1リットル程度の水分補給が必要です。この際，即効性のエネルギー源として，また，救急の脱水症状の緩和策として，5％程度の糖分を含んだものを飲用とすると良いでしょう。理想的な経口補水液として，OS-1（病者用食品）という製品があります。

> **【参考】熱中症**
>
> 　熱中症とは，暑熱環境で発生する身体の高温（暑熱）障害の総称で，熱失神，熱疲労，熱射病，熱けいれんに分けられます。発汗による脱水と末端血管の拡張により，体全体の血液循環量が不足することが，主な原因と考えられています。熱中症という名称や，過去に日射病とも呼ばれていたことから，炎天下の灼熱環境で生じるものという概念が一般的ですが，過酷なスポーツや肉体労働中には，筋肉において多量の熱が産生されるため，室内や低温下でも発症することがあります。

⇒（Ⅰ）Q99 熱中症の対処法は？

参考文献等▽内藤商店社内資料▽スポーツ活動中の熱中症予防ガイドブック，財政法人日本体育協会ホームページ

Q（質問）183

植物ステロールとは？

A（回答）

　植物ステロールは，植物油に多く含まれるステロール成分の総称で，植物細胞の細胞壁を構成するものです。現在，植物ステロールを含む食用油やマーガリンなどの中には，「コレステロールが高めの方に適する」との表示許可を取得している特定保健用食品があります。血中コレステロールの中でも，特にLDLコレステロールを下げるのが特徴です。動物性食品に含まれるコレステロールが，消化管（小腸）で胆汁酸の油滴に溶けて体に吸収され，血中のコレステロールを上げるのに対し，植物ステロールはその過程を阻害する働きがあり，コレステロールが小腸から吸収されるのを防いで，結果的に血中のコレステロールが低下していきます。

　普段から野菜や果物をとる機会が少なく，脂っぽい食事を摂る機会も多い中高年の方は，このような特定保健用食品を積極的に摂ることをおすすめします。

　また，医療用医薬品では，植物ステロールの一種であるγ-オリザノールを有効成分とする「ハイゼット錠（大塚製薬）」が，脂質異常症の治療に用いられています。一般用医薬品では，大豆の植物ステロールであるソイステロールが，血清高コレステロールの改善に用いられています。

【参考】脂質異常症

　血液中に，コレステロールや中性脂肪が増加した状態です。放置しておくと動脈硬化を引き起こし，脳卒中や心筋梗塞などの血管系疾患の原因となります。遺伝的に血清高コレステロールとなる体質では，進行すると皮膚に黄色腫と呼ばれるこぶ状のコレステロール沈着や，黒目の上下に角膜輪と呼ばれる三日月型のコレステロール沈着が生じることがあります。中性脂肪値が極端に上昇すると，膵炎の誘発から強い腹痛を生じさせることがあります。

　なお，脂質異常症は，かつては高脂血症と呼ばれていましたが，高比重リポ蛋白（HDL）の血中濃度が低い事も上記血管系疾患のリスクファクターとなるため，最近名称が改められました。

《期待される作用情報》植物ステロール
○血中コレステロール低下作用
○前立腺肥大による排尿障害改善作用

⇒（Ⅰ）Q170 トクホ，健康日本 21 とは？

参考文献等▽大塚製薬社内資料，ハイゼット錠添付文書▽サプリメントブック，日本文芸社▽山川達郎監修，家庭の医学病気がわかる事典▽機能性食品ガイド，2004，講談社▽杏林製薬，ハスルール添付文書

Q（質問）184

免疫乳酸菌とは？

ある健康雑誌に掲載されていた。新型乳酸菌とも書かれていたが。

A（回答）

学術的な用語ではありませんが，「殺菌処理されていながら，腸管免疫系に多様な作用を及ぼすことが可能」として販売されている乳酸菌製品を指すときに，免疫乳酸菌あるいは新型乳酸菌という言葉が使われています。それらの製品に使用されているのは，乳酸菌の中でも乳酸球菌（エンテロコッカス・フェカリス菌）であり，開発メーカーの違いにより，菌株に EC-12，EF-621K，BH504 などの名称が付けられています。

従来，乳酸菌は，"生きて腸に届く"ことが重要とされてきましたが，乳酸菌の生死に関わらず菌体成分が腸管免疫系に作用し，様々な効果を発揮することが示唆されるようになってきました。動物実験では，殺菌乳酸菌の摂取によって，整腸作用をはじめ抗炎症作用，感染防御作用，免疫賦活作用などの効果が確認されており，臨床試験でも同様の効果が認められたとの報告がなされてきています。

ただし，菌体成分による腸管免疫系への十分な作用を期待するには，1日 1兆個の乳酸菌を摂る必要があると試算されています。こおれを乳酸菌入り飲料で摂ろうとすると，1日約 1L の量になり，現実的ではありません。しかしながら，球形の乳酸菌を加熱殺菌処理し乾燥させた場合，1兆個の乳酸菌を 1g 程度で摂取でき，コンパクトな製品化が可能となるようです。

⇒（Ⅰ）Q183 L. カゼイ. シロタ株はヤクルト菌？　Q209 ビフィズス菌の効果は？

参考文献等▽華舞，ダイヤ製薬，日本医学美健，各社社内資料▽食品と開発 Vol. 38，No. 10，2003

Q（質問）185

抗酸化力の測定方法は？

A（回答）

抗酸化力とは活性酸素の働きを抑える力のことです。抗酸化力の測定には約100種類もの方法があり，標準化されてないのが現状です。現在，抗酸化力の測定方法として
- ・FRAS 4 フリーラジカル分析システム（株式会社ウイスマー）
- ・BAP Test（株式会社メディカルパートナーショップ）
- ・抗酸化力測定装置（東北電子産業株式会社）

などの装置があります。

> 【参考】活性酸素
> 　大気中にある普通の酸素より，はるかに化学反応を起こしやすい酸素のことです。食べ物からエネルギーを取り出す，運動する，日に当たるなどの様々な生活の場面で，体内ではいろいろな化学反応が起こっており，その過程で活性酸素が発生します。活性酸素は周りにある物質を酸化する力が強く，皮膚など体が老化するのは主にこの活性酸素の有害作用だと考えられています。人体には活性酸素に対する防御システムが備わっていますが，食品などからとる様々な抗酸化成分も，活性酸素の害を防ぐ上で役立っています。

参考文献等▽ウイスマー，メディカルパートナーショップ，東北電子産業，各社社内資料▽日経ヘルスサプリメント事典2006年版，日経BP社

Q（質問）186

寒天もゼラチンも便秘に効く？

A（回答）

便秘の改善作用が期待できるのは，食物繊維が主成分の寒天の方です。ゼラチンの主成分は動物由来のタンパク質であり，寒天とは全く異なるもので，便秘の改善作用は示されていません。

寒天は，紅藻類のテングサや，オゴノリなどの細胞間質に存在する，粘質多糖から主に成っています。熱水抽出した粘質多糖を固めると「ところてん」になり，さらに凍結後，解凍・乾燥させたものが寒天です。寒天にはアガロースやアガロペクチンなど，食物繊維の代名詞でもある多糖類が豊富ですので，便秘改善目的に食されています。
　一方，ゼラチンは，コラーゲンを熱変性させ，3重らせん構造が解けたものを主成分とする混合物のうち，純度が高いものを指します。純度の低いものは，膠（にかわ）と呼ばれています。通常，牛や豚などの皮を煮沸してゼラチン質を抽出し，ろ過→冷却→乾燥→ブレンドという工程を経て製品になったものです。コラーゲンは消化されにくいタンパク質であり，広い意味で食物繊維に含まれますが，ゼラチンは熱変性や低分子化の結果，消化効率が高まっています。
　なお，ゼリーとは，ゼラチンを原材料とし，凝固させたものを指します。しかしながら，ゼラチンよりも比較的安価で，固まりやすく溶けにくい性質を持つことから，寒天や他の増粘多糖類をゲル化剤として用いたものも，ゼリーと称され販売されています。ゼリーを便秘改善目的に食する際には，ゼラチンを用いた本来のゼリーではなく，寒天や蒟蒻（グルコマンナン）系の製品を選ぶ必要があります。

参考文献等▽林輝明・吉川雅之監修，健康・栄養食品事典，東洋医学舎▽本多京子，根本幸夫，伊田喜光，田口進監修，食の医学館，2002，小学館▽西崎統監修，健康食品百科，2003，ブレーン出版▽清水千晶他，寒天ドリンクゼリー摂取による大学生の便秘改善効果と食事摂取の関係について第32号，2008，北海道文教大学研究紀要

Q（質問）187

頻尿にぎんなんが良いというのは本当？

A（回答）

　焼いたぎんなんには排尿を抑える働きがあるといわれ，子どもの夜尿症によく用いられたといいます。頻尿，夜尿症には煎ったぎんなんを毎日5～6個食べると良いとされています。逆に生のぎんなんは，カリウムが豊富なため利尿効果が期待できると考えられます。
　ぎんなんはイチョウの木の実です。ぎんなんの種子は，古くから漢方薬として利用されています。糖質，カリウム，ビタミンB_1・Cなどが多く，タンパク質，カルシウム，リン，鉄，レシチン，アスパラギンなども含みます。カロテ

ンは，種実類の中では最も多く含まれています。尿のコントロール以外にも，微量の青酸配糖体を有しますので，鎮咳や去痰を期待して用いられることもあります。咳には砂糖で味付けした水煮がよく，喘息には煎って水煮したものを毎日10粒位ずつ食べると良いとされています。精が強いことから，虚弱体質やアレルギーの体質改善にも古くから使われています。ただし，食べすぎるとアルカロイドの毒成分が消化不良を起こさせるので，子どもは5個以内にとどめましょう。

《期待される作用情報》ぎんなん
○肺の働きを高めることによる喘息抑制作用
○尿のコントロール
○乾きをとめる
○体を温める
○血栓を防止して生活習慣病を予防する
○脳の働きを活性化し，痴呆を予防する

⇒（Ⅰ）Q118 おねしょに効く薬はあるか？

参考文献等▽林輝明・吉川雅之監修，健康・栄養食品事典 2008，東洋医学舎▽本多京子，根本幸夫，伊田喜光，田口進監修，食の医学館，2002，小学館

Q（質問）188

サメ軟骨には抗がん作用がある？

A（回答）

サメは，骨格がすべて軟骨でできており，また，サメはがんを発症しないという説（現在は否定されている）があったことから，サメの軟骨にがんを抑制する物質があるのではないかと，いろいろな研究が進められてきました。これまでのところ，サメの軟骨の抗がん作用として，
　　①血管新生抑制による腫瘍細胞への栄養血管形成阻害，
　　②腫瘍細胞が正常組織へ侵入する際に活性化される酵素の働きを抑制
　　③細胞同士の接着阻害作用
などが示唆されています。基礎研究ではこのような抗がん作用が報告されていますが，予備的な臨床研究では顕著な効果は認められず，臨床的意義について

の議論が続いています。がんに対するサメ軟骨の適正使用に関しては，さらに臨床研究が必要であると考えられます。

現在，さまざまなサメ軟骨の健康食品が流通していますが，品質に差があるため注意が必要です。経口摂取の副作用として，味覚変化やその他，悪心・嘔吐，下痢といった消化器系症状が知られています。また，サメ軟骨製剤にはカルシウムを多く含んでいるものもあるため高カルシウム血症の患者は飲用を避けるようにしてください。

参考文献等▽蒲原聖可，EBM サプリメント事典，医学出版社▽独立行政法人国立健康・栄養研究所ホームページ「健康食品」の安全性・有効性情報▽林輝明・吉川雅之監修，健康・栄養食品事典，東洋医学舎

Q（質問）189

ハトムギは腸の働きを良くする？

A（回答）

ハトムギの"腸の働き"については，食欲を増進し消化を助ける作用があるとされている事から，食欲不振や消化不良の方には有効である可能性があります。また，食物繊維も豊富に含んでいることから，便秘の改善も期待されています。腸以外では，利尿作用があるといわれ，軽度のむくみを改善したり，筋肉の痙攣による痛みの緩和，脾臓を丈夫にする効果などが期待できます。

ハトムギは，中国南部から東南アジアが原産のイネ科の一年生作物で，種実を精白して炊いて食べたり，実の殻を取り除き煎じてハトムギ茶として利用したりするほか，ハトムギ糖などとして用いられてきました。ただし，ハトムギのこれらの作用を，ヒトにおいて厳密に評価した研究は無く，経験的な伝聞による所が大きいと考えられます。

なお，体を冷やす分類の食品であるため，妊婦の方には注意が必要です。

> **【参考】ハトムギ糖**
> ハトムギを水飴状にした食品で，ハトムギエキス糖とも呼ばれます。ハトムギ糖は，糖類を多く含む他，穀類としては良質のタンパク質や，油脂類，ビタミン類（特にビタミン B_1），ミネラル類（特に鉄・カルシウム・リン・カリウム・マグネシウム）も含み，栄養機能面とその味覚や形状から，砂糖やジャムの代わりに用いられています。

⇒（Ⅰ）Q235 水いぼになりにくいというハトムギはヨクイニン？　Q254 利尿作用のある食品は？

参考文献等▽林輝明・吉川雅之監修，健康・栄養食品事典 2008，東洋医学舎▽西崎統監修，健康食品百科，2003，プレーン出版▽NPO 日本サプリメント協会著，サプリメント健康バイブル，2004，小学館

Q（質問）190

トコトリエノールとは？

A（回答）

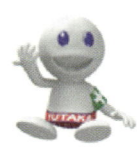

　　トコトリエノールとは，脂溶性ビタミンであるビタミンEの一種のことです。抗酸化ビタミンの代表でもあるビタミンEには，トコフェロールの他にトコトリエノールが天然に存在し，それぞれにα，β，γ，σの4種類があります。

　トコトリエノールの特性として，不飽和側鎖を持つ分トコフェロールよりも抗酸化力が強いことがあげられます。中でも抗酸化力が最も強いのはγ-型で，続いてα-，σ-，β-型の順であることが示唆されています。また，トコフェロール類には認められていない，血中コレステロール低下作用が報告されています。さらに動脈硬化予防，抗がん，免疫賦活，血栓症予防などの作用についても期待されています。

　トコトリエノールは植物性油脂の成分であり，パームオイルや米糠油に多く含まれ，これらの油脂はサプリメントの原材料になっています。その他の油脂類には，含まれていても微量なものがほとんどです。トコトリエノールの所要量は定められていませんが，ある油脂メーカーでは1日25～60mgの摂取を推奨しています。トコフェロールのサプリメント類のほとんどのものが1日当たり300mg程度の摂取量を設定しているのに対し，トコトリエノールの生理活性の高さを根拠としているため少量となっています。

　一方，食品の安全性に関する専門家の中には，トコトリエノール，およびそれを含むパームオイルの安全性が未だ十分に確立していないとして，長期摂取の危険性を指摘する意見があります。特に，肝臓に疾患のある方，脂質異常症の医薬品を服用している方，出血傾向のある人やワルファリンなどの抗凝固剤を服用している方，あるいは血小板機能を阻害する医薬品を使用している方は，

必ず主治医に相談の上で利用してください。

参考文献等▽蒲原聖可著，サプリメント事典第2版，2007，平凡社▽トコトリエノールカタログ，オリザ油化▽奥山治美，國枝英子，市川祐子，油の正しい選び方・取り方，2008，社団法人農山漁村文化協会

Q（質問）191

パラアミノ安息香酸を含む食品は？

白髪予防に良いと聞いた。

A（回答）

レバー・卵・牛乳・玄米などに多く含まれています。ただし，白髪予防に効果があるとの明確な根拠はありません。

パラアミノ安息香酸（PABA）は水溶性ビタミン様作用物質で，以前はビタミン B_x と呼ばれていたこともあります。パントテン酸の吸収を助ける働きが示唆されているほか，一部の動物ではグルタミン酸とともに葉酸を合成する材料になることが確認されているようです。しかしながらヒトにおいては，PABAを基に葉酸を合成する酵素が発見されておらず，欠乏症も確認されていませんので，重要な働きを持つ成分であるかどうかは不明です。

一方，細菌類の多くは，PABAを原料にして葉酸を合成することが生育上必須であるため，ヒトが腸内細菌を介してPABAを利用している可能性は考えられます。また，欠乏が白髪の原因になると示唆されているビタミンの1つにビオチンがあり，ヒトでは腸内細菌による産生がビオチンの重要な供給源となっていますので，PABAが腸内細菌の活動を活発にしてビオチン（＋ビタミンB群）の産生を高め，白髪予防に有効な可能性も考えられます。

> 【参考】グルタミン酸・葉酸・パントテン酸
>
> グルタミン酸……非必須アミノ酸の1つで，穀類に多く含まれています。生体内で，同じく非必須アミノ酸である，アラニン，アスパラギン酸，セリンが作られる際に必要なアミノ酸です。脳内で生じたアンモニアと結合してグルタミンとなり，アンモニアを無毒化します。神経伝達物質としても機能しており，グルタミン酸受容体を介して神経伝達が行われます。

葉酸……水溶性のビタミンB群の1つで，約20種類の酵素の補酵素として，体内のさまざまな反応に関わる成分です。DNA合成や細胞分化を促進するので，成長の盛んな胎児や乳幼児には，特に重要な成分です。また，妊娠初期からの摂取により，胎児の脳や脊髄の先天異常や発育不全を防ぐことが報告されています。

パントテン酸……コエンザイムAの構成成分として，TCA回路でATPが産生される時に必要な補酵素です。糖や脂肪酸の代謝，副腎皮質ホルモンの合成など，数々の代謝経路で重要な役割を果たす成分です。その他，化学化合物の解毒にも関与し，免疫力，自律神経の働きを高めることも示唆されています。"パントテン"は，ギリシャ語で"どこにでもある"を意味することから推察されるように，ほとんどの食品中に含まれているため，欠乏症は滅多に見られません。

参考文献等▽林輝明・吉川雅之監修，健康・栄養食品事典，2008，東洋医学舎▽NPO日本サプリメント協会著，サプリメント健康バイブル，2004，小学館▽神谷俊一著，アミノ酸バイブル，2002，山水社▽板倉弘重，最新サプリメント・ガイド，2006，日本評論社

Q（質問）192

口に入れるだけで唾液分泌を促進するものとは？

ドラッグストアで売っていると，ラジオで聞いて来店。

A（回答）

該当商品は不明ですが，咀嚼による唾液分泌促進効果があるものとして，キシリトールガムが口腔乾燥症に勧められることがあります。ただし，キシリトールガムが有効なのは，唾液腺の機能が残っている場合で，あまり機能していない場合は，口の中を潤すジェルやローションがおすすめです。市販されている商品では，「デントヘルスマウスローション（ライオン）」，「オーラルバランス（バイオティーン）」，「マウスピュア（川本産業）」，「うるおいキープ（和光堂）」などがあります。また作用は穏やかですが，漢方薬の「麦門冬湯」や「白虎加人参湯」が口腔乾燥症に用いられています。

医療用医薬品では，スプレータイプの人工唾液タイプの「サリベートエアゾール」の他，唾液分泌を促す内服薬として「アテネントール錠（成分名：アネトールトリチオン）」，「サリブレンカプセル（成分名：セビメリン塩酸塩）」，

「エポザックカプセル（成分名：セビメリン塩酸塩）」,「サラジェン錠（成分名：ピロカルピン塩酸塩）」などがあります。

【参考】日常的な口腔ケア法
①食事を何回かに分けてとる。
②繊維性の食品を多くとる。
③果物，酸味のある食品を摂取する。
④水，お茶などを適時飲む。
⑤刺激性の食物を避ける。
⑥部屋を乾燥させないようにする。
⑦外出時には，マスクを着用する。
⑧口呼吸を改善する。

参考文献等▽ロッテ社内資料▽薬剤師と栄養士連携のためのサプリメントの基礎知識，薬事日報社

Q（質問）193

ノコギリヤシは女性が飲んではいけない？

60代女性。頻尿で夜中何度もトイレに起きる。主人がノコギリヤシを飲み始めて少し改善したので私も試してみたいと思うのだが，パッケージに「中高年の男性に」とある。女性が飲んではいけないのか。またノコギリヤシにはどんな作用があるのか。

A（回答）

ノコギリヤシは，北米大陸南東部に自生するシュロ科の植物で，英名はソーパルメットと言います。前立腺肥大症の予防，前立腺肥大症に伴う排尿困難・頻尿などの予防，脱毛の予防に期待できるとされており，このように男性特有の症状に効果が期待されているサプリメントです。

前立腺肥大症は，加齢によるホルモンバランスの崩れが要因の1つです。前立腺が肥大すると"5α-リダクターゼ"という酵素が盛んに分泌されます。5α-リダクターゼは男性ホルモンであるテストステロンからより強力な作用を持つジヒドロテストステロン（以下DHT）という物質を作り出します。加齢に伴いテストステロンがDHTに転換される割合が多くなると，過剰の

DHTの作用によって前立腺肥大が生じ，肥大するとまた5α-リダクターゼが分泌するという悪循環が生まれます。この酵素は皮脂腺に多く存在し，発毛や育毛を妨げ脱毛症の原因にもなります。ノコギリヤシは，5α-リダクターゼに働きかけDHTが生成されるのを抑制すると同時に前立腺にも作用し，DHTが前立腺の細胞内に取り込まれるのを防ぐ働きがあると言われています。このようにノコギリヤシは問題となる酵素の働きを阻害することで，前立腺肥大の予防や脱毛の予防につながると考えられています。

　膀胱・前立腺症状を有する高齢男性がノコギリヤシを利用する場合，それらの症状が前立腺肥大症によるものなのか確認したうえでご利用ください。例えば，痛みを伴う残尿感が急に現れたのであれば膀胱炎も考えられますし，排尿困難は風邪薬や胃腸薬の副作用としても生じることがありますので，これらの違う疾患を見過ごしてしまう場合があるからです。

　女性が飲んではいけないということはありませんが，性ホルモンに対する作用があることから，男の胎児や乳児の性器に異常をもたらす可能性があるため，妊娠・授乳中には使用できません。また，経口避妊薬やホルモン療法との併用も，効果に影響を与えることがありおすすめできません。作用機序からも，前立腺のない女性より男性向きのサプリメントといえます。女性の頻尿にはパンプキン種子があり，男性・女性問わず泌尿器系トラブルの改善に役立つといわれています。

> **【参考】前立腺肥大症**
> 　前立腺は，男性の膀胱の出口から尿道にかけて，尿道を囲むように位置しているクルミ大の臓器です。前立腺には内腺と外腺があり，前立腺肥大症は尿道に近いほうにある内腺に小さな結節（肥大結節という）が生じ，その結節が大きくなり外腺を圧迫するため，前立腺全体が肥大してくる病気です。この肥大結節は，30歳代から生じ始め，50歳代で50％，70歳代で70％の男性に認められます。前立腺肥大症の初期には，尿がなかなか出ない，尿に勢いが無くなり足元にぽたぽた落ちる，何度も排尿に行きたくなる，排尿に時間がかかるようになる，排尿時に強い力を加えなければならない，などの症状があります。

> **【参考】パンプキン種子**
> 　パンプキン，つまりカボチャは，ウリ科の一年草または多年草です。世界中で約20種類の品種が栽培されており，その中でもペポカボチャとい

う殻が無い種子を持つ特別な品種が薬用に使われています。パンプキン種子は，中米から北米にかけて利尿薬や泌尿器疾患の治療に用いられてきたほか，ミルクとハチミツと一緒にこねて，安全な駆虫薬としても使われてきました。現在ヨーロッパでは，パンプキン種子の抽出物が，男性・女性問わず泌尿器のトラブル改善に役立つハーブとして広く認められています。ノコギリヤシが主に男性の前立腺肥大を対象にしているのに対し，パンプキン種子は女性に多い尿失禁や頻尿に効果が高いといわれています。前立腺肥大症には，ノコギリヤシとパンプキン種子との併用も効果的といわれています。

《期待される作用情報》ノコギリヤシ
○前立腺肥大症の改善

参考文献等▽蒲原聖可著，サプリメント事典第2版，2007，平凡社▽NPO日本サプリメント協会著，サプリメント健康バイブル，2004，小学館▽独立行政法人国立健康・栄養研究所ホームページ，「健康食品」の安全性・有効性情報▽佐藤製薬社内資料

Q（質問）194

イチョウ葉エキスとパナルジンの飲み合わせは？

80歳男性，脳梗塞でパナルジン（第一三共，一般名：塩酸チクロピジン）服用中。イチョウ葉エキスを併用しているが，飲み合わせはどうかと来店。

A（回答）

抗血小板薬パナルジンとイチョウ葉エキスの併用により，消化管出血が見られたとの報告がありますので，併用は避けるべきです。これは，イチョウ葉エキス中のギンコライドによる，血小板活性化因子（PAF）の阻害作用が関与していると考えられています。また，海外で医薬品として用いられているイチョウ葉エキスの添付文書の相互作用欄には，アスピリン，ワルファリンなどの血液凝固抑制作用を有する薬との併用で，出血傾向になる可能性があると記載されています。

イチョウ葉エキスは，ギンコライドによるPAF阻害作用から，脳梗塞や動脈硬化の予防効果が期待されています。既にヨーロッパでは認知症改善薬として認可され，記憶障害，脳機能障害，末梢循環障害の改善作用も報告されてい

ることから，日本でもこれら疾病の治療中や既往歴のある方が飲用されるケースが多々見受けられます。しかしながら，薬物服用中のイチョウ葉エキスの飲用については，主治医に相談されることが望ましいと考えられます。

【参考】血小板活性化因子（PAF；platelet activating factor）
　肥満細胞，単球・マクロファージ，好塩基球，好中球，好酸球，血管内皮細胞，血小板などから放出され，血小板凝集，アレルギー物質放出，活性酸素放出などを誘発し，過剰に放出された場合は，血栓形成，アレルギー反応，炎症，気管支収縮，脳循環系の機能障害の原因となる，生理活性脂質の１つ。

⇒（Ⅰ）Q176 イチョウ葉に含まれる成分の働きは？　Q212 ホスファチジルセリンとは？

参考文献等▽独立行政法人国立健康・栄養研究所ホームページ▽大西憲明編，医薬品と飲食物・サプリメントの相互作用とそのマネージメント（改訂版），2007，フジメディカル出版▽Can Adverse Reaction News, 14, 3（2004）▽吉川敏一他編，機能性食品ガイド，2004，講談社

Q（質問）195

牡蠣エキスは緑内障予防によいのか？

A（回答）

　緑内障は，何らかの原因によって視神経の障害が生じ，徐々に視野が狭くなっていく疾患です。主要な原因は眼圧（眼球の内側の圧力）の上昇と考えられてきましたが，この現象が見られない症例も多く，視神経の血液循環の悪化も原因の１つとして示唆されるようになっています。

　緑内障によいとされる食品中の成分には，ビタミンB_{12}，ビタミンＣ，フラボノイドなどがあります。ビタミンB_{12}は視神経の働きを助ける作用があり，牡蠣に多く含まれています。これが，牡蠣エキスが緑内障予防に良いとされている主な理由であると考えられます。ただし，牡蠣エキスの摂取が緑内障予防に有効であると，実際に確認されているわけではありません。

> **【参考】正常眼圧緑内障**
> 　眼圧が正常範囲にありながら，視神経の障害が見られる場合を指します。国内の緑内障患者の約6割が正常眼圧緑内障であり，欧米におけるその割合を上回っているとの調査報告があります。原因としては，上記回答中のように血液循環悪化説が提唱されている一方，眼圧によって視神経の障害を受ける程度には個人差があり，平均的な眼圧でもその圧力によって視神経の障害を受ける者がいるためとの説も提唱されています。逆に，眼圧が高くても視神経に障害が見られず，高眼圧症とだけ診断される者がいることも，この個人差説を支持する根拠になっています。

⇒（Ⅰ）Q256 緑内障に効果があるという食品は？

参考文献等▽独立行政法人国立健康栄養研究所ホームページ，健康食品の安全性・有効性情報▽本多京子・根本幸夫・伊田喜光・田口進監修，食の医学館，小学館▽井上治朗，正常眼圧緑内障，2002，保健同人社▽日本眼科学会ホームページ，緑内障▽参天製薬ホームページ，緑内障

Q（質問）196

食物繊維の機能は？

A（回答）

　食物繊維（ダイエタリーファイバー）とは，ヒトの消化酵素で消化されない，食品中の成分を指します。エネルギー源にはほとんどなりませんが，消化・吸収されにくい特性が，かえって人々の健康維持および増進に役立つという結果になっています。

　食物繊維は，便の量を増やしスムーズな排便を促すとともに，ダイオキシンなどの有害物質を糞便中に排泄する作用があります。国内で行われた研究の中には，1日の食物繊維摂取量が20gで糞便量が増加し，良好な排便が期待できるという報告があります。

　また食物繊維は，コレステロールを吸着して排泄する作用があり，脂質異常症，動脈硬化症，胆石症の予防・改善にも役立つとされています。同様の機序で糖の吸収も穏やかになり，糖尿病の予防や改善にも役立つと考えられています。国外における研究では，食物繊維24g／日以上の摂取で心筋梗塞の死亡率が低下し，12g／日以下の摂取で増加すると報告されています。

国外における結果が、そのまま日本人に当てはまるかどうかは不明ですが、日本人の49歳未満における食物繊維摂取量の中央値は11〜13gといわれており、かなり少ない人が多いと推測できます。厚生労働省が2010年に示した食物繊維の摂取目標量は、成人の男性で19g以上、女性で17g以上とされています。

《期待される作用情報》食物繊維
○コレステロールの吸収を抑制する。
○糖の吸収を穏やかにする。
○便のかさを増やす。
○腸内環境を改善する。

参考文献等▽吉川敏一・辻智子編著, 機能性食品ガイド, 2004, 講談社▽NPO日本サプリメント協会著, サプリメント健康バイブル, 2004, 小学館▽伊田喜光・田口進・根元幸夫・本多京子監修, 食の医学館, 2002, 小学館▽独立行政法人国立健康・栄養研究所ホームページ, 健康食品の有効性, 安全性情報▽林輝明・吉川雅之監修, 健康・栄養食品事典2008, 東洋医学舎▽日本人の食事摂取基準2010年版

Q（質問）197

L-システインとL-シスチンの違いは？

L-システイン（第一三共ヘルスケア「エバユースホワイト」）とL-シスチン（資生堂薬品「Q10ホワイト」）を含有したものがあるが、作用などに違いはあるのか。

A（回答）

システインは含硫アミノ酸の一種であり、またタンパク質を構成するアミノ酸の1つでもあります。生体内ではメチオニンから合成されるため、非必須アミノ酸に分類されています。

一方、シスチンは、2分子のシステインが酸化されて結合（ジスルフィド結合）し生成したもので、タンパク質の高次構造を維持するために重要な働きをしており、特に毛髪・爪などを構成する主要なタンパク質であるケラチンに多く存在しています。頭髪のパーマネントの原理は、この結合を一端切断し（還元反応）、新たなシステイン残基同士の組み合わせの下、再結合（酸化反応）させるものです。

システインは，一般用医薬品では，シミ・そばかす対策といったいわゆる美白・美肌作用，および解毒促進作用による二日酔いや全身倦怠の改善を目的として用いられています。医療用医薬品では，湿疹・蕁麻疹や，放射線障害による白血球減少症の治療薬として用いられています。このようにシステインは医薬品への配合が認められていますが，シスチンは医薬品への配合は認められておらず，医薬部外品や健康食品に配合されています。ただし，生体内においてシスチンとシステインは，酸化還元反応によって容易に相互変換されることから，ほぼ同様の作用を示すと考えられます。

⇒（Ⅰ）Q197 L-システインは美肌や二日酔い防止に効果あり？

参考文献等▽第一三共ヘルスケア，資生堂薬品，各社社内資料▽蒲原聖可，EBMサプリメント事典，医学出版社

Q（質問）198

ユーカリ茶の効果は？

A（回答）

　"コアラが食べる木"として知られるユーカリはフトモモ科の常緑高木で，日本ではオーストラリアの気候に似た沖縄県で植栽されています。沖縄で古くから民間伝承薬としてユーカリの葉が糖尿病に処方されていたこと，またコアラがユーカリの葉だけ食べて成長，生存できることへの関心から研究開発が進み，ユーカリの葉の有効性を見出して健康茶としたものがユーカリ茶です。効果としては，利尿・便秘の改善・むくみの解消・血圧降下・血糖値の低下・安眠などが報告されていますが，カリウムによる利尿効果やカルシウムによる精神安定作用などを除き，作用機序の解明はまだ十分にされていません。葉の成分には糖質，粗たんぱく質，ミネラル（カリウム・カルシウム・マグネシウム・セレン），タンニンなどの含有量が多く，前述の作用はこれらの相乗効果と考えられます。

参考文献等▽林輝明・吉川雅之監修，健康・栄養食品事典，2008，東洋医学舎

Q（質問）199

明日葉は骨粗鬆症に効くのか？

A（回答）

　明日葉には，骨の構成成分であるカルシウム（およびマグネシウム）や，骨の形成過程において重要な働きをする"ビタミンK"が多く含まれています。

　最近の研究では，低カルシウム食で飼育された閉経後骨粗鬆症の動物モデル（卵巣摘出ラット）において，餌に明日葉粉末を混ぜ与えると骨形成促進が生じたとの報告があります。ヒトにおける効果は不明ですが，特にそれら栄養成分の不足により骨量減少が生じている方には，明日葉の摂取が有効である可能性は考えられます。

【参考】ビタミンKと骨粗鬆症

　骨粗鬆症を防止するためには，カルシウムと結合し骨に取り込む働きをするオステオカルシンという骨たんぱく質が必要です。オステオカルシンは骨の中にある骨芽細胞で産生されますが，この骨芽細胞を活性化するのがエストロゲン（女性ホルモン）です。閉経後の女性に骨粗鬆症が多く発症するのは，エストロゲンの減少によりオステオカルシンの産生が減少することが，一つの原因であると考えられています。このオステオカルシンの働きを促進するため必須な補酵素が，ビタミンKであることが明らかにされています。

《期待される作用情報》明日葉
○利尿・緩下作用
○血小板凝集抑制作用
○食欲増進作用
○疲労回復作用

参考文献等▽タカラバイオホームページ▽林輝明，吉川雅之監修，健康・栄養食品事典，東洋医学舎▽本多京子，根本幸夫，伊田喜光，田口進監修，食の医学館，2002，小学館▽橋詰直孝監修，堀美智子編，薬剤師と栄養士の連携のためのサプリメントの基礎知識，2002，薬事日報社

Q（質問）200

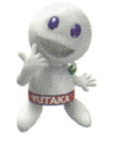

蓄膿症によい健康茶は？

A（回答）

蓄膿症（正式には副鼻腔炎）には，ドクダミの生の葉を細かく切って煎じるか，乾燥葉を煎じたドクダミ茶がよいとされています。蓄膿症は，細菌感染等による副鼻腔粘膜の炎症により膿性の分泌物が蓄積し，ひどい鼻づまりと頭痛が生じることのある鼻炎の一種です。ドクダミには，抗菌作用のあるデカノイルアセトアルデヒドや，抗炎症成分が含まれており，蓄膿症に用いられてきました。

なお，蓄膿症への対処法として，ドクダミの生の葉を鼻の中に差し込むという民間療法もあります。採集したドクダミの葉2～3枚を水洗いし，汁がにじむまで揉んだ後，さらに丸めて鼻の穴へ差し込み，30分ほど経ったら取り出して鼻をかみます。この方法を数日間，濃黄緑色の鼻汁が出なくなるまで行うとよいようです。

【参考】ドクダミ茶の作り方
①摘んだドクダミの若葉を水洗いし，天日干しにする
②少し乾いたら陰干しにする
③完全に乾燥させて細かく刻む（出来上がり）
④茶葉約20gを水約600mlで煮出す
上記の要領で煎じたドクダミを，1日数回に分けて飲むとよいでしょう。

参考文献等▽帯津良一監修，決定版自分で治す大百科，2003，法研▽増田和夫監修，自分で採れる薬になる植物図鑑，2006，柏書房▽難波恒雄監修，和漢薬の事典（新装版），2007，朝倉書店▽林輝明・吉川雅之監修，健康・栄養食品事典2008，東洋医学舎▽水野瑞夫監修，日本薬草全書，1995，新日本法規出版

Q（質問）201

体を温めるお茶は？

女性，年齢不明。特に，手足が冷える。

A（回答）

多くのお茶は，主に含有カフェインの作用により，体を冷やすといわれています。一方，体を温める目的で飲まれているお茶の代表的なものに，ヨモギ茶があります。ヨモギの葉には，冷えによる腹痛，腰痛，生理不順，痔の改善作用や，体内での熱産生に結びつく食欲増進作用，胆汁分泌促進作用も示唆されています。他にも，ウコン茶，くこ葉茶，プーアール茶，ルイボスティーなどが，体を温める目的で飲まれています。飲み方は，普通のお茶と同じような感覚で，暖めて飲んで下さい。

【参考】冷え性（冷え症）

冷え性とは，特に四肢末端付近が冷えているような感覚が，常にある状態のことです。原因としては，主に末梢血管の血行障害が考えられています。女性に多いのが特徴で，これは女性特有の内分泌ホルモンの周期変動と，それに伴う自律神経バランスの乱れが関わっていると考えられています。また，特に若い女性に多い貧血も，冷え性の主な原因の１つとなっています。

冷え性の特効薬は存在しませんが，更年期障害に起因すると考えられる場合はホルモン補充療法が行われ，漢方薬では当帰芍薬散が主に処方されています。一方，手足の痺れや痛み，皮膚の変色などの症状がある場合は，血栓症や心不全，甲状腺機能低下などの疾患が原因となっている可能性があるため，直ちに受診する必要があります。

冷え性の食事療法としては，食材ごとの温・冷効果と言われているものにこだわりすぎず，栄養バランスのよい食事を摂る必要があります。貧血の場合は，鉄分の不足だけではなく，各種栄養素の不足も考えられます。また，植物性油やナッツ類などに多く含まれるビタミンＥには，毛細血管の拡張により血液循環を改善させる作用のほか，女性ホルモンの分泌を助ける働きもあります。

なお，"冷え性"と"冷え症"は，特に区別されず使われている事が多いようですが，"冷え性"が本来の表記です。ただ，深刻な状態になる例

> や重大な病気が隠されている場合もあるという啓発の意味を込め，敢えてすべての症状を"冷え症"と表記することがあります。

参考文献等▽本草薬品，山本漢方製薬，井藤漢方製薬，各社社内資料▽山川達郎監修，家庭の医学・病気がわかる事典，成美堂出版▽本田利江，平陽一，専門医がやさしく教える冷え症，1998，PHP 研究所

Q（質問）202

アトピー性皮膚炎に γ-リノレン酸が有効？

治療薬として用いている国があるときいたが，本当か。

A（回答）

イギリスをはじめ，フランス，ドイツでは，γ-リノレン酸を豊富に含む月見草油を，アトピー性皮膚炎，脂漏性皮膚炎，良性乳腺腫の治療薬として使用してきました。しかしながら，γ-リノレン酸のアトピー性皮膚炎等への適応の根拠となった主なデータは，開発にあたった油脂会社の虚偽の報告に基づくものであったとするイギリス裁判所の判決があったため，現在ではその効果に懐疑的な見方も多くなっています。この点に関しては以前から，PGF_2 などアレルギー惹起に関与する因子の前駆物質であるアラキドン酸の，さらに前駆物質であるγ-リノレン酸が，アトピー性皮膚炎の治療に良好な結果をもたらすということへの矛盾を指摘する声がありました。

その一方で，γ-リノレン酸のアトピー性皮膚炎等への有効性を示す報告が，第三者研究機関からなされてきたことも事実です。それらの報告のいくつかは，γ-リノレン酸とアラキドン酸の中間代謝物質であるジホモ-γ-リノレン酸から，抗炎症作用を有するとされるプロスタグランジン E_1（PGE_1）の産生へ向かう経路を重要視しています。この見方も正しいとすれば，γ-リノレン酸はアトピー性皮膚炎に対して，正（PGE_1）と負（PGE_2，PGI_2 など）の作用を示す両因子の産生を促進することになり，そのどちらの作用が強く出るかは，個人の食生活や脂質代謝，病態の進行状況に左右される可能性が考えられます。

> **【参考】γ-リノレン酸**
> γ-リノレン酸は，必須脂肪酸であるリノール酸から生合成される，多

価不飽和脂肪酸の一種です。主に植物中に存在しており，特にボラージオイルや月見草油，黒すぐり油などの種油に多く含まれています。また，乳児が1日に飲用する母乳中には，20～50mgのγ-リノレン酸が含まれています。

γ-リノレン酸の経口摂取により，回答にある作用の他，糖尿病由来の神経障害予防，乳癌治療薬タモキシフェンの反応性を高める効果，関節リュウマチに対する有効性を示す報告がされています。糖尿病，脂質異常症，肥満，飲酒過多，老化などによって，リノール酸からγ-リノレン酸への転換が抑制されている人には，γ-リノレン酸摂取の重要性が示唆されています。

参考文献等▽蒲原聖可，EBMサプリメント事典，医学出版社▽西崎統監修，健康食品百科，2003，ブレーン出版▽田中平三ほか監訳，健康食品のすべて，2006，同文書院▽独立行政法人国立健康・栄養研究所ホームページ，健康食品の安全性・有効性情報▽奥山治美，國枝英子，市川祐子，油の正しい選び方・取り方，2008，社団法人農山漁村文化協会

Q（質問）203

マリーゴールドは食べられるのか？

マリーゴールドの健康食品を見たことがあるが，家庭で栽培しているマリーゴールドは食べられるのか。

A（回答）

マリーゴールドは，別名カレンデュラ・キンセンカと呼ばれ，食用として使うことができます。食用としては，オレンジ色の花や若葉がハーブとして，ハーブティーやスープの色付けなどに使われます。世界中どこの庭にもあるような植物ですが，長い間インド，アラブ諸国，ギリシャなどで薬草として使われてきました。有効成分として，トリテルペン・カロテノイド・サポニン・フラボノイドなどが含まれています。内服で抗炎症作用，消毒・抗真菌作用，筋肉の痙攣を鎮める作用があり，外用では傷の治癒を早め，傷口の出血を止める働きがあるといわれています。

期待できる具体的な効用は，次のとおりです。

　①内服として，リンパ節の炎症，口内潰瘍，胃潰瘍などに用いる
　②口内炎や咽頭炎に，うがい薬として用いる

③外用では脚の潰瘍，痔核，小さな切れ痔，湿疹に用いる
　④生理日の数日前から服用すると，月経症状が軽くすむ
　内服の用い方は，花の大きさにより1～2個をコップ一杯の水に入れ5～10分間煎じ，1日2～3回に分けて服用します。外用の用い方は，煎じ出した液を湿布に用いて外傷やイボの治癒を早め，また膣洗浄に用いれば膣感染症に効果があるともいわれています。ただし，直接肌に用いる場合は肌に合わない場合もあるのでパッチテストをしてから使用することをおすすめします。
　花壇などでよく見かける「フレンチマリーゴールド」は別種で観賞用ですので間違えないように注意してください。

参考文献等▽日経ヘルスサプリメント事典2006年版，日経BP ▽西崎統監修，健康食品百科，2003，プレーン出版▽伊田喜光・田口進・根本幸夫・本多京子監修，食の医学館，2002，小学館

Q（質問）204

スギ花粉加工品は食品か医薬品か？

A（回答）

　平成19年2月26日，厚生労働省と和歌山県は，スギ花粉症によいとの暗示をしたスギ花粉加工食品を40歳女性が飲用したあと，アナフィラキシーショックで意識不明になり入院したとの情報を公開しました。厚生労働省は「当該製品の使用目的が，花粉症の治療又は予防のための減感作療法であることが明らかで，医薬品に該当するものである」と判断しました。また，類似の製品が引き続き食品として販売されていることから，厚生労働省では専門家による検討会を開き，他のスギ花粉を含む食品についても，「スギ花粉症の人が摂取することにより，重篤なアレルギー症状を引き起こす可能性がある。」との見解を示しました。なお，スギ花粉を含む製品で，使用目的が花粉症の治療又は予防であるものは，たとえ食品として売られているものであっても，薬事法第2条第1項に定める医薬品に該当し無承認無許可医薬品となるため，販売中止・回収の措置が実施されています。

【参考】減感作療法とは
　抗原特異的免疫療法とも呼ばれ，アレルギーの特定物質（抗原・アレル

ゲン）である花粉を少しずつ体内に入れて体を慣れさせる事で過剰なアレルギー反応を抑える事を目的とする治療法です。減感作療法では，アレルゲンの量が厳密に調整された標準化エキスが主に使用され，その使用量もアナフィラキシーを誘発しないように慎重に定める必要があることから，減感作療法に熟練した医師のもとで行うのが原則です。アレルゲンを直接体内に入れるため副作用として，注射部位の腫れ・全身の発赤・喘鳴・アナフィラキシーのリスクがあり，万一の場合適切な対応が必要になる為，注射後30分程度は医師の管理下のとどまるようにします。

参考文献等▽厚生労働省ホームページ▽独立行政法人国立健康・栄養研究所ホームページ，健康食品の安全性・有効性情報

Q（質問）205

白にんにくと黒にんにくの違いは？

A（回答）

　白にんにくとは，生にんにくのことです。これを自然発酵させたものが，黒にんにく（熟成にんにく）です。どちらも見た目の色に由来し，商品名などに使われている俗称です。

　にんにくには，アリインやその分解産物であるアリシンが含まれ，抗酸化作用や抗菌作用を示すと考えられていますが，発酵が進むことによりこれらの成分は消失してしまいます。その一方で黒にんにくでは，多様な薬理作用が期待されているS-アリルシステインなど，アリシン由来産物の増加が認められています。また，強い抗酸化作用を持つポリフェノール類の含量が増すとの主張が，いくつかのメーカーからされています。

　その他，黒にんにくの特性として，発酵による保存性の向上が考えられます。また，黒にんにくには，にんにく臭や胃への刺激作用の原因とも考えられているアリシンがほとんど含まれていないため，にんにくが苦手な人でも食べやすいと思われます。

【参考】にんにくと医薬品の相互作用
　にんにくサプリメントとエイズ治療薬のプロテアーゼ阻害剤（リトナビ

ルおよびサキナビル）を併用すると，これら薬物の AUC（血中薬物濃度時間曲線下面積）が著しく低下したとの臨床試験結果があります。明確な機序は不明ですが，にんにく中の何らかの成分により，肝薬物代謝酵素チトクローム P450 の1つである CYP3A4 の誘導が生じ，それら薬物の代謝が促進されたためと考えられています。

⇒（Ⅰ）Q227 にんにくは体にいいのか？

参考文献等▽吉川敏一，辻智子，医療従事者のための【完全版】機能性食品ガイド，2004，講談社▽ファイン，オリヒロ，各社社内資料

Q（質問）206

健康食品売り場にある AHCC とは？

A（回答）

AHCC（Active Hexose Correlated Compound）とは，特定のキノコの菌糸体に含まれ，生体に対する作用を有するとされる植物性多糖体の混合物です。現在，製品化されているものは，シイタケ属の担子菌の菌糸体を，大容量タンク内で長期液体培養後，抽出過程を経て生産されています。

キノコの健康食品であるアガリスクの機能性物質は，β-グルカンとされているのに対し，AHCC の主成分は，アセチル化された α-グルカンになります。AHCC には，白血球におけるサイトカイン産生の促進や，ナチュラルキラー細胞（NK 細胞）活性化などの機能性が示唆されており，免疫賦活作用が期待されています。また，その他にも新規機能性物質を含むことが示唆されています。

AHCC 摂取に関する臨床試験では，原発性肝癌や各種消化器系癌患者において，手術後の生存率が高まるとの報告がされています。ただし，これらの試験をはじめとする何れの検討においても，癌の治療薬のような効果が認められているわけではありません。現在も，AHCC 摂取効果の検証が続けられており，続報が待たれます。

【参考】キノコ中の機能性成分

キノコには，漢方で生薬として使用されている「薬用キノコ」と，日常

的に食している「食用キノコ」があります。近年，この食用キノコに含まれる成分にも，さまざまな機能性があることが報告されるようになりました。その中でも，普段目に触れ食用とされている子実体の部分だけでなく，菌糸体に含まれる成分にも注目が集まっています。特に，キノコに豊富に含まれている多糖類には，癌細胞を直接攻撃するのではなく，免疫を賦活することによる間接的な作用が示唆されていることから，特に抗癌剤との併用による効果が期待されています。

参考文献等▽日経ヘルスサプリメント事典2006年版，日経BP社▽吉川敏一他編，機能性食品ガイド，2004，講談社▽アミノアップ化学ホームページ

Q（質問）207

流石茶とは？

A（回答）

　流石茶（株式会社栄光）は，アカメガシワ・柿の葉・クコ・クマザサ・ハブ茶・梅寄生といった，自然の野草をブレンドしたお茶です。飲み方は，ティーバック1つを600mLの水に入れて，細火で200mLになるまで煮詰め，これを適宜飲みます。

　流石茶に一番多く含まれているアカメガシワには，胆石発作予防の他，胃酸過多・胃部不快感・胃潰瘍・十二指腸潰瘍など，胃腸に関する症状や痔の改善によいとされています。

【参考】アカメガシワ

　中国南部，台湾などに分布するトウダイグサ科に属する落葉高木です。古くから民間薬として樹皮を煎じて腫れ物の治療に使われてきましたが，明治になって胃潰瘍や胆石症にも用いられるようになりました。ゲラニインなどのタンニンやベルゲニン，ルチンなどが含まれています。ベルゲニンには胃酸分泌を抑える作用，抗腫瘍作用があるといわれており，樹皮のエキスが抗腫瘍薬にも使われています。さらに，樹皮のエキスは胆汁排泄を抑制する作用がある一方で，葉のエキスは少量で胆汁排泄を促進させ，大量では抑制させる作用があるとされるなど，部位と量により使い分ける

必要があります。アカメガシワ同様，胆石発作予防によく効くとされている植物に，ウラジロガシがあります。

⇒（Ⅰ）Q178 ウラジロの葉を使った健康茶はあるか？

参考文献等▽栄光社内資料▽西崎統監修，健康食品百科，2003，プレーン出版▽奥田拓道監修，健康・栄養食品事典－機能性食品・特定保健用食品，東洋医学舎▽奥田拓造，水沼俊英監修，クスリになる食べ物百科，主婦と生活社

Q（質問）208

シモン茶とは？

A（回答）

シモン茶の主な原料は，シモン芋の葉です。この葉は，その６割が食物繊維です。マグネシウムも豊富で，他の野菜，健康茶に比べ，ミネラル，特にカルシウム，カリウムが多く，ビタミン類もビタミン A，B_1，B_2，B_6，C，E，K などを豊富に含んでいます。その他，レシチンを多量に含んでいることも大きな特徴です。このように他のお茶にはない栄養素の豊富さから，中性脂肪を減少させたり，丈夫な骨を作るなどの効果が期待されています。

【参考】シモン芋

シモン芋は，サツマイモの一種で，原産地ブラジルでは，民間薬としても用いられてきました。その理由は，シモン芋がサツマイモやジャガイモと比較しても，食物繊維が多く，さらに栄養面で優位性が高く，特に，現代人に不足しがちなカルシウムやカリウムなどのミネラルが多いためです。

参考文献等▽山本漢方製薬社内資料

Q（質問）209

ビタミン H とは？

A（回答）

　一般的に「ビオチン」と呼ばれている，水溶性ビタミンの一種です。皮膚炎を治療する実験から発見され，ドイツ語で皮膚を意味する「Haut」の頭文字を取り，「ビタミン"H"」と名付けられました。

　生体内における働きとして，解糖による ATP 産生時に生じる乳酸がブドウ糖に再生される糖新生反応や，脂肪酸合成，アミノ酸代謝，DNA 合成などに関わっています。ビオチンが不足すると，アトピー性皮膚炎，疲労感，食欲不振，湿疹，脱毛，白髪といった症状が現れる可能性があります。最近では，血糖値の維持，貧血予防にも効果があることが示唆されています。

　食品では，レバー，魚介類，卵黄，穀類などに比較的多く含まれている他，広範囲の食品に含まれていますが，他の水溶性ビタミンに比べると少量です。ただし，一日の摂取目安量が成人男女共に 30μg と少量であり，腸内細菌によって合成されるビタミンですので，不足することは稀です。しかし，抗生物質の長期服用や下痢が続き腸内細菌叢が乱れた場合，極端な偏食や加工食品を好んで摂られる方は，別途補給が必要になることがあります。

> **【参考】ビオチン欠乏と疾患**
>
> 　以前，卵白障害と呼ばれていた疾患は，生の卵白に多量に含まれるタンパク質のアビジンが，胃の中でビオチンと強力に結合し，ビオチンの吸収を阻害することによって生じることが明らかになっています。ビオチンの食品への添加は認められていませんでしたが，最近になって，調整粉乳を飲んでいる乳児のビオチン欠乏がアトピー性皮膚炎の原因の１つと疑われ始め，乳児の摂取推奨量（5μg）が新たに追加されています。また，掌蹠膿疱症の患者では，血中のビオチン濃度が通常の半分以下になっていることが多く，実際にビオチン投与により治療効果が得られています。

参考文献等▽NPO 日本サプリメント協会著，サプリメント健康バイブル，2004，小学館▽林輝明・吉川雅之監修，健康・栄養食品事典，2008，東洋医学舎▽独立行政法人国立健康・栄養研究所ホームページ，健康食品の安全性・有効性情報▽渡辺敏明，ビオチンの役割と健康への影響，2003 年 1 月，No. 106，VIC NEWSLETTER，ビタミン広報センター▽板倉弘重，最新サプリメント・ガイド，2006，日本評論社

Q(質問)210

アミノ酸をキレート加工するのはなぜ？

A（回答）

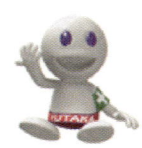

"キレート加工されたアミノ酸"とは，ミネラルの吸収が良くなるようにミネラルにアミノ酸を結合させたものです。アメリカで売られているミネラルのサプリメントは，多くのものがキレート加工されています。しかし，キレート加工によって体内への吸収が良くなるという実証については報告されておらず，日本では厚生労働省がこのキレート加工の"効果"を認めていません。このため，国内のほとんどのメーカーはキレート加工していないものを製造していますが，加工したものを製造している会社も数社あるようです。ミネラルは体内に入ると自然にイオン化されるため，キレート加工しているものとしていないものの差は少ないと考えられています。

> **【参考】アミノ酸の製造方法**
> アミノ酸はたんぱく質の構成成分であるから，たんぱく質を分解することにより生産できます。しかし，同時に多様なアミノ酸が生成し分離するのが大変なため，現在では，微生物の発酵法によるアミノ酸製造が主流です。これは，ある種の改良微生物を特殊な条件下で培養することにより，硝酸塩やアンモニア塩などの窒素化合物と糖から，特定のアミノ酸を大量に合成・分泌する能力を利用したものです。

⇒（Ⅰ）Q297 キレート剤を含むサプリメントは日本にあるか？

参考文献等▽ディーエイチシー，小林製薬，大塚製薬，各社社内資料▽神谷俊一著，アミノ酸バイブル，2002，三水社

Q(質問)211

根コンブとは？

A（回答）

根コンブとは，コンブの種類ではなく，コンブの根元寄りの部分（葉の下部

と茎の上部の間の部分）を指す呼び方です。この部分は，硬い上に付着物もあって食べにくく，商品価値が低かったため，ほとんどが破棄されていました。しかしながら，コンブの成長点でもある根元寄りの部分には，カルシウムやカリウム，ヨウ素の他，ぬめり成分である食物繊維のアルギン酸など，多様な栄養・機能成分が濃縮されており，改めてその価値が見出されるようになりました。従来は，乾燥物を水に漬け『コンブ水』にして，一部で民間薬として飲まれるのが主でしたが，現在では，エキスを粒状化した製品などが，健康食品として販売されています。

　根コンブの効能としては，高血圧予防が示唆されています。これは，根コンブに大量に含まれるカリウムが，ナトリウムによる血圧上昇を抑制する可能性があるためです。その他，食物繊維であるアルギン酸により，糖やコレステロールの吸収を抑制する作用と，便秘改善作用が期待できます。

⇒（Ⅰ）Q144 アルギン酸ナトリウムで化粧品を作れる？

参考文献等▽林輝明・吉川雅之監修，健康・栄養食品事典，2008，東洋医学舎▽奥田拓尊監修，クスリになる食べ物百科，2003，主婦と生活社

Q（質問）212

大豆イソフラボン摂取量の目安は？

摂り過ぎに注意と，国の食品安全委員会からの勧告があったが，なぜか。

A（回答）

　大豆イソフラボンは，女性ホルモンのエストロゲンと構造が似ており，エストロゲン受容体に結合できることから，植物性エストロゲン（ステロイド骨格は持たない）とも呼ばれています。この作用によりイソフラボンは，骨粗鬆症や更年期障害に対する効果が注目されています。

　イソフラボンの過剰摂取では，過大な女性ホルモン様作用による人体への影響は考えにくいとの見解が優勢です。しかしイソフラボンは，エストロゲンの少ない閉経後の女性や男性に対しては，エストロゲン様作用を示すことが多い一方，特にエストロゲンが豊富な女性に対しては，エストロゲンの作用を低下させるように働く可能性があります。この理由は，イソフラボンのエストロゲン様作用は本来のエストロゲンより弱く，体内のエストロゲン量に対するイソフラボン量が多くなると，エストロゲンとエストロゲン受容体との結合を競い

邪魔してしまうからです。したがって，個人のホルモン分泌状態とイソフラボンの摂取量（イソフラボンの種類も影響）の関係によっては，環境ホルモンで言われているような，内分泌撹乱物質様の作用を示してしまうことが懸念されています。

　食品安全委員会が 2006 年 5 月に示した「大豆イソフラボンを含む特定保健用食品の安全性評価の基本的な考え方」によれば，イソフラボンの 1 日の上限摂取量（アグリコン換算量）は，健康被害が想定される 150mg の半分程度の 70〜75mg です。ただし，人は 1 日平均約 20mg のイソフラボンを通常の食事から摂取しており，この量には日による変動や個人差があるため，特定保健用食品として上乗せ摂取する場合には，30mg 以下が妥当であるとされています。なお，この摂取量は，通常の成人を想定したものであり，妊婦，授乳婦や 15 歳未満の小児では上乗せ摂取を控えるようにし，ホルモン感受性が問題になる病態や疾患では，特に注意が必要との見解を示しています。

【参考】イソフラボンとエストロゲンレセプター（ER）
　イソフラボンは，大豆をはじめとする豆類の胚芽に多く含まれるフラボノイドの総称で，大豆では 12 種類が同定されています。その多くは，糖が結合したダイジン，ゲニスチンなどの配糖体（グリコシド型）として存在していますが，大腸において腸内細菌の酵素の働きにより糖の部分が分離し，ダイゼイン，ゲニステインなどのアグリコンと呼ばれる物質に変換され，体内に吸収可能となります。豆腐などの未発酵食品では配糖体の含有量が多いままですが，大豆発酵食品ではアグリコンが多くなっています。
　ER には α と β の 2 種類があり，各イソフラボンとの結合のしやすさは，それぞれの組み合わせによって異なります。さらに，それらが結合した後，核内に入り，新たな遺伝子発現を誘導する活性も，組み合わせにより異なります。あるイソフラボンが ERα に対してはアゴニストとして作用する一方，ERβ に対してはアンタゴニストとして作用したり，その逆もありえます。したがって，市販されているような各種イソフラボンの混合物がどのように作用するかは，摂取量と内分泌ホルモンの変動という要素がさらに加わると，とても複雑で予想困難なものになります。
　日本人は欧米人と比較して閉経後の更年期障害が軽く，エストロゲン依存性の乳癌が少なくなっています。この理由として，「日本人は通常の食事から，適正な量に近いイソフラボンを摂取しているため」という説があります。食生活が欧米型に近い方には，イソフラボンの上乗せ摂取が，良

好な効果を示すことが多いかもしれません。

参考文献等▽大豆イソフラボンを含む特定保健用食品の安全性評価の基本的な考え方，2006年5月，食品安全委員会新開発食品専門調査会▽大豆及び大豆イソフラボンに関するQ&A，平成18年2月，農林水産省▽大豆及び大豆イソフラボンに関するQ&A，平成18年5月，食品安全委員会▽蒲原聖可，EBMサプリメント事典，医学出版社▽GOOD SCIECE日本語版2002年4-6月号▽堀美智子編，絶対役立つ！サプリメント大事典，2007，保健同人社

Q（質問）213

ドクダミとジュウヤクの違いは？

A（回答）

　ドクダミは，日本をはじめ，東アジアの平地の湿地帯に広く分布する多年草です。ジュウヤクは，ドクダミの開花期の地上部を乾燥させた生薬名であり，「十薬」と表記されます。この名称は「十種の薬効がある」とされたことに由来しており，十薬は昔から民間薬として利用されてきました。

　ドクダミには特有の臭いがありますが，これは精油成分のデカノイルアセトアルデヒドとラウリンアルデヒドによるものです。これらの物質には，カビ類や黄色ブドウ球菌などの増殖を強く抑制する作用が認められており，生の葉は感染症の外用薬として用いられています。乾燥させたドクダミに抗菌作用はほとんど期待できませんが，特有の臭いも弱まっており，扱いやすい利点があります。

【参考】ドクダミの利用

　ドクダミの葉にはエルチトリン，花や実にはイソクエルチトリンが含まれていおり，これらの物質は強心作用や利尿作用の他，毛細血管の強化作用を有するとされ，高血圧による脳出血の予防目的に用いられています。その他，乾燥物は解熱・消炎・利尿・整腸目的などに，ドクダミの煎じ薬は腫瘍・寄生虫・胎毒・蓄膿に，ドクダミ茶としては浮腫・便秘・尿道炎・高血圧・皮膚炎の改善目的に用いられています。

参考文献等▽林輝明・吉川雅之監修，健康・栄養食品事典2008，東洋医学舎▽西崎統，健康食品百科，2003，プレーン出版▽伊田喜光・田口進・根本幸夫・本多京子，食の医学館，2002，小学館

Q（質問）214

クロム含有サプリの安全性は？

クロム含有のサプリメントがあるが，クロムは有害なものではないのか。

A（回答）

クロムには，三価クロムと六価クロムがあり，人体に有害なのは，六価クロムの方です。サプリメントに使用されているのは，三価クロムのみです。過去，代表的な六価クロムである二クロム酸カリウムの製造工場において，従業員に肺がんや腎障害などが生じ，その後も工場跡地に六価クロムが検出され，社会問題となりました。現在でも，クロムメッキ工場で六価クロムを使用されることがありますが，三価クロムに還元して廃棄するよう法律で義務付けられています。

クロムは必須微量元素の１つで，エネルギー代謝において重要なミネラルです。中でも糖代謝において，クロモデュリンと呼ばれるクロム結合オリゴペプチドが，インスリンとインスリン受容体の情報伝達に直接関与することが明らかとなってきました。特にインスリン活性・感受性の低下は，生活習慣病の１つである糖尿病の発症と密接につながっており，インスリン抵抗性が糖尿病の原因の95％となっている現代の日本人にとって，その対策が課題となっています。クロム含有サプリメントは，２型糖尿病における耐糖能異常やインスリン抵抗性の改善，脂質代謝異常の改善を目的として利用されることがあります。その他，クロムが不足すると，体重減少，末梢神経障害，昏迷，角膜障害などが起こることがわかっています。日本人ではこれまでクロム欠乏症は確認されていませんが，食文化の変化から，食品の加工・精製に伴い，食材のクロム含有量が低下する傾向にあり，クロム摂取の有効性が示唆されています。

【参考】クロムの摂取

「日本人の食事摂取基準（2010年版）」による１日あたりの推奨量は男性18〜69歳40μg，70歳以上35μg，女性18〜69歳30μg，70歳以上で25μgとなっています。比較的多く含まれている食品としては，可食部100gあたりで，干しひじき270μg，乾燥わかめ100μg，まいわし（丸干し）76μg，あさり45μg，ベーコン39μgなどがあります。

参考文献等▽蒲原聖可，EBM サプリメント事典，医学出版社▽林輝明・吉川雅之監修，健康・栄養食品事典，東洋医学舎▽愛知県衛生研究所ホームページ，生体と金属，個別の金属，クロム▽独立行政法人国立健康・栄養研究所ホームページ，話題の食品成分の科学情報，健康食品の安全性・有効性情報▽堀美智子，絶対役立つ！サプリメント大事典，2007，保健同人社

Q（質問）215

マカに含まれるグルコシノレートとは？

A（回答）

　マカは強壮作用等に期待される有効成分として，炭水化物・タンパク質・脂質・食物繊維の他，グルコシノレート・ステロール・アルカロイド・ポリフェノール・サポニンなど含有しています。その中でもマカの品質を評価する基準として，辛味成分であるグルコシノレート類の含有率が指標として使われます。辛味が強いマカほど，グルコシノレートが豊富で品質がよいとされています。

【参考】マカ

　マカは，アブラナ科に属する多年草で，標高 4000 メートル級の高地，ペルーのアンデス高原で自生または栽培されています。別名「アンデス人参」として知られており，現地では「アンデスの女王」と呼ばれています。

　期待される効能は，疲労回復作用，発汗作用，免疫増強作用，強壮作用，生理不順の改善ですが，これらは特定成分の直接的効果ではなく，数種類のアルカロイド，ステロイド，テルペノイド，サポニン，アントシアニン，イソチオサイアネート，グルコシノレートなどが下垂体を刺激する結果，内分泌の活動が活性化されるためと考えられています。

《期待される作用情報》マカ
○強壮作用
○健康な男性においての性欲改善作用

参考文献等▽林輝明・吉川雅之監修，健康・栄養食品事典2008，東洋医学舎▽蒲原聖可著，サプリメント事典第2版，2007，平凡社▽古泉秀夫編著，わかるサプリメント健康食品Q&A，2003，じほう▽吉川敏一・辻智子編著，機能性食品ガイド，2004，講談社▽独立行政法人国立健康・栄養研究所ホームページ，健康食品の安全性・有効性情報

Q（質問）216

着色料のカラメル色素は安全か？

A（回答）

　カラメルは，砂糖，ブドウ糖等の食用炭水化物を熱処理して得られたものであり，食品や飲料を褐色に着色するために広く用いられている食品添加物です。食品では，飲料，醤油，たれ，ソース，お菓子の約6割にカラメル色素が用いられています。また，薬品や化粧品等にも用いられています。

　既に，変異原性試験，反復投与毒性試験，発がん性試験等，多くの試験が行われ，安全性が確認されています。1982年，旧厚生省はカラメルのマウス，ラットを用いた2年間の慢性毒性試験を実施し，「がん原性は認められない」と報告しました。カラメルは安全性評価が確認された天然添加物です。

　　参考文献等▽資生堂薬品，仙波糖化工業，各社社内資料

Q（質問）217

シトルリンの効果とは？

　シトルリン配合の健康食品が発売されているが，どのような効果があるのか。

A（回答）

　シトルリンとは遊離アミノ酸の一種であり，最初にスイカから抽出されたことから，スイカのラテン名"*citrullus*"にちなんで名づけられました。その後シトルリンは，生体内の2つの代謝経路において，重要な役割を担っていることが明らかにされてきました。1つは，生体内で生じたアンモニアの解毒にあたる尿素（オルニチン）回路を形成する中間代謝物であること，もう1つは，アルギニンから一酸化窒素（NO）が産生される反応の副産物であることです。

　NOは，自動車の排出ガスなどに含まれる"NO_x"と総称される物質の1つですが，体内でも盛んに産生されていることが判明した物質です。発見当初は，血管拡張作用，免疫調節作用，神経伝達物質としての作用が盛んに研究されました。その後も，動脈硬化抑制作用，血小板凝集抑制作用，抗酸化作用など，様々な働きが研究で明らかになっています。NO自体は活性酸素と同じラジカ

ルの一種ですが，スーパーオキシドアニオン（O_2^-）と反応し，その活性を消去します。これらの作用の結果，疲労感の軽減，冷え性対策，精力増強，抗老化などの効果も期待されています。ただし，NOの産生過剰は，炎症の悪化や臓器障害を惹起する危険があります。

　NO合成経路を活性化する方法の1つにアルギニンを補給する手段があり，実際にスポーツ飲料等に配合されている場合があります。しかしながら，アルギニンの補給効果は持続性に劣り，また一時的なNO産生過剰になってしまう危険性が指摘されています。一方，「シトルリンを補給した場合は，細胞質においてアルギニノコハク酸を経てアルギニンが産生され，不足したアルギニンが適時補われる形となり持続性に優れ安全」という説明が，シトルリン摂取推奨側からされています。ただし，即効性と持続性を両立させた最大限の効果を得るためには，適量のアルギニンとシトルリンを同時に摂取することであると考えられます。

　その他，「アルギニンには成長ホルモン分泌刺激作用があるとされていることから，シトルリン摂取によっても同様の効果が期待される」との主張があります。ただし，シトルリンのこの効果に関する十分な検討はされていないようです。

【参考1】シトルリンと食品

　シトルリンは，平成19年8月17日付「医薬品の範囲に関する基準等の一部改正について」の通知により食品への添加が認められ，効果が期待できる量の摂取ができる健康食品への利用が進められています。食品中には，特にスイカ（1.8mg/g）には非常に多く含まれ，ニガウリ（0.02mg/g）やキュウリ（0.05mg/g）にも含まれています。効果が期待される量（1日量の目安，800mg）をスイカで摂るには，3切れ（約600g）ぐらい必要です。

【参考2】NOと薬

　血管内皮細胞から産生されたNOは，血管平滑筋細胞内のグアニレートシクラーゼの活性化作用からサイクリックGMP（cGMP）を増加させ，血管平滑筋の弛緩を誘導することにより血管を拡張させます。NO-cGMP経路の作用が一過性なのは，cGMPがPDE5（phosphodiesterase5）によって分解されるからです。

　狭心症治療薬のニトログリセリンは，NOを発生することにより血管を

拡張させる薬です。勃起不全治療薬バイアグラの作用機序は，PDE5の活性を阻害し，NO産生を出発点として生じる血管拡張から，局所的な血流量の増加作用を持続させることによるものです。したがって，ニトログリセリン使用時は，発生したNOの血管拡張作用が必要以上に持続してしまうため，バイアグラなどのPDE5阻害薬の併用は禁忌です。

【参考3】アルギニンと成長ホルモン

　成長ホルモンの分泌能を診断するための医療用医薬品に，L-アルギニン塩酸塩注射液があります。ただし，成長ホルモンの継続的な分泌刺激目的で使用されているわけではありません。アルギニンのこの作用は，低血糖やインスリン分泌の増加を介したものではなく，ヒスタミンの関与が示唆されています。

⇒（Ⅰ）Q234 アミノ酸は風邪に負けない体を作る？

参考文献等▽日経ヘルスサプリメント事典 2006 年版，日経 BP 社▽ファイン社内資料▽平成 19 年 8 月 17 日，医薬品の範囲に関する基準等の一部改正について，厚生労働省▽独立行政法人国立健康・栄養研究所ホームページ，健康食品の安全性・有効性情報▽高久史麿，矢崎善雄，治療薬マニュアル，2006，医学書院▽シトルリン代謝向上研究会，セミナーレポート，2008 年 4 月▽ルイス・J・イグナロ，NO でアンチエイジング，2007，日経 BP 企画▽アルギニン注添付文書，味の素

ペット・環境に関する質問

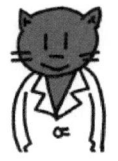

Q（質問）218

ハーブノミよけは子猫にも使用可能か？

「プロテクトハーブノミよけスポット」を，生後2ヵ月の子猫に使用したい。

A（回答）

　使用可能です。プロテクトハーブノミよけスポットの有効成分は，「スターアニス」という天然植物油です。中国では「八角」と呼ばれ，香辛料として料理にも使われており，日本でもお菓子や飲料，咳止めシロップなどの香味成分として使われています。また，スターアニスは昆虫類の神経系に選択的に作用するため，幼い猫にも安心して使用できます。使用方法は月に1回，ペットの首筋に薬剤を滴下します。まれにアレルギー症状を示すペットがいるので，異常が見られたらすぐに洗い流してください。

【参考】ノミとダニ

　共に吸血時に注入される，唾液に含まれる抗原物質により，痒みや発赤等のアレルギー症状を引き起こすだけでなく，寄生虫などの病原体を媒介することがあります。したがって，これら害虫による被害が認められた場合は，駆除薬や専用の駆除用具を用いて，ペットからの速やかな駆除を行うとともに，室内で繁殖させないような徹底した清掃，外部から再度持ち込まないような生活環境を作ることが重要です。

　ノミ：猫に付くノミは，ほとんどが猫ノミです。猫ノミは，犬をはじめウサギやげっ歯類などのペット，さらには人にも付きます。血を吸うのは成虫のみで，卵を産む栄養を摂る時にのみ吸います。ただし，吸血をしなくても，室内のほこりなどを餌として生育できます。体長は2mm程度で跳躍力に優れ，飛び回るのが特徴です。

　ダニ：人に対して害を及ぼすのは，主にマダニです。猫にはあまり寄生しません。ダニは吸血による血のみを栄養源とし，成虫だけでなく幼虫も血を吸います。普段はノミより少し大きいくらいですが，一度に体の何十倍もの量を吸血をするため，一度に多量の栄養を摂ることから飢餓に強く，ノミほど動き回ることはありません。強いあごで皮膚の奥にまでしっかり噛み付いて吸血するため，物理的に体を引きちぎると口下片が皮膚内に残存し，炎症が続発する場合があります。

参考文献等▽エリザベス・ランドルフ，愛猫のための家庭の医学，2003，凸版印刷▽小川茂男，子ネコの育て方百科，1998，誠文堂新光社▽ドギーマンハヤシ社内資料，ホームページ

Q（質問）219

マタタビはネコに無害？

A（回答）

　ネコにマタタビを与えると，まるで麻薬でトリップしているかのような行動をとりますが，その効果は5分前後と短く，習慣性もありませんので，特に中毒の心配は要りません。ただし，大量に与えると，まれに呼吸困難になるネコがいますので，注意してください。与え続けると，全く食べなくなる場合があるようです。ネコの気分や体調が悪い時を見計らい，一日おき程度のペースで与えるのが望ましいようです。

> **【参考】マタタビ**
>
> 　日本・朝鮮半島・中国などに分布する，マタタビ科の落葉つる性植物。マタタビの葉や茎，果実に含まれるマタタビラクトンが，ネコ科の動物を興奮させて陶酔状態にします。ただし，すべてのネコがマタタビに反応するわけではなく，子ネコは反応せず，メスネコよりオスネコの方が反応しやすいようです。マタタビの花の子房に「マタタビアブラムシ」という昆虫が産卵し，開花後正常な形をした果実にならずに，虫こぶのようになった果実を乾燥したものを「木天蓼子（もくてんりょうし）」といい，健胃薬，強壮薬，腰痛や神経痛の民間薬として用いられています。

参考文献等▽鈴木洋著，米田該典監修，漢方薬の事典，1994，医歯薬出版▽スマック社内資料

Q（質問）220

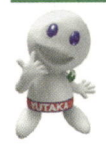

犬の目の洗浄にホウ酸水を使ってもよいか？

小型犬の目を洗うのによいと聞いた。作り方，効果，安全性はどうか。

A（回答）

　目の洗浄用のホウ酸水は，通常2％のものが用いられます。この濃度だと目への刺激が少ない一方で，ある程度の殺菌効果が期待できます。ホウ酸1gに対して，約60℃のお湯50mLで溶かし，冷ましてから使用します。ティッシュペーパーやペーパータオルは繊維が荒く，目を傷つける恐れがあるため，ガーゼや綿棒を用いてください。必要以上の洗浄は，目やその周囲を傷つけたり目を保護する成分を減少させたりして，かえって病原菌やウイルスに感染しやすい状況にしてしまいますので，異常がある場合にのみ軽く行う程度に止めることをお勧めします。なお，小型犬の場合，ホウ酸1g程度でも中毒から致死量となりますので，誤飲させないよう注意してください。

> 【参考】犬の目薬のさし方
> 　あごの下に手を当て，顔を固定します。犬に気づかれないよう，目薬を頭の後ろから目に持ってきます。目薬を持った指でまぶたを上に軽く引っぱり，目尻から流し込むように注入します。滴下するように点眼するとびっくりしてしまいます。

参考文献等▽愛犬の上手な育てかた，1999，日本ペットフード▽吉村正一郎他，急性中毒情報ファイル，1998，廣川書店▽中村友昭，眼科119番，2007，日刊工業新聞社▽小暮規夫監修，室内犬飼い方・しつけ・病気，2003，西東社

Q（質問）221

犬のけがの傷口も生理食塩水で洗浄するのか？

　犬のけがの傷口を縫ってもらった。その部分を生理食塩水か精製水で洗うよう，獣医師から指示があった。消毒も必要か。

A（回答）

　動物の怪我の場合は，傷口付近が汚れることが多くなります。このため，滅菌処理してある生理食塩水か精製水で汚れを落とし，衛生的にしておくことを勧められたのだと思います。生理食塩水は体液と同じ浸透圧ですので，精製水より傷口への刺激が少ないのですが，微生物が繁殖しやすいので，開封後は冷蔵庫に保管し，なるべく早く使用してください。特に化膿しかけているような状況でなければ，消毒は必要ないでしょう。

【参考】創傷部位消毒の注意点

　消毒薬は細胞毒でもあるため，傷の治癒を遅らせる作用も有り，何度も行うべきものではありません。創傷時手当ての基本は，もし汚れがあれば生理食塩水，精製水，水道水の優先順位で洗浄し，消毒を行うとすれば最初の手当ての時だけで十分です。経過を見て，化膿の兆候があれば，抗生物質や抗菌剤の軟膏を塗ってください。

参考文献等▽松山賢治他，抗菌薬・消毒薬 Q&A，2005，じほう▽神谷晃，尾家重治，消毒剤の選び方と使用上の留意点，2006，じほう

介護に関する質問

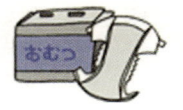

Q（質問）222

保険調剤でオイラックスとγ-BHCの混合は可能か？

町の保険薬局。近くの病院の医師から，オイラックス［ノバルティス］を処方するので，院内で使用しているγ-BHC（ベンゼンヘキサクロライト）と混合してほしいと依頼があった。

A（回答）

保険薬局で，保険調剤としてそのような行為を行うことは，法律上認められていません。

γ-BHCは有機塩素系殺虫剤であり，強い殺ダニ作用を有することから，疥癬の治療に用いられるようになりました。しかしながら，その毒性と環境汚染の問題から，現在この薬品の医薬品としての使用は，厚生労働大臣に承認されていません。保険薬局で保険調剤に使用できるのは，厚生労働大臣の定めた医薬品のみです。ただし，病院内では薬事委員会の承認など，一定の手続きを踏むことにより院内特殊製剤として調剤することが可能ですので，場合によってはその旨を医師にお伝えください。

【参考】院内製剤

病院内で調製される薬剤の総称であり，一般製剤（常用製剤）と特殊製剤に分けられます。

一般製剤は，市販の医薬品を必要な濃度に希釈したものや，数種類混合したものを指します。大量に使用するもの，その都度調製していたら手間がかかるものなどで，予め調製しておかれるものが該当します。

一方，特殊製剤とは，市販の医薬品や保険適用使用範囲内の医薬品では治療に限界があると医師が判断し場合に，特定の患者の病態に合わせ，その都度調製される薬剤のことを指します。使用法を変える場合や，上記γ-BHCの例のように医薬品ではない薬品を用いる場合などがあり，使用に当たっては医師から患者への十分な説明と同意が必要となります。法的に曖昧にされている点も見受けられますが，新たな薬物療法の開発につながる可能性もあり，確かな根拠や後調査などの計画に基づいた上で，病院内ではこのような製剤が可能となっています。

《保険薬局及び保険薬剤師療養担当規則》
第9条（使用医薬品）　保険薬剤師は，厚生労働大臣の定める医薬品以外の医薬品を使用して調剤してはならない。ただし，厚生労働大臣が定める場合においては，この限りではない。

⇒（Ⅰ）Q61 疥癬に適応のある薬はあるか？

参考文献等▽新潟県薬剤師会薬事情報センター，2002年情報センターニュース▽クラヤDI実例 No. 5，1997年10月▽原田敬之編，皮膚外用剤，2002，南山堂▽勝俣道夫著，長島正治・原田昭太郎・編，1992，金原書店▽財団法人日本公定書協会編，薬事衛生六法，薬事日報社▽院内製剤の市販化に向けた調査・研究，日病薬誌第41巻8号，2005年

Q（質問）223

介護用おむつの購入に助成金が出る？

医療費控除以外のおむつ費用の助成があるそうだが，内容を教えて欲しい。

A（回答）

介護保険，福祉サービス事業の運営は，各地方自治体が独自に行っていますので，助成内容は，お住まいの市町村によって異なります。助成にはおむつの支給，購入費用支給，給付券の交付，宅配サービスなどがあり，助成の対象者も異なります。詳細は，各市町村の介護，福祉課などに問い合わせていただくのが確実です。

【参考】京都市でのおむつ費助成（平成20年現在）

家庭介護用品給付事業として，"介護者"に助成金が給付されています。給付対象者は，「要介護者の同居の配偶者，若しくは3親等以内の親族で，世帯員全員が市民税非課税」に該当し，さらに「市内に住所票と現居住場所を有し，介護保険の要介護認定結果が"要介護4または5"かつ65歳以上の者を介護されている方」です。

助成方法としては，おむつ等と交換可能な券が，年度始めの4月で750枚（7万5000円相当）から年度末の125枚まで，申請の時期に応じて交付されます。給付品目は，紙おむつだけではなく，尿とりパッド，ドライシャンプーなど，17品目が載っているパンフレットの中から選べます。

参考文献等▽京都市役所資料

Q（質問）224

疥癬を広めないようにするには？

疥癬にかかっている患者の介護をしている。他に広げないようにするには，どうすればよいか。

A（回答）

疥癬はヒゼンダニ（疥癬虫）の寄生により生じる皮膚病で，発疹に強いかゆみを伴うことが多い疾患です。通常型とノルウェー型があり，原因は全く同じヒゼンダニですが，ノルウェー型では全身に寄生しているダニの数が桁違いに多く，患者から剥がれ落ちた痂皮などを介して他人への感染が容易に生じるため，隔離が必要です。一方，通常疥癬の場合は，人と人の接触や衣類，介護用品などを介して感染しますが，隔離の必要はありません。

ヒゼンダニの感染拡大を防ぐ最も効果的な手段は，衣料や寝具の洗濯を確実に行うことです。ノルウェー疥癬の場合は，熱湯で処理するか65～70℃のお湯（通常50℃，10分で死滅するが，この条件をクリアするための開始温度）で洗濯する必要がありますが，通常疥癬の場合は普段の洗濯法で問題ありません。また，シーツ交換・衣類交換の際は，すぐに袋に入れるなどして落屑などが飛び散らないようにして下さい。日頃から布団や毛布を日光に干した後，よくたたいておくことも重要です。これらの作業の際には，必ず手袋・プラスチックエプロンなどを着用し，作業の後は流水と液体石けんで手を洗ってください。また，ダニが入り込む隙間を作らない為に，爪を切っておく，指輪・腕時計等ははずしておくことも重要です。

その他，感染者の方に対応していただくこととして，入浴の順番は最後にしてもらう，入浴タオルの共有はしない，毎日肌着を交換する，外出後は手洗い・シャンプーを行う，などがあります。

【参考】ヒゼンダニ
　大きさ0.2～0.4mm（雄＜雌）程度で，肉眼では確認不能。雄成虫や未交尾の雌成虫は，単に皮膚の角質表層に潜り込むだけの寄生を行います。一方，交尾済みの雌成虫は，角質層の内部に疥癬トンネルと呼ばれる穴を

掘り，4〜5週間にわたって1日に2〜3個の卵を産み落とします。3〜4日で孵化した幼虫は，トンネルを出て毛包に潜り込んで寄生し，2週間程度で成虫になります。

このようなサイクルを繰り返すため，発症は感染の約1ヵ月後になります。通常の疥癬では，1患者当たりのダニ数が1000匹程度であるのに対し，ノルウェー疥癬では，100万〜200万匹に達します。この数の違いは，ダニの感染力・増殖力の差ではなく，宿主側の理由によります。高齢で体が弱っている人や，免疫抑制剤やステロイド剤の使用により免疫力が低下している人などでは，ダニが異常増殖してしまうからです。

なお，ノルウェー疥癬の名称は，最初にその症例を報告したのがノルウェーの学者であったためで，この地域に多い疾病というわけではありません。このためノルウェー疥癬を，過角化型疥癬と呼ぶことが提唱されています。

⇒（Ⅰ）Q61 疥癬に適応のある薬はあるか？

参考文献等▽疥癬はこわくない，医学書院▽いらはら診療所＋友愛メディカル共著，介護者のための病気と薬がわかる本，2007，雲母書房▽水島裕，黒川清総編集，今日の治療と看護改定第2版，南江堂▽国立病院大阪医療センター感染対策委員会編，EBMに基づく院内感染予防対策Q&A，南江堂

Q（質問）225

褥瘡の状態とそれに見合った薬は？

褥瘡の薬と褥瘡部を保護する材料について教えもらいたい。

A（回答）

褥瘡とは，局所が圧迫されて血液のながれが悪くなり組織が壊死することです。大きさや深さにより，治療法が異なってきます。

急性期で軽く発赤・紅斑程度であれば，白色ワセリンで患部を保護してください。初期で，少しただれている場合は，紫雲膏がおすすめです。

そのほかに，患部を保護するフイルムやパット等のドレッシング材がありますが，医師の診断によって使用するものです。患部が深いものは医師による処置が必要ですので，医師に診察してもらってください。

通常臥位では，体重の半分近くが仙骨にかかり，100mmHgの圧力がか

かった状態が4時間以上続くと壊死が生じます。健康な人では、就寝中に無意識のうちに体位を変えることにより褥瘡はできませんが、脳血管障害がある場合は、誰かに体位変換や除圧を行ってもらわないと褥瘡が形成されやすくなります。

　褥瘡予防で大切なことは、入浴やシャワー、あるいは清拭により皮膚を清潔に保つことと、失禁などから皮膚の湿潤を防ぐことです。早期発見のためにも、入浴・シャワーの際には、骨突出部を観察してください。

【参考1】紫雲膏（シウンコウ）
　紫雲膏は別名潤肌膏（ジュンキコウ）といい、華岡青洲（江戸時代の外科医）が、中国の明代の名医である陳実功の著「外科正宗」に記載されているものに、豚脂を加えたものです。効能は外傷・ただれ・かぶれなどで、肌を潤し、外傷を修復する効果があり痛みを緩和してくれます。

【参考2】褥瘡の分類
1）深達度による分類
　Ⅰ度：圧迫を除いても消退しない発赤，紅斑
　Ⅱ度：真皮までにとどまる皮膚障害（水疱やびらん，浅い潰瘍）
　Ⅲ度：障害が真皮を越え、皮下脂肪層にまで及ぶ褥瘡
　Ⅳ度：障害が筋肉、関節、骨にまで及ぶ褥瘡
2）創面の色調による分類
　黒色期：初期の病変で、創表面は黒褐色の厚い壊死組織に覆われる。
　黄色期：表面が黄褐色のこけ状の組織で覆われる。
　赤色期：感染の消褪と共に、創表面赤色のやわらかい肉芽組織に覆われる。
　白色期：肉芽の色がピンクを呈し周囲から徐々に表皮が形成されて瘢痕治癒する。

⇒（Ⅰ）Q93 手荒れによい概要の漢方薬は？の【参考】紫雲膏

参考文献等▽日本薬剤師会監修，調剤と情報，2007年8月号，じほう▽井口昭久編，これからの老年学第2版，名古屋大学出版会▽高齢者介護施設の褥瘡ケアガイドライン，2007，中央法規出版▽原田敬之編，皮膚外用薬その適応と使い方，南山堂▽日本薬剤師会編，漢方業務指針改訂3版，薬業時報社（じほう）▽矢数道明著，臨床応用漢方處方解説増補改訂版，創元社▽明・陳実功原著，実用中医古籍外科正宗，天津科学技術出版社

Q（質問）226

胃切除術後によい栄養補給剤は？

手術後、栄養が取れにくくなり、体重が激減した。液体の総合ビタミン剤を服用するとよいと聞いたが、ドラッグストアで購入できるものはないか。

A（回答）

胃を切除すると、胃切除後障害の1つである、消化吸収不良が生じやすくなります。たんぱく質、脂質、糖質といった3大栄養素の吸収障害により、体重が減少したものと思われます。このような場合、総合ビタミン剤よりも、3大栄養素の1つ、たんぱく質の原料であるアミノ酸を含んだ栄養補給剤が適していると思われます。

市販されているアミノ酸含有栄養補給製剤は、人体が体内で合成できない必須アミノ酸が全て含まれており、さらにビタミン B_2、ビタミン B_6、ニコチン酸アミド（ナイアシン、ビタミン B_3）なども含むため、栄養補給に適しています。

胃切除された方は、ビタミン B_{12}、鉄、カルシウムが特に不足し易くなりますので、これらも併せて栄養補助剤などで補給されるとよいでしょう。

【参考】胃切除後障害（胃切除後症候群）

胃の機能が低下することにより起こる、様々な障害の総称で、ダンピング症候群と呼ばれるものもその1つです。胃切除時の吻合部（ふんごうぶ、縫い合わせ部分）から空腸（十二指腸の次にある小腸）まで食べ物が墜落（ダンプ）し、腸の運動が急に活発になり、腸液が一気に分泌されることが主な原因と考えられており、食事後、30分以内で見られるのを早期ダンピング症候群、2～3時間後に見られるのを後期ダンピング症候群と呼んでいます。嘔吐、頻脈、めまい、さらには、血糖値を下げる為のインスリン過分泌により、食事の2～3時間後に低血糖を起こすことがあります。

その他、胃を全摘出した場合には、胃傍壁細胞から分泌されビタミン B_{12} の吸収に必要なキャッスル因子の不足により、術後3～5年後に巨赤芽球再生貧血を発症することもあります。また、胃酸分泌減少による鉄やカルシウムのイオン化傾向の低下により、それらの吸収抑制が生じ、鉄欠乏性貧血や骨量減少などの症状も起こりやすくなりますので、ビタミン B_{12} の補給が必要です。

参考文献等▽ナースの内科学，中外医学社▽独立行政法人国立健康・栄養研究所監修，健康栄養食品アドバイザリースタッフ・テキストブック，第一出版▽臨床消化器内科，Vol. 24, No. 11, 2009, 日本メディカルセンター▽渡邉早苗，寺本房子，消化器・術前術後・呼吸器・内分泌疾患の栄養食事療法，2009，建ぱく社

Q（質問）227

ドライマウス用のオーラルバランスの使い方は？

ジェルタイプの保湿剤が，他の物より評判がよいと聞いた。

A（回答）

ドライマウス用の口腔湿潤剤「オーラルバランス」の使用法は，1回約1センチをチューブから絞り出し，1日4回，口腔内にまんべんなく塗ります。1回の使用で長時間（6～8時間）口の中の潤いを保つことができます。キシリトールや抗菌物質（ラクトフェリン，リゾチーム）が配合され口の中を清潔に保つことができ，低刺激性で唾液に近いものとなっています。

スプレーやマウスウォッシュなどの液体タイプ保湿剤もありますが，それらと比較して，ジェルタイプのものが最も保湿効果の持続性に優れています。

> 【参考】ドライマウス
>
> 自覚的に，口腔内の異常な乾燥を感じる疾患です。医学用語では口腔乾燥症と言いますが，ドライマウスの方が疾患名として使われることが多くなっています。ただし，ドライマウスの定義や診断基準はまだ曖昧で，現在学会などで検討されているところです。
>
> 欧米では，人口の約25％がドライマウスに罹患しているという疫学調査があり，日本国内でも，推定800万人のドライアイ患者の多くが，ドライマウスを併発している可能性が高いという報告があります。その他の患者も数に含めると，国内におけるこの疾患の頻度は高いと推測され，診断基準等の早急な整備が望まれます。
>
> ドライマウスは，水分摂取が少ない場合や脱水によって生じるのは勿論ですが，唾液腺の機能低下による分泌量の減少との関連が最も高くなっています。機能低下の原因としては，加齢によるものの他，薬剤性と神経性，特にストレスが多いとされています。薬剤性では，抗うつ薬・降圧薬・利尿薬・抗ヒスタミン薬などによって引き起こされます。神経性では，顔面

神経・舌咽神経の障害，過度の緊張やストレス中枢神経障害に伴う口腔機能障害などによるものです。
　唾液腺の機能低下をもたらす疾患としては，シェーグレン症候群が代表的なものです。これは，免疫系が自己の分泌腺を攻撃してしまうことによって生じます。同じ自己免疫系疾患のリウマチなどと同様，女性に多く，またほとんどの場合，ドライアイの症状も訴えるのが特徴です。その他，糖尿病や腎不全，熱性疾患などに起因することもあります。

参考文献等▽斉藤一郎，ドライマウス，2003，日本評論社▽斉藤一郎，坪田一男監修，中川洋一編著，ドライアイ＆ドライマウス，2009，永末書店▽ティーアンドケーホームページ▽和光堂プロダクトガイド2008 ▽口と歯の事典，2008，朝倉書店

Q（質問）228

粉末タイプのとろみ調整食品の種類と特徴は？

A（回答）

　粉末タイプのとろみ調整食品には，増粘多糖類系とデンプン系があります。これらの製品は，嚥下障害の方などのために介護の場などで使われています。増粘多糖類とは，2種類以上の多糖類を増粘の目的で用いた場合の略称です。多糖類の組み合わせは製品によって異なり，その結果とろみの特徴に多少違いが生じます。それぞれの利点と欠点を簡潔にまとめると，次のようになります。

	増粘多糖類系	デンプン系
利点	・食材の色や味を損ないにくい ・食感やすべりが良い	・とろみが素早くつく ・追加添加が可能
欠点	・ダマになりやすい ・とろみの安定に時間を要する	・唾液でとろみが消えやすい ・長時間経つと分離しやすい

　とろみの加減は，溶かす粉末の量を変えることにより調整しますが，とろみの付きやすさや食感は，加える食品の食材や温度によっても変化します。混合の目安や方法は各製品に記載されていますが，固形物が入っているものに混ぜる時には，滑らかな食感を得るためにミキサーに掛けるなど，ある程度の工夫や試行錯誤も必要です。
　その他，とろみ調整食品の特徴として，デンプン系は消化されやすく，エネルギー源としても有効ですので，栄養が十分に摂れていない方に向いています。

介護に関する質問

増粘多糖類は，いずれも難消化性の水溶性食物繊維と呼ばれるものであり，便秘気味の方には向いていますが，そうでない場合は，お腹がゆるくなることがあるため注意が必要です。

> **【参考】嚥下障害**
>
> 　脳血管障害や頭頸部癌，進行性神経疾患などの後遺症により，飲食物を飲み込みにくくなることを，嚥下（えんげ）障害といいます。特に水分が多いものは，口元から喉の奥まで達するのが早いため，飲み込みのタイミングが合わず気管に入ってしまい，誤嚥性肺炎を招くこともあります。
>
> 　そこで，粘性の低い飲食物の咽頭への流入スピードを遅くするために，とろみ調整食品は利用されています。さらに，ノーズカット（鼻があたらないように一部カットしてある）のコップを使用することによって，より飲み込みやすくすることができます。また，薬を飲む際にも，とろみをつけることによって，誤嚥を防ぐことができます。
>
> 　なお，嚥下障害は，基本的に神経学的障害によって生じる「症状」であり，診断名ではありません。また，加齢に伴う嚥下速度の低下とは，分けて考えられています。ただし，加齢による筋力の低下や唾液の減少などは，嚥下障害の程度に影響を及ぼします。

参考文献等▽和光堂プロダクトガイド2008▽摂食・嚥下補助食品製品案内パンフレット，三和化学研究所▽岡田澄子監修，とろみ調整食品を使う時はこんな点に気をつけましょう，三和化学研究所▽藤島一郎，嚥下障害入門，2007，医歯薬出版

Q（質問）229

便の臭いを抑える薬はあるか？

A（回答）

　便の臭いの原因物質は，大腸菌などのいわゆる腐敗菌が主にたんぱく質を分解することにより生じる，アンモニア，スカトール，メチルメルカプタン，アミン類，硫化水素などです。医薬品で，これらの発生を抑えたり，分解したりする効能・効果を有するものはありません。

　一方，食品では，便の臭いを抑えることを目的として，マッシュルームより抽出されるシャンピニオンエキスを配合したものがあります。ただし，以前は

便の悪臭成分を分解する等の表示がされていましたが，公正取引委員会からの排除命令があり，現在その表示はされておりません。その他，緑茶エキス（カテキン），竹エキス，フラボノイド，ルイボスエキスなどを含有した製品が発売されていますが，実際の効果は不明です。

　現在の所，最も改善効果が期待できるのは，腸内環境を整えることと思われます。乳酸菌やビフィズス菌などを摂取するほか，オリゴ糖や乳酸菌生産物質を含む食品などを利用することにより，既に定住している有益菌を増やすことで，腐敗菌の活性を抑えることができます。

　　　参考文献等▽シャンピニオンエキスによる口臭，体臭及び便臭を消す効果を標ぼうする商品の製造販売業者に対する排除命令について，平成21年2月3日，公正取引委員会▽排便消臭剤について，医薬品情報21，2007年8月12日，http://www.drugsinfo.jp/2007/08/12

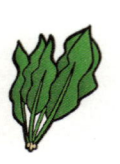

生活全般に関する質問

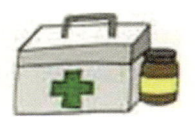

Q（質問）230

井戸水の消毒法は？

A（回答）

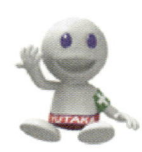

　井戸水を飲料水として使用するためには，井戸水に次亜塩素酸ナトリウムを添加し，遊離残留塩素濃度が 0.1mg/L 以上（結合残留塩素の場合は 0.4mg/L）になるようにします。例えば，次亜塩素酸ナトリウム 6％のピューラックス（株式会社オーヤラックス）を使用する場合，水 1000L に対し本剤 17mL が目安になります。数分後，クロル・テスターを用いて残留塩素濃度を測定し，濃度が規定に達していない場合は本剤を追加してください。クロル・テスターには，比色定性の簡易型のものから，デジタル表示式のものまであります。

　井戸水の水質や量は，環境変化によって変わりやすく，こまめなチェックが必要です。残留塩素濃度は，消毒作用による消費や水の入れ替わりによって低下しますので，若干高めに調整しておくとよいでしょう。ただし，残留塩素濃度が 0.5mg/L を超えますと，塩素臭が強く飲用には適さなくなりますので，ご注意下さい。飲料水として使用する場合は，さらに煮沸消毒した上，早めに消費されることをお勧めします。

　井戸水は，「昔から飲み続けているから安心」と思われがちです。しかしながら，現代社会では，工場廃水や産業廃棄物などからの化学物質による，地下水汚染が懸念されます。農村部にお住まいの場合でも，農薬による汚染の危険があります。また，生活汚水混入の可能性がある井戸では，ノロウイルスや大腸菌などによる汚染も考えられます。お住まいが給水区域内であれば，なるべく水道水を利用されることをお勧めします。

【参考】井戸水の水質検査
　井戸水を飲料用として使用する場合には，保健所への届け出と，年 1 回の水質検査が推奨されています。水質検査は，水道水質基準項目に基づき細菌・重金属・有機化学物質など現在 50 項目について検査されます。この水質検査は，各保健所の検査課が有料で実施します。"飲用不適合" と判断される最も多い理由は，大腸菌群の検出です。東京都福祉事務局の試算によれば，消毒を実施している井戸は，全体の 1 割程度でしかありません。

なお，該当地区の条例に応じて，一定数以上の人数，あるいは世帯に地下水を供給する場合，届け出および定期検査が義務となることがあるので注意してください。

⇒（Ⅰ）Q262 水道水中の残留塩素を測定する試薬は？

参考文献等▽東京都福祉保健局，埼玉県保健医療部生活衛生課，仙台市健康福祉局保健衛生部生活衛生課，大阪府保健所検査課，各ホームページ▽及川紀久雄，北野大，人間・環境・安全，2005，共立出版▽ピューラックス添付文書

Q（質問）231

液体歯磨なら歯ブラシは要らない？

A（回答）

　液体歯磨きは，歯ブラシによるブラッシングを伴えば，練り歯磨きの代用にできますが，液体歯磨きでゆすぐだけでは歯磨きしたことにはなりません。また，液体歯磨きは清掃剤（研磨剤）が入っていないので，茶渋やヤニなどが気になる場合は，清掃剤（研磨剤）入り練り歯磨きを付けてでブラッシングをも行ってください。

　ブラッシングはとても重要です。歯垢は歯の垢や食物の残りかすではなく，ほとんどは細菌の固まりです。この歯垢が虫歯や歯茎の病気の原因になってしまうので，ブラッシングにより取り除くことが口内衛生には重要です。

参考文献等▽サンスター，ジョンソン・エンド・ジョンソン，各社社内資料

Q（質問）232

ガラス拭きのアルコール代用品は？

　ガラスの汚れを取るメチルアルコールの代用になるものは？

A（回答）

　アルコールで汚ちる汚れなら，エタノール等で代用できます。しつこい汚れは，無水エタノールの方がよく落ちます。

> **【参考】ガラスの汚れ防止**
> 　ガラスは帯電しやすく，汚れを寄せ付ける性質を持っています。このガラスの帯電を防いで拭くには，洗濯で使う柔軟仕上げ剤を使うとうまくいきます。水1Lに，柔軟仕上げ剤キャップ1杯溶かした液で，ガラスを拭きます。後は軽くからぶきをします。柔軟仕上げ剤の代わりに，お酢を使っても同じような効果が得られます。

参考文献等▽NPO法人おばあちゃんの知恵袋の会監修，おばあちゃんが教える暮らしの基本　これはこうするんじゃ，2007，白泉社

Q（質問）233

革製品の帽子のお手入れ方法は？

A（回答）

　革製品の最大の敵はカビです。革はカビにとって栄養そのものですので，湿気の多いところでの保管は避けましょう。保管場所には除湿剤を入れておき，梅雨のときには外に出して乾いたタオルなどで拭きましょう。
　洗濯は，専門のクリーニング店にお願いしたほうがよいでしょう。革製品専用の汚れおとしクリームも販売されていますので，そういった製品も利用してください。

参考文献等▽一見輝彦，これだけは知っておきたい衣服の洗濯・取り扱い・保管の仕方，ファッション教育社

Q（質問）234

草木染の色の定着に使うものは？

A（回答）

　草木染に限らず，染物をするときの色を定着させるものを，媒染といいます。媒染剤として，みょうばん，灰汁，酢酸銅液，木酢酸鉄液，消石灰など，アルミニウム，銅，鉄などを含有した化合物を使います。ミョウバンにはアルミニウムが含まれており，これが色止め（色の定着）の役割を果たします。色止め

に使う金属によっても，出来上がりの色が違います。アルミニウムは，鉄よりも明るい色合いになります。

> 【参考】ミョウバン媒染液の作り方
> ミョウバンは，媒染剤の中でも比較的入手しやすいので，一般家庭ではよく用いられます。染めるもの（布や糸）の重さの10〜40％の焼ミョウバンを熱湯で完全に溶かし，半日おいてから，その上澄み液を使います。溶かす際に使う鍋は，ホーローかステンレス製のものを使いましょう。鉄鍋だと液の中に鉄が溶け出し，液自体が変色してしまうので使わないようにしましょう。

参考文献等▽淡交ムックゆうシリーズ草木染めをしてみませんか，2003，淡交社

Q（質問）235

消火器の粉末を吸い込んでしまったが大丈夫か？

A（回答）

一般家庭用，学校，地方自治体で汎用されている消火器は，ABC粉末消火器ですから，噴射した薬剤は，リン酸二水素アンモニウムや硫酸アンモニウムだと考えられます。これらは，主に植物の肥料として広く使用されているもので，人体に対してほとんど毒性を示しません。

少量の場合，鼻，のどの粘膜刺激，眼への刺激がありますが，通常，処置は不要です。もし，嘔気，嘔吐，下痢，腹痛などや皮膚への強い刺激が感じたら受診して対処療法を行ってください。また，大量に吸い込んだ場合は，すぐに医療機関に受診してください。眼に入った場合は流水で15分以上洗浄してください。

> 【参考】ABC粉末消火器
> 火災は燃焼する物質により，3つに分けられます。A火災は普通の火災で，木材，紙，繊維などが燃える火災です。B火災は，石油類その他の可燃性液体，油脂類などが燃える火災。C火災は電気設備・電気器具などの火災です。それぞれの火災に対応できる薬剤が違ってきますので，

火災の原因を見極めて消火器を選ぶ必要があります。
　ABC粉末消火器は，この3つの火災すべてに適応でき，一般家庭で起こりえる火災の多くに対応することができるので，身近なところでもっとも汎用されています。

参考文献等▽スズケン，社内資料

Q（質問）236

ファンヒーターの近くで毛髪スプレーはいけない？

　シリコン入り毛髪スプレーの場合，ファンヒーターの吹出口が詰まって，故障すると聞いた。

A（回答）

　揮発したシリコン（この場合正確にはシリコーン）がファンヒーター内に吸い込まれ高温にさらされると，白い粉のような状態（シリコーン酸化物）になり，吹出口や燃焼室内に付着してしまいます。多量に付着しない限り，吹出口が詰まるまでには至りませんが，もし炎検知器であるフレームロッドに付着すると，少量でも消火制御が働いてしまうことがあります。常に安全であるように働くので危険はありませんが，頻繁にファンヒーターが止まってしまいます。

　揮発性シリコーンは，ガラスクリーナーや制汗剤，および衣類の防水スプレー，アイロン用スプレー，静電気防止剤にも配合されていることがあります。シリコン配合製品には，シリコンあるいはシリコーンと表示されているものの他，ジメチルポリシロキサン，ジメチコーン，あるいはシロキサン，メチコーン，シラン，シリカなどを成分名中に含む表示になっている場合もあります。ファンヒーターの近くでこれらを使用しないようにする，もしくは，使用する際は，ファンヒーターの運転を停止し，使用後は十分に換気を行ってから運転を再開するなどの注意が必要です。

【参考】シリコンとシリコーン
シリコン（silicon）と**シリコーン**（silicone）はよくまちがえて使われるが，シリコンは半導体の材料であり，シリコーンは電気絶縁性の他，耐

熱性，耐寒性，撥水性，化学的安定性に優れ，高機能材料として様々な分野で利用されている。

参考文献等▽ダイニチ工業ホームページ▽花王社内資料

Q（質問）237

洗剤は泡立ちがよい方が汚れもよく落ちる？

新発売の台所洗剤に"泡のチカラ"という名前がついているが。

A（回答）

洗剤（合成洗剤）に含まれている界面活性剤は，水に溶けると，水の表面張力を低下させることによって"起泡"という現象がおこります。その泡には，水の好む部分（親水基）と油の好む部分（親油基）のふたつの性質を持ち，油の好む部分（親油基）が汚れに吸着して，汚れを水中に溶かし出すのです。これを洗浄といいます。したがって，泡立ちがよいと十分な洗浄力があるといえます。

最近，新しい「起泡技術」の開発により，クリーミーで持続する泡がでる台所洗剤が登場しました（質問にある"泡のチカラ"など）。泡が細かく，豊かな泡を生成するこの洗剤は，油汚れ部位と効率よく接触するので，高い洗浄力があります。

【参考】界面活性剤

界面活性剤は，水に溶かしたときの状態で以下の4つのグループに分けられる。

種類	代表的なもの	特徴
陰イオン系	LAS（直鎖アルキルベンゼンスルホン酸塩），石けん	洗浄力に優れ，多くの家庭用洗剤に使われている
陽イオン系	アルキルトリメチルアンモニウム塩	逆性石けんとも言われ，洗浄力は弱いが殺菌作用がある。柔軟仕上げ剤によく用いられる
非イオン系	AE（ポリオキシエチレンアルキルエーテル）	低濃度で効果を発揮し，乳化剤としても利用
両イオン系	アルキルベタイン	洗浄力と殺菌力をもち，他の界面活性剤と併用される

参考文献等▽今日からモノ知りシリーズトコトンやさしい洗浄の本，2006，日刊工業新聞社▽オーガニックライフ研究会，オーガニックな洗剤えらびの本，2000，恒友出版▽ライオン社内資料▽せっけん・洗剤Q&A，1994，日本石鹸洗剤工業会

Q（質問）238

アトピー性皮膚炎には洗濯洗剤よりも洗濯石けん？

A（回答）

　洗濯洗剤の多くは，主成分が合成界面活性剤です。それ以外に，蛍光剤，防腐剤，香料，漂白剤など，様々な合成化学物質が配合されています。アトピー性皮膚炎の方は皮膚のバリア機能が低下しているため，これらの化学物質に過敏に反応してしまう場合があり，また，衣類に残った界面活性剤などでもかゆみを生じる場合があります。

　肌に刺激のない，衣類の洗濯を考えるなら，洗濯石鹸をお勧めします。特に，植物油脂であるヤシ油，パーム核油，米ぬか，大豆油などを原料とした石けんがよいでしょう。さらに防腐剤無添加のものがおすすめです。

　また，洗濯層のカビがアトピーの原因になることもあるので，洗濯層もこまめに洗浄してください。

【参考】洗剤と石けんの違い

　石鹸は，主に天然の動植物油脂や脂肪酸を原料として作られます。動物油脂の場合，牛・豚・魚の油を，植物油脂の場合はヤシ油，パーム核油，米ぬか油，大豆油などが原料となります。洗剤は，石油を原料として合成界面活性剤から作ったものです。

　石けんは固形のものが多いですが，粉状や液状の石けんは洗剤と見分けが付きにくいです。見分ける方法は，まずコップに3分の1ぐらい水を入れ，対象が粉末の場合は小さじ約2分の1弱，液体の場合は10滴程度加えてよく振って泡立てます。次に，酢を5〜6滴落としてよく振り混ぜると，違いが見えます。液が白濁し泡が消えると石けんです。液に変化がなく，また泡も消えないとなると洗剤です。もし，洗剤と石けんが混ざっているものであれば，液は白濁し泡が消えません。

参考文献等▽無添加石けんパンフレット▽石けん・洗剤Q&A，1994，日本石鹸洗剤工業会

Q（質問）239

服に付いた鉄さびの落とし方は？

白物綿ワイシャツに鉄さびが付いた。シュウ酸を使うとよいと聞いた。

A（回答）

シュウ酸は劇物ですので，毒劇物販売許可のある店舗のみで購入可能です。ただし，一般家庭での劇物の使用はお勧めできませんし，シュウ酸を使用する方法は，綿製品には不向きのようです。

白物衣類に付いた鉄さびを落とすには，ハイドロハイター（花王）などの還元系漂白剤が有効です。使用方法は，40℃程度のお湯に"使用量の目安"に従い原液を良く溶かし，30分から1時間程度衣類を浸した後，水ですすいでください。さびの落ちが不十分な場合は，50℃程度のお湯に先の目安量の1.5倍量の原液を溶かし，なるべく湯温を保ちながら，最長2時間まで衣類を浸します。それ以上の濃度や長時間の処理は，生地を傷める原因になります。なお，色柄物の衣類の場合は，本法は使用できませんので，ご注意ください。

手軽な方法としては，レモンを使用するのも効果的です。レモンの切れ端を汚れの部分に擦りつけ，その後良く水洗いをします。そのままにしておくと，レモンの強い酸で変色してしまいますので，ご注意下さい。

参考文献等▽やってびっくり生活雑学の本－HOW TO コツ 1000，2003，講談社＋α文庫▽花王社内資料

Q（質問）240

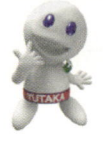

研磨剤と発泡剤が無配合の歯磨き粉はあるか？

A（回答）

マスティックデンタルリンスジェル（漢方歯科医学研究所）という商品があります。この商品は，ギリシャのヒオス島にのみ自生する，ウルシ科の木から採取された樹液の成分を含んでおり，虫歯原因菌に対しての抗菌作用，口臭抑制作用があるといいます。

また，美の友ナスハミガキ（ナスジェットブラックハミガキ）という商品も

あります。これは昔から歯垢・歯のヤニ・口臭に効果があるといわれている，ナスの黒焼を配合した練り歯磨きです。飲み込んでも安全です。

Q（質問）241

ひな人形のカビの落とし方と保管の仕方は？

ひな人形を出したらカビが生えていた。カビは落とせるのか。来年，同じようにカビを生えさせないようにするにはどのような保管方法がよいか。

A（回答）

ひな人形はデリケートなものですから，付いてしまったカビについては，購入されたお店や，ひな人形専門店に相談されるのがよいと思います。顔についたカビなどは取れないものもありますが，衣類は修理してもらえる場合があります。

カビを生やさないためには，片付ける日は晴れた乾燥した日とし，保管場所は，直射日光の当たらない寒暖の差が少ない場所が最適です。例えば押入れの上段や天袋などの，高い場所がよいと思われます。

保管時には，ひな人形専用の防カビ効果も持つ防虫剤が市販されていますから，これを活用するのもよいでしょう。なお，着物などと同じで，何年も押入れに入れっぱなしにするのもよくありません。

【参考】ひな人形用防虫剤と衣類用防虫剤の違い

ひな人形の顔や髪には様々な素材が，また衣装には，金糸や銀糸などが使われています。そういった素材を痛ませないようにしてあるのが，ひな人形用防虫剤です。ひな人形用に適しているのはナフタリン製剤です。衣類用によく使われているパラジクロルベンゼン製剤や，ピレスロイド系製剤は，上記の理由によりおすすめできません。反対にひな人形用を衣類用として使うことは問題ありません。

参考文献等▽エステー㈱社内資料

Q（質問）242

ひょうたんの作り方は？

ひょうたんの中身を早く取り出せるようにする酵素があると聞いた。

A（回答）

通常，"ひょうたん"は，収穫したひょうたんの頭の部分に穴を開け，20度以上の気温で10日～20日間ほど水に漬け，中身を腐らせます。その後，腐った中身を掻き出し，乾燥などの工程を経て作ります。ひょうたんの中身の腐敗速度を速め，水漬けの期間を短縮するために，畑の土や生ゴミ用発酵菌をひょうたんの中に入れたりします。

現在，「ひょうたんごっこ」という商品があります。中身を腐敗させる酵素ですが，これを利用すると，2日～3日で中身の取り出しから乾燥の工程まで行うことができます。ひょうたんを水に漬けている期間の腐敗臭も抑えられ，手軽にひょうたんが作れます。

【参考】ひょうたんにミミズ

　ひょうたんの中身を取り出す方法は，水に漬けたり「ひょうたんごっこ」を使ったりする方法のほかに，ミミズに食べてもらう方法もあります。収穫した"ひょうたん"の頭の部分に穴をあけ，穴の開いたほうをミミズのいる土のなかに差込ます。ミミズは，ひょうたんの中に入って中身を食べてくれます。

参考文献等▽森義夫著，ひょうたん・へちま栽培から加工まで，2000，家の光協会▽ヤクルト薬品工業社内資料

Q（質問）243

手に付いたブルーレットの青色はとれるの？

『ブルーレットドボン（小林製薬）』を手で触ったら，青色が手につき取れなくなった。落とす方法はないか。また，ブルーレット「ドボン」と「置くだけ」を併用してもよいか。

A（回答）

　ブルーレットに使われている青色は，一度手につくとなかなか落とすことが出来ません。皮膚の角質に染み込んでいるので，無理に落とそうとすると肌を傷めてしまいます。石鹸で何度も洗ったり，お風呂に入ってふやけて角質が落ちていくことで，だんだん薄くなっていきます。その色のついた手で食品を触っても害はありません。

　ブルーレットのタンク用（ドボン）と置くだけタイプの併用は，成分的には問題はありませんが，一緒に使うとタンク内で泡があふれ出てしまうおそれがあるため，併用はやめてください。

　　　参考文献等▽小林製薬社内資料

Q（質問）244

ポリグリップSを飲んでしまったが大丈夫か？

A（回答）

　入れ歯安定剤ポリグリップSの成分は，普段，使用しているときでも，口腔内で自然に溶けていくものです。誤って飲み込んでも，心配ありません。

　他の入れ歯安定剤についても同様に，飲み込んでも体から排出されるものが多く，問題ありません。ただ，繊維質の糊剤を使っていたり，アルコールが入っているものがあり，商品によっては，おなかがゆるくなったり，アルコールに弱い人はアレルギーが出る場合がありますので，注意してください。

　　　参考文献等▽小林製薬，グラクソ・スミスクライン，塩野義製薬，各社社内資料

Q（質問）245

金魚の餌をメダカの餌にしてもよいか？

A（回答）

　メダカは雑食性でミジンコなどの動物性プランクトン，ケイソウなどの植物性プランクトン，緑藻類，ボウフラ，小型の水生昆虫などを食べています。金魚も淡水魚で，食べているものもほぼ同じですので，金魚の餌をメダカにやっ

ても問題ありません。ただ粒の大きさが異なるため，金魚の餌をメダカに与える場合は，すりつぶして与えてください。

　金魚の餌には，フィッシュミール（魚粉），小麦粉，とうもろこし，オキアミミール，ビール酵母，消化酵素，アミノ酸，各種ビタミン，各種ミネラル，安定型ビタミンCなどが入っています。

> **【参考】フィッシュミールとは？**
> 　フィッシュミールとは，魚由来の動物性たんぱく源の1つで，DHAなどの有効な成分も含まれています。水揚げされた魚を大きな釜で煮熟したあとに圧搾機で脂と水を分離し，乾燥してできたものです。水分を10%以下に乾燥したものが常温流通されています。また，このときに得られる油を製油したものが魚油です。

参考文献等▽日清製粉グループ日清ペットフード，キョーリン，各社社内資料

Q（質問）246

服に付いたロウの染み抜きの方法は？

ロウソクのロウがついた。ロウの染み抜きの方法を教えて欲しい。

A（回答）

　ロウソクの主成分は，固形パラフィンです。ドライクリーニングで簡単に落ちますが，ご家庭で染み抜きされる場合は，以下の方法で行ってください。

　〇盛り上がったろうを，なるべくやさしくヘラなどで取り除く。
　〇和紙など吸い込みのよい紙を押し当て，60〜80℃にセットしたアイロンを当てる。
　〇残ったろうは，リグロインやベンジンでタオルなどにたたき出す。

> **【参考】リグロインとベンジン**
> リグロイン：ホワイトガソリンの一種で，ベンジンとほぼ同じもの。ベンジンと比べ揮発性が低く，しみ抜きに使ったときの生地の痛みは少ない。画材屋などで購入できる。
> ベンジン："石油ベンジン"の通称。一般家庭ではしみ抜き用として使わ

れる。名前の似ているベンゼンやベンジジンとは全く違うものなので注意。

参考文献等▽スズケン社内資料

Q（質問）247

イノシシ避けに効果的な臭いは？

最近，田んぼにきて荒らすので，近寄らせないようにしたい。クレゾールなど試したが持続時間が短いので，長時間効果の持続するものがよい。

A（回答）

イノシシの被害は，全国的に深刻な問題として，各地域で研究，検討されています。イノシシが嫌がる臭いとされている，クレオソートやライオンの糞，虎の糞などは初めのうちは効果があるのですが，その臭いに慣れてしまうと忌避効果は期待できないとの報告があります。

イノシシは臆病な動物で，環境変化を好まず，また身を隠す場所がないところを嫌うと言われています。したがって，被害にあった場所の草をできる限り刈り取って視界を良くする，ある臭いに慣れないうちに別の臭いのものを撒く，物などの配置を変えてみるなど，環境の変化を作り出していくことが効果的だということです。

農作物を柵で囲う場合は，トタン板などで中が見えないように配慮する必要があります。イノシシは運動能力に優れ，中に目的とする物が見えると，柵を飛び越えたり，押し倒したり，くぐったりして中に入ろうとします。高さ80cm以上，長さ2m以上の波トタンを，杭に隙間なく張っておくとよいようです。また最近では，逆にイノシシを餌でおびき寄せ，仕掛けた檻で捕獲する方法もよく用いられています。この場合も檻の外に食物があるとそちらに向かってしまい効果がないので，農作物のある区域にトタン板を張り巡らせる配慮が必要になります。

参考文献等▽江口祐輔著，イノシシから田畑を守る～おもしろ生態とかしこい防ぎ方～，農山漁村文化協会出版▽イノシシ被害防止対策マニュアル，北九州市

Q（質問）248

コクゾウムシの駆除方法は？

コクゾウムシが部屋の中に大量発生してしまった。

A（回答）

　コクゾウムシ類の駆除方法は，まず虫が発生した食品を処分するか，もしくは天日に当てて虫干しすることです。薬剤を使用する場合は，一般的にゴキブリ用のくん煙剤や殺虫スプレーを使用しますが，一度で完全に駆除するのは難しいようです。2週間1回くらいの頻度で数回駆除作業を行い，数を減らしていくことが重要です。

　ただしコクゾウムシはコメを始めお菓子や乾麺類を食害する一方，部屋の中で大量に繁殖することはないようです。今回のケースは，コクゾウムシによく似た種類で，竹製品につくササコクゾウムシかもしれません。

【参考】コクゾウムシ

　コクゾウムシは，人体に無害の，食品害虫です。卵～成虫まで約30～50日で成長し，夏場（25～30度）に最も活動が活発になります。15度以下では繁殖できず，木材や板の隙間などに隠れて越冬します。

　成虫：体調2.1mm～3.5mm，赤褐色や黒褐色で象のような長い口を持つ。

　幼虫：体調2～3mm，卵型に膨れており，乳白色。

参考文献等▽日本家屋害虫学会編，家屋害虫辞典，井上書院▽佐藤仁彦編，生活害虫の辞典，朝倉書店

Q（質問）249

コバエを捕獲するゼリーとは？

A（回答）

　ジノテフランという，殺虫成分の入ったゼリー製品が販売されています。コバエは，種類や時期によって多少の違いはありますが，発酵したものから出る臭いを好む傾向にあります。そこで，醸造酢などのコバエの好む臭いで引き寄

せて，止まり木効果のある形やコバエが好む色などで止まらせた後，殺虫成分の入ったゼリーの中まで潜らせて殺すというものです。食物が近くにあって，噴霧式の殺虫剤を使用できない台所などに置くことができるのが大きな特徴です。

　ビールなどの酒類に寄ってくるようなコバエに対してはゼリーにビールをかけてみてください。この場合でも殺虫効果には影響がありませんので。

　　　参考文献等▽アース製薬社内資料

Q（質問）250

屋内用と屋外用の殺虫剤は何が違うのか？

A（回答）

　　　　　　　屋内外での使用制限は，殺虫剤を噴射するために使われているガスの種類や量，勢いによって決められています。成分的には変わりありません。
　　　　　　　例えば，凍らせて殺すタイプの殺虫剤は，即効性を出すために大量のガスや薬剤を一気に噴射しますので，部屋の中で使用すると部屋を汚してしまうおそれがあります。屋外専用の殺虫スプレーを，誤って屋内で使用してしまった場合は，火気に気をつけて換気を行えば問題はありません。

　　　参考文献等▽アース製薬社内資料

Q（質問）251

蛾によく効く殺虫剤は？

　昔は殺虫剤をかけるとすぐ効いたような気がするが，今は害虫が薬に対して強くなっているような気がする。

A（回答）

　蛾に対して不快害虫用の「虫コロリアース」や，「網戸に虫こないエアゾール」などを使うとよいでしょう。また，殺虫剤を使用する場合は，胴体の部分にかかるようにしてください。殺虫剤の効果は，昆虫の皮膚や気門からの吸引，摂

食などによって体内に入って現れるからです。

　また，害虫が昔よりも強くなったような気がするということですが，確かに耐性を持つ種も存在します。しかし，殺虫剤の効果は，殺虫剤を撒く時期や量などにも左右されますから，一概にはそうとも言えません。

　　　参考文献等▽本山直樹編，農薬学事典，2001，朝倉書店

Q（質問）252

スミチオンが顔にかかってしまったら？

A（回答）

　スミチオンは農業，家庭園芸用に使用する農薬です。皮膚に対して刺激性があるため，使用するときはマスク，不浸透性の手袋，長ズボン，長袖などを装着して使用し，それら衣服などを洗濯するときは，他の衣類などと別にするように注意されています。

　顔にかかったときはすぐに石鹸で洗い，流水でよく流してください。万一眼に入ったときは，すぐに充分に水洗して，眼科を受診してください。その他皮膚に付着した場合は，すぐに石鹸でよく洗い流してください。

　　　参考文献等▽植村振作，川村宏，辻万千子著，農薬毒性の事典第3版，三省堂▽米山伸吾，安東和彦，都築司幸編，農薬便覧第10版，農山漁村文化協会

Q（質問）253

殺虫用のくん煙剤でねずみを駆除できるか？

　天井裏にねずみがいるようで，夜中にゴトゴトうるさい。知人が「殺虫用のくん煙剤を焚いたらいなくなった。」と言っていたが本当に効果があるのか。

A（回答）

　殺虫用のくん煙剤は，哺乳動物に対して安全性の高いものになっているため，ねずみに対する忌避効果はほとんどないと思われます。ただ，煙を嫌がって，一時的に逃げていくことはあるかもしれません。しかし，また帰ってくる可能性が高いので，ねずみ専用の忌避剤を使ったほうがよいでしょう。ねずみの進

入経路（ラットサイン）である隙間や割れ目などを塞いだり，残飯整理などの食物管理を行ったりすると，より効果が高くなります。

> **【参考】ラットサインとネズミの種類等**
> ラットサイン
> 　　ラットサインは，足跡や擦られた黒い汚れ，糞，齧り跡，体毛などのネズミがいたことを示す痕跡です。ネズミは隠れ家と餌のある場所を同じ経路を使って数十回ほど往復して移動しているため，このような跡が見られるようになります。
> ネズミの種類と特徴
> 　　ドブネズミ：排水溝や下水道，建物近くの石，岩などの丈夫なものの下に穴を掘って巣を作る。正確は獰猛。貯餌性があり，巣穴や物陰に蓄える。
> 　　クマネズミ：樹上や倒木の間に，枯れ葉を使って営巣。建物周りの樹木や雑草の下に坑道を掘ることもある。垂直なパイプなどを自由に移動できる。
> 　　ハツカネズミ：公害の畑地で，半野生的な生活をおくる。冬に餌が少なくなると屋内に進入してくる。この際，発見した進入路に尿でマーキングを行い，仲間にも知らせている。貯餌性有り。

参考文献等▽アース製薬社内資料▽日本家屋害虫学会編，家屋害虫事典，井上書院▽谷川力編，写真で見る有害生物防除事典，オーム社▽佐藤仁彦編：生活害虫の事典，朝倉書店

Q（質問）254

ハトを駆除する薬はあるか？

マンションのベランダに寄ってきて困っているのでなんとかしたい。

A（回答）

　ハトを殺すような薬は，販売されていません。ハトは鳥獣保護法という法律により，許可無く駆除することが禁止されているからです。

　対策としては，ハトがベランダの手すり等に止まれないよう柵や針金，網を張ったり，ハトは足がくっつくのを嫌がる習性があるので，粘着性の物質をハトが来そうな場所に塗って，留まらせないようにしたりすることが挙げられま

す。また，ホームセンターなどで，ハト除け対策のものが販売されているところもあります。ただし，これらの最大の欠点は，ハトが慣れてしまうと，効果がほとんど期待できなくなってしまうことにあります。

　どうしても駆除を行う場合は，許可を受けた業者に依頼をしてください。

　　参考文献等▽谷川力編，写真で見る有害生物防除事典，オーム社▽藤岡正博，中村和雄著，鳥害の防ぎ方，家の光協会

Q（質問）255

バポナを室内に吊り下げていても問題ないか？

　バポナは部屋に吊り下げていても身体に害はないのか。また素手で触るとどうなるのか？

A（回答）

　外箱の裏に記載されている「使用上の注意」の事項を守れば基本的に問題はありませんが，「病人や赤ちゃんの部屋，居室など，長時間人が居る場所，および飲食物が露出し続けている場所，例えば家庭の台所や飲食店などでの使用はしてはいけない。」と明記されています。もしこのような病人や赤ちゃんの部屋などに吊り下げていたら直ちに，撤去してください。また，手で触ってしまった場合は，すぐに水と石けんでしっかりと洗ってください。

⇒（Ⅰ）Q290 バポナを購入するときは印鑑か拇印が必要か？　Q291 バポナの観葉植物への毒性は？

　　参考文献等▽アース製薬社内資料▽厚生労働省ホームページ▽植村振作，河村宏，辻万千子著，農薬毒性の事典第3版，三省堂

Q（質問）256

ヘビ避けに効果のある商品はないか？

A（回答）

　ヘビはその姿形故に嫌われている動物ですが，本来はネズミや虫を食べてくれる益獣です。人家の周辺に見られるヘビは，アオダイショウ，シマヘビ，ヒ

バカリ，ヤマカガシが多いですが，ヤマカガシを除き毒は持っておらず，4種ともおとなしいヘビで，人に危害を加えることはありません。

ヘビがやって来るのは，餌となるネズミなどが居るためですので，ネズミの駆除などをしてしまえば，いずれはヘビも居なくなります。

忌避剤としては，木酢液やクレオソート，コールタールがあります。小さいヘビであれば，ネズミ用粘着トラップでの捕獲も可能です。

⇒（Ⅰ）Q292 ヘビ退治の方法は？

参考文献等▽谷川力編，写真で見る有害生物駆除事典，オーム社

Q（質問）257

ヤモリ駆除はどうやってしたらよいか？

A（回答）

ヤモリは爬虫類です。植物には悪さはせず，光によってくる蛾などの虫を食べてくれる益獣です。特に退治する必要はありませんが，家の中に入ってきそうでちょっと気持ち悪いというのであれば，侵入路を塞ぐ方法をお勧めします，換気扇や換気口を塞ぐのは難しいですが，換気扇の内側に油取り用のフィルターを当てる方法があります。また，換気口には網戸の網を張ればよいかと思われます。それで効果がなければ薬剤によって忌避や駆除をする方法もあります。例えば，同じ爬虫類であるヘビ駆除剤を使用すれば効果があるかもしれません。また，ネズミやゴキブリ用の粘着トラップによる捕獲も可能です。

参考文献等▽谷川力編，写真で見る有害生物防除事典，オーム社

Q（質問）258

ダニアースパウダーはシラミにも効く？

シラミ駆除用のスミスリンパウダーと，ダニ駆除用のダニアースパウダーの成分は同じ（フェノトリン 0.4％）であるが，ダニアースパウダーを頭にかけてシラミ駆除用として使ったら効くか。

A（回答）

　フェノトリンは，ピレスロイド系の殺虫剤です。黄色〜黄褐色の透明な油状液体で，ほとんどの有機溶剤には良く溶けますが，水にはほとんど溶けない性質を持っています。殺虫効果としての即効性は劣りますが，仰転虫の致死効力（薬をかけてひっくり返った後に死ぬ効果）が高く，残効性に優れ，同じピレスロイド系の殺虫剤の中でも生体内での分解，排泄が早く，人畜に対する毒性が低いのが特徴です。

　ダニアースパウダーは，人体用ではないので，頭にかけることは使用用途上お勧めできませんが，フェノトリンの効果から判断すると，シラミに対しても効果があると考えられます。

<small>参考文献等▽アース製薬，大日本除虫菊，各社社内資料▽植村振作，川村宏，辻万千子著，農薬毒性の事典第3版，三省堂</small>

Q（質問）259

衣服に付いたシラミを駆除するには？

A（回答）

　衣類に付いたシラミの駆除には，熱処理が効果的です。60℃以上のお湯に5分以上浸す，アイロンをかける，熱風乾燥機にかける，ドライクリーニングを利用する方法があります。これらの方法でも駆除できないようであれば，シラミ駆除薬（スミスリンパウダー等）を使用しますが，シーツや枕などに散布すると，就寝時に薬剤を吸いこんだり，肌に直接触れる時間が長くなるので，シーツや枕には使用しないでください。

⇒（Ⅰ）Q80　アタマジラミの駆除によい薬は？

<small>参考文献等▽日本家屋害虫学会編，家屋害虫事典，井上書院</small>

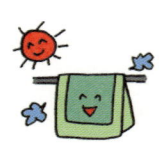

食品に関する質問

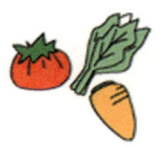

Q（質問）260

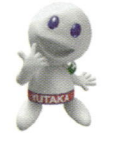

野菜を洗うための加工酢とは？

A（回答）

　加工酢とは醸造酢を主体にした商品で，食品の調味加工に使われる酢のことです。また生野菜や果物の洗浄に使用した場合，それらの風味，特長を損なうことなく，生野菜や果物に付着している菌を減らすことができます。

　一般に販売されているものに，キューピー醸造株式会社から出されている「加工酢 SSV」があります。使用方法は，「加工酢 SSV」を水で 10〜20 倍に希釈したものに，野菜，果物を約 15 分間浸漬して，水ですすぎます。

【参考】酢の種類について

　食酢は酢酸を主成分とする調味料で，アルコールを酢酸菌によって酢酸発酵させて作る醸造酢と，酢酸に調味料を混ぜて作る合成酢があります。日本農林規格（JAS）による分類を下記に示しますが，それ以外にもアルコールそのものを原料とする酒精酢，酒粕を原料とする粕酢などがあります。

分類			原料の規格
醸造酢	穀物酢	穀物酢	穀類の使用量が 1ℓ 40g 以上
		米酢	穀物酢で米の使用量が 1ℓ中 40g 以上
	果実酢	果実酢	果物の搾汁の使用量が 1ℓ中 300g 以上
		リンゴ酢	果物酢でリンゴの搾汁が 1ℓ中 300g 以上
		ブドウ酢	果物酢でブドウの搾汁が 1ℓ中 300g 以上
	醸造酢		穀物酢，果物酢以外の醸造酢（酒精酢など）
合成酢	合成酢		醸造酢の使用割合が 60％以上

参考文献等▽キューピー醸造社内資料▽海老原清・大槻耕三編，栄養科学シリーズ NEXT 食品加工学，2004，講談社

Q（質問）261

高血圧予防のためのカリウムの摂取目標量は？

A（回答）

「日本人の食事摂取基準（2010年版）」によるカリウム摂取の目安量は，成人男性で2500mg／日，成人女性で2000mg／日です。一方，高血圧の予防を目的とした目標量は，成人男性で2800〜3000mg／日，成人女性で2700〜3000mg／日です。また，米国高血圧合同委員会第6次報告では，高血圧予防のために，3500mg／日を摂ることが望ましいとされています。

日本人成人が1日に摂取しているカリウム量は，平均で男性2834mg／日，女性2215mg／日といわれています。しかしながら，高血圧を予防するための目標量はこれよりも高くなっており，積極的な摂取が必要です。カリウムは，植物性食品から動物性食品まであらゆる食品に含まれていますが，特に豊富に含む食品の含有量は，乾燥大豆30gで570mg，里いも80g（1個分）で512mg，アボカド100g（1/2個分）で720mgになります。

ただし，腎臓に疾患のある方の中には，カリウム摂取を制限する必要がある場合もあります。心当たりがある場合には，医師に相談してください。

【参考】カリウムの生理作用

カリウムは，体重の0.2％にも及ぶ量が主に細胞内液中に存在し，ナトリウム－カリウムポンプと呼ばれる体液の浸透圧調節機能により，細胞内外のバランスを保つ役割があります。仮に，カリウムが不足すると，ナトリウムが細胞内へ留まりやすく，腎ではナトリウムの再吸収がすすみ，その結果，ナトリウムが体外に排泄されにくくなり，血圧が上昇しやすくなります。血圧を適正に保つためには，カリウムに対するナトリウムの摂取量を，2倍以下に抑える事が推奨されています。

参考文献等▽厚生労働省，日本人の食事摂取基準2010年版▽国立健康・栄養研究所ホームページ，健康食品の安全性・有効性情報カリウム▽日本食品標準成分表2010

Q（質問）262

加工食品に使われる硝酸塩類には発ガン性がある？

A（回答）

　加工食品に使われている硝酸カリウム，硝酸ナトリウム（これらを硝酸塩類と称する）は，指定添加物で，肉類や魚卵（たらこなど）の色を整える（発色剤）ために用いられます。

　これらの物質が含まれている加工食品を食べると，口腔や腸内の微生物によって亜硝酸イオンとなり，そこに魚肉などに多く含まれる"二級アミン"と反応して発ガン物質の"ニトロソアミン"が作られることから，発色剤の発ガン性，安全性が問題にされてきました。現在では，加工食品の添加物について使用基準が決めらたり，ニトロソアミンの生成抑制作用のあるビタミンCが必ず添加されたりしています。

　一方，硝酸塩類は，大根，キャベツ，ニンジンなどの野菜類に広く含まれているため，食品添加物として摂取しなくても魚肉の二級アミンと胃の中でニトロソアミンが生成します。しかし，量的に少なく，肝臓で分解されることから，直接，発ガンに結びつくことは考えにくいといわれています。

> 【参考】発色剤の働き
> 　食肉や魚卵の色は，ミオグロビン（肉食素）およびヘモグロビン（血色素）などの色素たんぱく質で，非常に不安定なものです。空気中に放置したり，加熱すると，酸化されてメト体（濁った灰褐色）になり，鮮やかさが失われ，新鮮さがなくなってしまいます。そこで，発色剤である硝酸塩類を使うとミオグロビン，ヘモグロビンをニトロソ化して安定な色素とするので，新鮮な色が保たれるのです。

参考文献等▽松原聰監修，鉱物の不思議がわかる本，2006，成美堂出版▽日高徹著者，ぜひ知っておきたい食品添加物の常識，1996，幸書房▽宮沢文雄・古賀信幸編著，Nブックス食品衛生学，2004，建帛社

Q（質問）263

無脂肪のスキムミルクはあるか？

A（回答）

「無脂肪」というのは脂肪を含まないという意味であり，「無」と表示するには，国の定めた栄養表示基準に合致ししている必要があります（「無」だけでなく，「ゼロ」「ノン」「レス」も同様）。脂肪の場合，「無」と表示するには，「食品100g当たり0.5g」に満たないこととされています。

一般的に市販されているスキムミルクで，無脂肪に該当するものはないようです。雪印乳業「雪印 北海道スキムミルク」や森永乳業「森永スキムミルク」を見てみると，前者は，100g当たり脂質0.6g，後者は，100g当たり脂質0.8g含まれており，どちらも「無脂肪」にはあたらず，表示もされていません。

> 【参考】栄養表示基準
>
> 食品の栄養成分の表示基準は，1996年に栄養改善法（現 健康増進法）の規定に基づき，「栄養表示基準」が定められました。
>
> この表示基準は，栄養成分量とエネルギーの量的表示と，栄養成分の強化や低減などの強調表示があります。また，強調表示とは，ある栄養成分について，当該当食品中に高い旨又は含む旨，低い旨又は含まない旨（絶対表示），さらに強化された旨又は低減された旨（相対表示）を強調することを指します。

参考文献等▽くらしに役立つ食品表示ハンドブック全国食品安全自治ネットワーク版，2005，全国食品安全自治ネットワーク食品ハンドブック作成委員会▽山田和彦・松村康弘編著，健康・栄養食品アドバイザースタッフ・テキストブック，2007，第一出版▽森永乳業，雪印乳業，各社社内資料

Q(質問)264

炭酸水の作り方は？

A(回答)

炭酸水は，ラムネジュースの作り方の要領で砂糖を入れなければできます。材料は重曹とクエン酸です。炭酸水の作り方は次のとおりです。
①クエン酸を細かく砕く。
②コップ１杯（約200ml）にクエン酸をティースプーン２〜３杯加える。
③重曹をティースプーン１〜２杯加え混ぜる。泡が収まる頃が飲み頃。

【参考】重曹とクエン酸

ベーキングパウダーは重曹（炭酸水素ナトリウム）のことで，熱を加えると二酸化炭素の気体を発生します。

$2NaHCO_3 \rightarrow Na_2CO_3 + H_2O + CO_2 \uparrow$

また，クエン酸のような重曹よりも強い酸を加えると，重曹が分解され二酸化炭素を発生させることができます。

$NaHCO_3 + RCOOH \rightarrow RCOONa + H_2O + CO_2 \uparrow$

参考文献等▽池本勲・斉藤幸一偏著，親子でトライ！わが家でできる化学実験，2004，丸善

Q(質問)265

糖質の計算の仕方は？

糖質ダイエットをしている方から，ポカリスエットの糖質量がいくらかの質問。

A(回答)

炭水化物は，糖やでんぷんのように栄養源となる糖質と，セルロースのように栄養源とならない食物繊維から成り立っています。食品表示のエネルギー量（総量）は定量したタンパク質，脂質，糖類にそれぞれ４，９，４kcal/gを乗じたものの合計です。このことから，総kcal－（タンパク質g×４kcal＋脂質g×９kcal)＝糖質g×４kcalになります。

ポカリスエットの栄養成分表示は100mL当たりエネルギー27kcal，タンパク質0g，脂質0g，炭水化物6.7g，ナトリウム49mg，カリウム20mg，カルシウム2mg，マグネシウム0.6mgとあります。したがって，上記計算式をあてはめると，27kcal－（0g×4kcal＋0g×9kcal）＝糖質g×4kcalとなり，以上より，糖質＝6.75gということになります。

<small>参考文献等▽香川芳子監修，五訂食品成分表，2002，女子栄養大学出版部▽山田和彦，松村康弘編著者，健康・栄養食品アドバイザースタッフ・テキストブック，2007，第一出版</small>

Q（質問）266

豆腐を作るときのにがりの量は？

A（回答）

　豆腐約4～5食分，国産大豆の分量で200gに対し，「天海のにがり」（赤穂化成株式会社）のものを使用した場合，10～12ccほどで作れます。

【参考】豆腐の作り方
①大豆を水に浸ける：大豆（200g）を水でよく洗い，水1000ccに一晩浸ける。
②大豆の水を切る：ザルに大豆を移して水を切り。よく洗う。
③大豆を砕く：②の大豆に水500ccを加え，ミキサーで約1分間細かく砕く（つぶす）。なお，この砕いた大豆を「呉」といいます。
④大豆を加熱する：呉を鍋に入れ，中火でよくかき混ぜながら，焦がさないように加熱する。90℃くらいになったら弱火にして，かき混ぜながら3～5分間加熱し，95℃くらいになったら火をとめる。
⑤豆乳とおからに分ける：ボウルの上にさらし布を置き，鍋から④の呉を移す。火傷をしないように，呉を包みながら絞る。
⑥豆乳を凝固させる：絞った豆乳を鍋に入れて加熱し，85℃になったら火を止め，泡をすくい，紙コップに100ccずつ入れる。75℃まで温度が下がったら，「天海のにがり」を各5ccずつ一気に入れて，素早くかき混ぜ15分間放置する。

⇒（Ⅰ）Q208にがり

参考文献等 ▽赤穂化成資料「自家製豆腐の作り方」

Q（質問）267

ヒスチジン含有量が少ない魚は？

結核の薬物治療中。特にヒスチジンを多く含む青魚に気を付けるよう言われたが、理由も知りたい。

A（回答）

イスコンチンやネオイスコンチンなど、抗結核薬のイソニアジド系薬物を服用されている方がヒスチジンを多く含有する魚を摂取すると、頭痛、紅斑、嘔吐、発汗、動悸、そう痒等の、ヒスタミン中毒を起こすことがあります。これは、ヒスチジンから産生されたヒスタミンが、イソニアジド系薬物のヒスタミン代謝酵素阻害作用により、体内に過剰蓄積するためであると考えられています。ヒスチジンは、タンパク質を構成する20種のアミノ酸の1つでもあり、通常の食事により自然と摂取してしまうので、ヒスチジン含有食品の摂取量をコントロールすることが重要です。

ヒスチジン含量が比較的少ない魚は、アマダイ、カレイ、キス、ギンダラ、タラ、ニシンで、可食部100g当たり300～500mg程度となります。一方、青魚や赤身の魚にはヒスチジンが多く含まれていて、代表的なものは、マグロ、カジキ、カツオ、ブリ（ハマチ）、イワシ、サンマ、アジ、サバ等などで、先のヒスチジン含有量が比較的少ない魚の5倍程度のヒスチジンを含みます。

また、魚の種類だけでなく、鮮度や加工法も重要です。特に鰹節や干物では、既にヒスタミン含量が大幅に増加している可能性がありますので、注意が必要です。

【参考】ヒスチジン

乳幼児期には体内で合成できないため、必須アミノ酸に含まれます。成長につれてある程度合成できるようになるため、準必須アミノ酸と表現される場合もあります。成長促進作用の他、代謝産物であるヒスタミンが、神経伝達や胃酸分泌に関わっています。また、慢性関節炎の改善、ストレスの軽減、性的エネルギーの向上などの働きが示唆されています。遠距離

を回遊する赤身（赤はミオグロビン由来の色）の魚にヒスチジンが多く含まれているのは，筋肉の形成や運動能と深く関わっていることを意味しているのかもしれません。

参考文献等▽奥村勝彦監修，一目でわかる医薬品と飲食物・サプリメントの相互作用とマネジメント改訂版，2007，フジメディカル出版▽香川芳子監修，五訂増補食品成分表，2008，女子栄養大学出版部▽則岡孝子監修，栄養成分の辞典，2006，新星出版社▽衛研ニュース No. 12，平成 20 年 2 月，神奈川県衛生研究所▽独立行政法人国立健康・栄養研究所ホームページ，健康食品の安全性・有効性情報

Q（質問）268

ビタミン B_2 を多く含む食品は？

A（回答）

ビタミン B_2（リボフラビン）は，レバーや魚介類，牛乳・乳製品，卵など，動物性食品に多く含まれています。植物性食品では納豆に豊富に含まれ，緑黄色野菜やきのこ類にも比較的多く含まれています。

1 日当たり摂取の推奨量は，成人男性で 1.3～1.6mg，成人女性で 1.0～1.2mg です。豊富に含む食品の含有量は，うなぎ（蒲焼）100g で 0.74mg，豚レバー60g で 2.16mg，納豆 1 カップ（50g）で 0.28mg になります。

【参考】ビタミン B_2 欠乏
特に粘膜の維持に重要であることから，口腔内の粘膜の異常である口内炎や，目の粘膜の異常による眼精疲労や充血などが生じやすくなります。その他，皮膚炎や髪のトラブル，子どもの成長障害の原因になります。

参考文献等▽中村丁次編著，栄養食事療法必携第 3 版，2007，医歯薬出版▽中村丁次監修，栄養の基本がわかる図解辞典，2006，成美堂出版▽国立健康・栄養研究所ホームページ，健康食品の安全性・有効性情報▽日本食品標準成分表 2010

Q（質問）269

ビタミン B_6 を多く含む食品は？

A（回答）

　ビタミン B_6（ピリドキサール）は，魚や肉などの動物性食品に多く含まれています。豆類や穀類，野菜，果物などにも含まれていますが，植物性食品に含まれているビタミン B_6（ピリドキシン，ピリドキサミン）は，体内での利用率が低いため，動物性食品から摂ったほうが効率的です。

　1日当たり摂取の推奨量は，成人男性で1.1mg，成人女性で1.0mgです。豊富に含む食品の含有量は，鰹（春獲り）100gで0.76mg，秋刀魚100gで0.51mg，アボカド100g（約1/2個分）で0.32mgになります。

【参考】ビタミン B_6 欠乏

　目・口・鼻・耳の周囲に湿疹を生じたり，貧血を起こしやすくなります。また，神経伝達物質の合成に関与しているため，神経系に異常が生じることもあります。ビタミン B_6 の欠乏症は希ですが，妊婦や経口避妊薬の常用者では，ホルモンバランスの偏りによりアミノ酸代謝が促進され，それらの過程の補酵素であるビタミン B_6 の需要が高まり，欠乏しやすくなります。また，アルコールの大量摂取者も，ビタミン B_6 欠乏を起こしやすいといわれています。

参考文献等▽中村丁字編著，栄養食事療法必携第3版，2007，医歯薬出版▽中村丁字監修，栄養の基本がわかる図解辞典，2006，成美堂出版▽国立健康・栄養研究所ホームページ，健康食品の安全性・有効性情報▽日本食品標準成分表2010

Q（質問）270

1日に最低必要なビタミンC量は？

成人男性（喫煙者）からの質問。

A（回答）

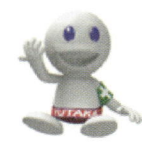

ビタミンに限らず栄養素の最低必要量は，性や年齢によって左右されるほか，個人差があります。「日本人の食事摂取基準（2010年版）」によると，18歳以上の男性でビタミンCの推定平均必要量は85mg／日，推奨量は100mg／日とされています。

推定平均必要量とは，当該性・年齢階級に属する人々の50％が必要量を満たすと推定される1日の摂取量です。また推奨量とは，ある性・年齢階級に属する人々のほとんど（97～98％）が，1日の必要量を満たすと推定される1日の摂取量です。

これらにより，成人男性のほとんどは，ビタミンCを1日当たり100mg摂取すれば足りる，ということになります。ただし，喫煙されている方及び，受動喫煙者は，ビタミンCの代謝回転が早くなっているため，85mg／日よりも多く摂取する必要があるとされています。

【参考】ビタミンC

ビタミンC（アスコルビン酸）の主な生理作用には，正常コラーゲン形成の促進による筋肉・血管・皮膚・骨の強化，鉄の吸収率アップ，過酸化脂質の生成抑制，免疫賦活作用などがあります。ビタミンCが不足すると，疲労感が生じたり，毛細血管がもろくなることによる歯茎や皮下からの出血といった，壊血病の症状が起こります（壊血病は，6～12mg／日摂取していれば発症しません）。

なお，食事から摂取したビタミンCも，いわゆるサプリメントから摂取したビタミンCも，その相対生体利用率に差異はなく，吸収率は200mg／日程度までは90％と高く，1g／日以上になると50％以下となります。

ビタミンCは，果物や野菜，芋類，緑茶などに多く含まれています。豊富に含む食品の含有量は，なばな70gで91mg，サツマイモ100g

（約1/3本）で29mg，柿160g（約1個）で112mgとなっています。このように，ビタミンCは果物か野菜から摂取することを基本とし，いわゆるサプリメント類から1g／日以上の量を摂取することは推奨できません。

参考文献等▽中村丁次編著，栄養食事療法必携第3版，2007，医歯薬出版▽中村丁次監修，栄養の基本がわかる図解辞典，2006，成美堂出版▽厚生労働省，日本人の食事摂取基準（2010年版）▽国立健康・栄養研究所ホームページ，健康食品の安全性・有効性情報

Q（質問）271

なぜ清涼飲料水にベンゼンが？

ある清涼飲料水からベンゼンが検出されたと聞いたが，なぜそんなものが含まれていたのか。人体への影響は。

A（回答）

平成18年春以降，英国等諸外国において清涼飲料水からベンゼンが低濃度でありますが検出されたことが公表され，WHOの水質基準でもある10ppbを超えるベンゼンが検出された製品の自主回収が要請されました。原因は，保存料である安息香酸と酸化防止剤であるアスコルビン酸（ビタミンC）が，特定の条件下（金属イオンの存在下，低pH，高温，紫外線などで反応促進）で反応し，ベンゼンが生成したためとされています。

国内でもこの報道を受け，安息香酸とアスコルビン酸が添加されている清涼飲料水31製品についての分析を，国立医薬品食品衛生研究所において実施しました。その結果，10ppbを超えるベンゼンが検出されたものが1品目あり，厚生労働省が販売業者に対し回収を行うよう要請を行ったところです。

しかしながら，例えば，水道水中に基準値以上のベンゼンが含まれ，継続的に飲用していたような場合は人体への影響が懸念されますが，今回の場合は摂取していたとしても限られた量であり，日々大気中から吸入しているベンゼンの量と比較しても，少量であると見積もられています。実際に，健康被害の報告はなく，国内外共に自主回収要請の範囲内であり，すぐに健康被害が懸念されるような事象ではないとのコメントが，数ヵ国から出されています。

【参考】ベンゼン（C_6H_6）

　最も単純な構造の芳香族炭化水素であり，常温で無色の液体。染料，合成ゴム，合成洗剤等の製造時に使用される。過去に，業務上の理由によるベンゼンの継続的な吸入により，白血病等の造血器系障害による死亡例が発生し，これを契機としてベンゼンの毒性や発癌性が問題視されるようになった。

　ベンゼンは，化石燃料の不完全燃焼で多量に生成し，また煙草の煙中にも含まれ，呼吸を介した暴露が特に危険視されている。国内では，食品中のベンゼンに関する基準値が定められていない一方，大気汚染に係る環境基準が定められている。

参考文献等▽厚生労働省，食安基発第 0728005 号清涼飲料水中のベンゼンに関する Q&A，平成 18 年 7 月 28 日▽食品安全情報，No. 6～13，2006，国立医薬品食品衛生研究所，安全情報部

Q（質問）272

わらび餅は野草のわらびから作るの？

A（回答）

　わらび餅を作るときには，市販されている「わらび粉」を使うと便利です。わらび粉は，わらびの根茎からとったデンプン（わらびデンプン）で，冬季に掘り起こした地下茎を粉砕し，これを何回も水洗・沈殿をくり返し，デンプンを精製したものです。製品は純白ではなく，淡白をおびています。ワラビ粉は，わらび餅以外にも，菓子の材料にいろいろ利用されています。

　生のわらびの食べ方は，アク抜きをしてから調理します。方法は，わらびに重曹か木炭の炭をかけ，沸騰した湯をまわしかけます。次に重石をおいて 5～6 時間おき，空気にさらさないようにします。ワラビ 1 kg に対し，重曹は小さじ 1 くらいです。アクの抜けたワラビを茹でて，和え物やおひたし，煮物，汁物などにするとよいでしょう。

参考文献等▽本多京子・根本幸夫・伊田喜光・田口進監修，食の医学館，2002，小学館▽河野友美編，加工食品・冷凍食品新・食品辞典 9，1999，真珠書院

Q（質問）273

カリカリ梅を作るときに入れるものは？

　カリカリ梅を作るとき，梅が柔らかくなるのを防ぐため何かを入れると聞いた。

A（回答）

　アサリの貝殻か卵の殻，あるいは焼ミョウバンを一緒に入れると，カリカリに仕上げることができます。

　アサリの貝殻は，洗ってさらしの袋に入れて使用します。卵の殻は，内側についている薄皮をきれいに剥がして水洗いをし，天日によくあてて乾かします。そして，1〜2日干してカラカラになったものを砕いて，ガーゼやお茶パックなどに包んで使用します。どちらも梅漬けの中に入れて，適当な時期に取り出します。

　なお，焼ミョウバンは，ムラになるのを防ぐために，先に塩と合わせてから使用しましょう。

【参考1】梅がカリカリになる理由

　梅が柔らかくなってしまうのは，梅の中のペクチンという水溶性食物繊維が酸と反応し，ゲル化してしまうことが理由です。そこで，カルシウム源として貝殻や卵殻を加えることにより，不溶性物質であるペクチン酸カルシウムを形成させると，梅組織の柔軟化を防ぐだけでなく，本来以上の硬さを得ることができます。

　一方，焼ミョウバンを用いた場合は，その分子中のアルミニウムがタンパク質と結合し，それらを変性させる収斂作用を持つことにより硬くなると考えられています。それ以上の詳細な理由は不明ですが，ペクチンの前駆物質であり，水に不溶性で組織を硬くする働きのある，プロトペクチンの関与も考えられます。プロトペクチンは，分解酵素（ポリガラクツロナーゼおよびペクチンエステラーゼ）の働きによりペクチンに分解されますが，焼ミョウバン処理による酵素活性の失活により分解反応が阻害され，結果的に梅の実を引き締める一因になっている可能性があります。

【参考2】カリカリ梅の作り方
材料：小梅2kg，塩400〜500g（梅の重量の20〜25%），焼きミョ

ウバン 6g（梅の重量の 0.3%），あるいは卵殻か貝殻

作り方：
　①小梅はヘタを取って水洗いし，ザルにあげて水を切る。砕いた焼きミョウバンと塩を合わせ，保存ビンに入れた梅に強くまぶす。卵殻か貝殻を用いる場合は，塩，梅，殻の入った袋，梅，塩の順に入れていくとよい。
　②漬け容器に入れて落し蓋をし，梅の重量と同じ重さの重しをする。
　③梅酢が上がってきたら，常に梅酢が梅の上にかぶるように落し蓋と重しを調節する。
　④晴れた日に，容器ごとラップをかけるか，ガラス板を蓋の代わりにして 1〜2 日，日光に当てる。その後，冷暗所に保存する。
　※カリカリ漬けは，梅酢が上がりにくいので，梅酢が上がるまでの間，ときどき容器の上下を返し，塩を全体にまぶしましょう。塩を一度に入れず，三度くらいに分けて加えても，塩がよくなじみます。

参考文献等▽梅料理クラブ編集，［遊び尽くし］あっぱれ梅酒梅干し，2003，創森社▽硫酸アルミニウムカリウム水和物添付文書，純生薬品工業▽日本食物繊維学会編集，食物繊維，2008，第一出版

Q（質問）274

口腔アレルギー症候群とは？

A（回答）

　口腔アレルギー症候群とは，原因となる食物，特に果物や野菜を食べて約 15 分以内に口腔，口唇，咽頭部に刺激感，かゆみ，ひりひり感，突っ張り感などが現れることをいいます。さらにひどくなると，鼻や眼の花粉症様の症状や，蕁麻疹や腹痛，嘔吐，下痢，喉頭閉塞感，喘息，アナフィラキシーなどを伴うこともあります。

　口腔アレルギー症候群は，花粉症と合併することが多いことでも知られており，ある植物・花粉アレルギーを持つ人が，ある果物や野菜を食べると，口腔アレルギーを併発するといった具合です。その関係は下表のとおりです。代表的なのは，白樺の花粉による花粉症患者がリンゴを食べると，口がかゆくなる，口腔アレルギー症状を訴えることがあるという例です。

口腔アレルギー症候群で実際に亡くなっている人もいますので，口のしびれなどの警告反応を見逃さないようにしてください。

花粉症の原因（左欄）と反応しやすい食べ物（右欄）	
ブナ目・カバノキ科・シラカバ属の白樺	リンゴ・モモ・サクランボ・洋ナシ・ナス・アンズ・イチゴ・ウメ・ビワなど（バラ科果物）ピーナッツ・ココナッツ・キウイ・アーモンドなど
スギ・ヒノキ科のスギ・ヒノキ	トマト
イネ科のカモガヤ・マグサ・オオアワガエリ	トマト・メロン・スイカ・バレイショ・オレンジ・セロリ・バナナ・ラテックスなど
キク科・ブタクサ属のブタクサ	メロン・スイカ・ズッキーニ・キュウリ・バナナなど
キク科・ヨモギ属のヨモギ	ニンジン・セロリ・リンゴ・ピーナッツ・キウイなど

参考文献等▽松延正之，ひろがる食物アレルギーの不思議，2000，芽ばえ社

Q（質問）275

黒豆調理にさび釘を使うのはなぜ？

A（回答）

黒豆調理時にさび釘を入れるのは，色艶を出すためです。これは黒豆の種皮に含まれるアントシアニン系の色素が，鉄と結合して水に溶けにくい安定な化合物に変化して，黒豆の色が鮮やかになるのです。同じ目的で，なすの漬物を作るときには，ミョウバン（アルミニウム）を加えます。

新しい釘ではなく「さびた釘」を使うのは，鉄分が溶出しやすいからです。さび釘でなくても可能ですが，その場合には釘を多めに入れて下さい。鉄塩や，専用の鉄塊製品，鉄製包丁，鉄鍋でも同等の効果が得られます。

> 【参考】さび
>
> さびは金属腐食の一種であり，一般的には鉄［Fe］の水和化合物である赤さび［$Fe(OH)_3$］を指します。水に漬かっている鉄が腐食する様子は，次の化学式で表すことができます。まず，鉄がイオン化されて（酸化反応），鉄イオンに，水分中の酸素は還元されて水酸イオンになり，
>
> （1） $2Fe \rightarrow 2Fe^{2+} + 4e^-$

(2)　$O_2 + 2H_2O + 4e^- \rightarrow 4OH^-$

次に，鉄イオンと水酸イオンが反応し，水酸化第一鉄を生じ，

(3)　$2Fe^{2+} + 4OH^- \rightarrow 2Fe(OH)_2$

さらに溶存酸素および水と反応し，水酸化第二鉄に変化します。

(4)　$2Fe(OH)_2 + H_2O + 1/2 O_2 \rightarrow 2Fe(OH)_3$

これらの反応が進む（さびが発生する）理由は，鉄単独の状態より，酸化鉄の方が熱力学的に安定であるからです。

参考文献等▽小林カツ代，料理の辞典おいしい家庭料理の作り方2448レシピ，2002，朝日出版社▽さびたくぎを黒豆をにるとき入れるのはなぜなの，小学6年理科学習相談，学研教育情報資料センター▽大沢直，金属のおはなし，2006，日本規格協会▽徳田昌則，山田勝利，片桐望，金属の科学，2005，ナツメ社

Q（質問）276

黒豆は目によい？

ブルーベリー同様，黒豆にも目によいとされるアントシアニンが含まれるそうだが，同じ効果が期待できるのか？

A（回答）

アントシアニンには5系統が知られており，それらの中でもシアニジン系のものが，目への作用（ロドプシンの再合成）の点で重要であると考えられています。黒豆の種皮に含まれているアントシアニンの大部分は，シアニジン系のシアニジン-3-グリコシド（C3G）であり，ブルーベリー同様の効果が期待できます。また，品種や産地によってこれらの値は異なると考えられますが，単位量あたりの黒豆種皮のC3G含量はブルーベリー果実の約18倍であり，これは薬用である野生種のビルベリー果実と比較しても，約2倍の量であるとの調査結果もあります。

しかしながら，黒豆に含まれるC3Gをはじめとするアントシアニンは，種皮にほぼ限定濃縮されています。さらにアントシアニンの体内での安定性は低いという点から，実際に効果が期待できる量（1日50mg程度）を摂取するためには，相当量の黒豆を毎日摂取することになり，あまり現実的なものではありません。

したがって，普段の食事で黒豆を適度に取り入れながら，その他にもアント

シアニンを含む小豆，金時豆などの豆類や茄子，シソなどをメニューに加えつつ，さらに十分な量のアントシアニンを継続的に摂取するためには，ある程度サプリメントで補給する必要があると考えられます。

⇒（Ⅰ）Q214 プロアントシアニンという天然色素の作用？

参考文献等▽医療従事者のための【完全版】機能性食品ガイド，2004，講談社▽POLA News Release，NO19R057，2007年7月19日▽板倉弘重，最新サプリメントガイド，2006，日本評論社▽黒豆アイのお知らせ，平成18年10月2日，健康コーポレーション▽河野俊夫，北野政治，松岡考尚，黒米からのアントシアニン色素抽出特性，植物環境工学，17(5)，2005

Q（質問）277

大豆アレルギー用醤油とは？

A（回答）

大豆アレルギー用醤油には，原料に大豆を使用せず，米，麦，あわ，ひえ，きびなどの穀類で作られたもののほか，魚やイカなどを原料にしたものなどがあります。しかし，大豆アレルギー用は大豆を使用していないというもので，すべてのアレルゲンが除去されているわけでないため，複数のアレルギーに対しアレルギーを持っている人は，成分をよく確認するなど注意が必要です。

食物アレルギーは，自分で判断せずに，必ず医師に相談して，医師の指示のもと対応してください。そして，専門家から，信頼できるアレルギー対応食品の購入先を紹介してもらうと安心です。

参考文献等▽坪中勇・武田賢二・木村芳世，新編百科家庭の医学，2004，主婦と生活社▽坂井一之，アトピー＆アレルギー大百科，1999，ベネッセコーポレーション

Q（質問）278

しそ酢はどうやって作るの？

A（回答）

しそ酢の作り方例は次のとおりです。

材料：シソ200g，黒酢（もろみ酢）500mL，蓋付きガラス瓶1本
作り方：①シソを洗ってペーパータオルで水気を取り，幅1cmに切る。②

瓶に①を入れ，黒酢を入れる。③蓋はしないで，電子レンジ600wで30秒加熱（完成）。④取り出して蓋をして保存。

なお，作り方②で氷砂糖を入れたり，飲用時にお好みでハチミツを入れたりすると大変飲みやすくなります。また，黒酢のかわりにもろみ酢を使うと味もまろやかになります。

しそ酢を使った料理は，さっぱりとした爽やかさがあるのが特徴です。肉料理や和え物など，いろいろなものに使うことができます。ドレッシングとして，サラダなどにかけて食べてもいけます。食欲がないようなときでもさっぱりと食べることができますし，疲労回復にも役立ちます。

【参考】簡単・しそ酢を使った料理「牛肉の野菜巻き」4人分
材料：牛肉（薄切り肉）300g，大根6cm，人参3cm，もやし1/3袋，しそ酢適量
作り方：
①牛肉を熱湯にさっとくぐらせて水気を切る。
②大根と人参は，せん切りにしてゆでる。もやしは，根を切りさっとゆでる。
③②の野菜をしそ酢で下味をつけ，牛肉をまいてお皿に盛り付ける。お好みでマヨネーズなどをそえて完成。

⇒（Ⅰ）Q225 黒酢，もろみ酢，リンゴ酢の違いは？

参考文献等▽村上祥子のおいしい酢イーツ，2006，主婦と生活▽self doctor，2008，ジャパンライフデザインシステムズ

Q（質問）279

基礎代謝量とは？

A（回答）

基礎代謝量とは，血液循環や体温を保ったり呼吸運動を行ったりと，覚醒下の生命活動維持に必要な最低限のエネルギー消費量を指し，1日に消費される全エネルギーの約70％を占めています。年代によって，また体重によって基礎代謝量の基準値が違い（【参考】を参照）ますが，基準値より基礎代謝量が高い人は，運動をしていないときでも消費エネルギー量が増えるので太りにく

い体になります。逆に，基礎代謝量が低いと太りやすいため，肥満気味の方は基礎代謝を上げることがとても重要になります。

【参考】基礎代謝量

基礎代謝量（kcal／日）は，基礎代謝基準値（kcal/kg（体重）／日）×基準体重（kg）として算出されています。

	男性			女性		
	基礎代謝基準値 (kcal/kg(体重)/日)	基準体重 (kg)	基礎代謝量 (kcal/日)	基礎代謝基準値 (kcal/kg(体重)/日)	基準体重 (kg)	基礎代謝量 (kcal/日)
1～2歳	61.0	11.7	710	59.7	11.0	660
3～5歳	54.8	16.2	890	52.2	16.2	850
6～7歳	44.3	22.0	980	41.9	22.0	920
8～9歳	40.8	27.5	1,120	38.3	27.2	1,040
10～11歳	37.4	35.5	1,330	34.8	34.5	1,200
12～14歳	31.0	48.0	1,490	29.6	46.0	1,360
15～17歳	27.0	58.4	1,580	25.3	50.6	1,280
18～29歳	24.0	63.0	1,510	22.1	50.6	1,120
30～49歳	22.3	68.5	1,530	21.7	53.0	1,150
50～69歳	21.5	65.0	1,400	20.7	53.6	1,110
70歳以上	21.5	59.7	1,280	20.7	49.0	1,010

参考文献等▽本多京子，からだにいい食事と栄養の大辞典，2006，永岡書店▽厚生労働省，日本人の食事摂取基準（2010年版）

Q（質問）280

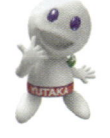

再生不良性貧血によい食品は？

A（回答）

再生不良性貧血は，他の貧血のように，不足している鉄分などを補充すれば治るという貧血ではありません。貧血症状の中でも，原因特定が難しく治りにくい疾患のため，「特定疾患」，いわゆる難病に指定されているものです。「治療法は，軽症から中等症の場合，タンパク同化ホルモン投与などがあり，中等

症以上の場合、骨髄移植や免疫抑制療法があります。」

　再生不良性貧血は、すべての血球（赤血球・白血球・血小板）のもととなる造血幹細胞の量的減少および、質的低下が起こるのが特徴です。赤血球だけでなく白血球、血小板も減少します。以上より、再生不良性貧血の場合、食事療法だけで貧血を改善することは難しいと思われます。ただ、バランスのよい食事を心がけ、特に良質の動物性たんぱく質や緑黄色野菜をよく食べ、体力をつけて感染に対する抵抗力をつけるなどのことは重要です。また、感染防止のため、食べ物は出来るだけ火を通したものにし、生食は避けるなどの点を心がけることもよいと思われます。

> **【参考】再生不良性貧血の治療**
>
> 　再生不良性貧血の軽症から中等症で投与されるタンパク同化ホルモンは、腎臓に作用し、赤血球産生を刺激するエリスロポエチンを出させ、症状を改善させます。この治療により約60％は数ヵ月のうちに改善します。重症例の場合には、骨髄移植を行いますが、骨髄提供者がいない、45歳以上などの理由で骨髄移植ができない場合、免疫抑制療法を行います。これは、造血幹細胞を攻撃するリンパ球の活性を抑えるシクロスポリンや抗リンパ球グロブリンなどの注射による投与です。

　　参考文献等▽溝口秀昭、貧血を防ぐ・治すQ＆A、2001、講談社▽水島裕、今日の治療と看護、2001、南江堂

Q（質問）281

IgA腎症患者の食事療法の内容は？

A（回答）

　一般的には、過度の食塩やたんぱく質の摂取を控える一方、エネルギー（熱量）は適正量摂るということになります。しかしながら、IgA腎症患者の食品の正しい選び方と組み合わせ方、減塩のための調理法などは、腎機能低下の程度によって変化するため、専門家による継続的な栄養指導が必要です。医師によりその時々の腎機能の現状について定期的な情報提供を受けるとともに、医師の指示箋に基づいた食事療法指導を、管理栄養士から受けるようにして下さい。特に、減塩食品や低タンパク質食品、エネルギー補助用食品などの特別用

途食品の活用法を、具体的に指導してもらうとよいでしょう。

> **【参考1】IgA 腎症（IgA nephropathy）**
> 　日本の慢性糸球体腎炎の原因として最も頻度が高く（40％以上）、腎糸球体メサンギウム領域に、免疫グロブリンの一種である IgA の沈着物（免疫複合体）が認められるのが特徴です。血清 IgA 値の増加が半数以上の患者に認められていますが、必発所見ではなく（正常血清 IgA 値である IgA 腎症患者の存在）、確定診断は腎生検によりなされます。若年者に比較的多く、10代20代が好発年齢です。通常は緩慢な病状経過を辿りますが、成人の長期病例では末期腎不全に陥ることがあります。

> **【参考2】IgA 腎症の食事療法（IgA 腎症診療指針より抜粋）**
> ○予後良好群（透析療法に至る可能性がほとんどないもの）：過剰の食塩摂取を避けることと、体重の管理（標準体重に近づける）を指導する。
> ○予後比較的良好群（透析療法に至る可能性が低いもの）：予後良好群と同様。
> ○予後比較的不良群（5年以上・20年以内に透析療法に移行する可能性があるもの）：食塩1日7〜8g、たんぱく質1日0.8〜0.9g／標準体重 kg、熱量1日30〜35kcal／標準体重 kg、水分摂取は浮腫を伴わない限り特に制限はない。小児は年齢に応じて調整を行う。
> ○予後不良群（5年以内に透析療法に移行する可能性があるもの）：食塩1日7g以下、たんぱく質1日0.6g／標準体重 kg、熱量1日35kcal／標準体重 kg、水分摂取は乏尿を伴わない限り特に制限はない。小児は年齢に応じて調整を行う。

　　参考文献等▽富野康日己，IgA 腎症診療指針第2版，2002，日腎会誌▽黒川清監修，第7版腎臓病食品交換表，2003，医歯薬出版

Q（質問）282

授乳中にサプリでビタミン補給してもよいか？

　授乳中の時期に葉酸、ビタミン A、ビタミン B、ビタミン E が一度に摂取できるサプリメントで栄養補給しても問題ないか。

A（回答）

　ネイチャーメード（大塚製薬）の「マルチビタミン」など，複数のビタミンを配合したマルチビタミンと呼ばれるサプリメント商品が，いろいろなサプリメント製造企業から販売されています。

　サプリメントは，医薬品ではなく食品です。そのため，目安量をきちんと守れば，基本的に，授乳中に摂ってはいけないというものはありません。その際，メディア等の情報に惑わされず，信頼性の高いサプリメントを提供しているメーカーを選ぶことが大切になります。

　しかし，サプリメント自体が歴史の浅いものであり，授乳とサプリメント摂取についての十分な実績が出ていないため，積極的には勧めないというのが基本です。やはり，体調管理や乳汁分泌を促すためにも，毎日の食事（食材）からバランスよく，十分栄養素を摂取していただくことが重要です。特に，たんぱく質やカルシウム不足は厳禁です。肉，魚，大豆製品などでたんぱく質を摂り，ひじき，干しえび，ヨーグルト，小魚，青菜などでカルシウムをしっかり摂りましょう。あとは，乳汁分泌をよくするには，十分な水分の補給をすることも必要です。

【参考】授乳中に摂るとよい食品

①下記の食品をバランスよく，食事にとり入れましょう。
　血・肉となるもの：肉・魚・卵・大豆・牛乳・小魚・海藻
　体の調子を整えるもの：緑黄色野菜・淡色野菜・果物
　熱や力になるもの：米・パン・めん・いも・油・バター

②不足しやすいカルシウムと鉄分をしっかりとりましょう。
　カルシウムの多い食品：乾燥わかめ・干しえび・牛乳・小松菜・しらす干し・プロセスチーズなど
　鉄分の多い食品：鶏レバー・納豆・乾燥ひじき・しじみ・ほうれん草・卵・カキなど

③乳汁として水分をとられるため，便秘になりがちです。食物繊維も忘れずに！
　食物繊維：いも類（さつまいもなど）・海藻・こんにゃく・きのこ類など

参考文献等▽医療従事者のための【完全版】機能性食品ガイド，2004，講談社▽大塚製薬社内資料

Q（質問）283

ヤーコンを生のまま食べたら下痢をした？

ヤーコンには下痢をしやすい成分が入っているのか。1日にどの程度なら大丈夫なのか。

A（回答）

ヤーコンは，アンデス高原原産のキク科の植物です。栄養補助食品として注目度が高く，日本でも各地で栽培されています。塊根を食用とし，茎葉はハーブ茶として利用します。塊根は，オリゴ糖，ポリフェノールを含み，カリウムや食物繊維も豊富です。そして，全くデンプンを含んでいないため，ふかしたり焼いたりすると，歯ごたえが悪くなり美味しくありません。そのため，果物のように生で食べるのが，一番美味しい食べ方になります。

生のまま食べて下痢をした原因は，塊根に含まれるオリゴ糖のせいだと考えられます。オリゴ糖は，一度に大量摂取すると大腸内の浸透圧が高くなるため，下痢を誘発することが知られています。下痢を誘発しない最大無作用量は，個人差やその組成や構造などにより異なりますが，体重 kg 当たりの1回摂取量で約 0.3g 前後です。個人差を考えると，オリゴ糖成分 10g 以下が安全であると考えられます。

ヤーコンは，オリゴ糖成分が 100g 中 8.0g 含まれています。ヤーコン以外のさまざまな食品にもオリゴ糖は含まれているため，ヤーコンとしては，1日に約 100g までを限度とするとよいでしょう。

参考文献等▽岡田稔監修，牧野和漢薬草大圖鑑，2002，北隆館▽ファイブアデイ協会・若宮寿子監修，野菜＆果物図鑑，2006，新星出版社▽山田和彦・松村康彦編者，健康・栄養食品アドバイザリースタッフ・テキストブック，2007，第一出版

医療用医薬品に関する質問

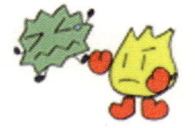

Q（質問）284

医行為の範囲は？

介護施設で可能な介助について教えてほしい。

A（回答）

「医行為」（医療行為は別意）を明確に定義した条文等は存在しませんが，医師以外の者による「医業」を禁じている医師法第 17 条中に，「医行為」の解釈に当たる文が記載されています。

> 医師法第 17 条；医業とは，当該行為を行うに当たり，医師の医学的判断及び技術をもっているのでなければ人体に危害を及ぼし，又は危害を及ぼすおそれのある行為（医行為）を，反復継続する意思をもって行うことであると解している。」

医行為には，医師しか行うことのできない絶対的医行為と医師の指示下で看護師をはじめとする医療関係の有資格者が行える相対的医行為があります。さらに相対的医行為には，条件次第で有資格者以外の者が行っても問題ない場合があります。例えば，創傷手当てやインスリン注射などを家族が行う場合などです。その他，緊急性を有し周囲に医師を始め医療関係者が不在の場合，止血などの応急処置の他，心肺蘇生法や AED（自動体外式除細動器）の使用を，一般の方が特別な受講経験が無く行ったとしても，法律上問題ありません。

介護の現場においては，介助の行為に医行為にあたるものがこれまで漫然と行われてきた事実がありますが，介護サービスの変化などの背景もあり，「介護施設などで行われる以下の行為については，医行為に含まれないと考えられる」との通知が出されています（厚生労働省　平成 17 年 7 月 26 日通知）。

体温測定，自動血圧測定器による血圧測定，パスルオキシメーター（動脈血酸素飽和度測定装置）の装着，市販の使い捨て製品を用いた浣腸，軽微な切り傷，擦り傷，やけど等に対する反復処置，該当部位に異常が無い場合の爪の手入れ，耳垢の除去，口腔内の清掃。

【参考】看護師が医行為を行える理由（保助看法）

保健師助産師看護師法第 37 条：保健師，助産師，看護師又は准看護師は，主治の医師又は歯科医師の指示があった場合を除くほか，診療機械を使用し，医薬品を授与し，医薬品について指示をし，その他医師又は歯科医師が行うのでなければ衛生上危害を生ずるおそれのある行為をしては

> ならない。ただし，臨時応急の手当をし，又は助産師がへその緒を切り，浣腸を施しその他助産師の業務に当然に付随する行為をする場合は，この限りでない。

参考文献等▽医政発第 0726005 号，平成 17 年 7 月 26 日，厚生労働省通知▽非医療従事者による自動体外式除細動器（AED）の使用のあり方検討会報告書，平成 16 年 7 月 1 日，厚生労働省▽救急蘇生法の指針改訂 3 版，2006，へるす出版

Q（質問）285

クラリスロマイシン服用中は頭痛薬は禁忌か？

　調剤薬局でもらった薬剤情報提供書のクラロイシン錠 200（科研製薬）の説明欄に，頭痛薬と併用してはいけないような説明があった。

A（回答）

　すべての頭痛薬が併用禁忌というわけではありません。クラロイシン錠のようなクラリスロマイシン製剤（マクロライド系抗生物質）服用時の併用禁忌薬は，エルゴタミン（エルゴタミン酒石酸塩，ジヒドロエルゴタミンメシル酸塩）含有の片頭痛治療薬です。これには，医療用医薬品の「クリアミン」や「ジヒデルゴット」などがあります。クラリスロマイシン製剤は，エルゴタミンの主な代謝酵素（肝チトクロム P-450 3A4）を阻害することにより，エルゴタミン製剤の血中濃度を上昇させ，血管攣縮等の重篤な副作用を起こすおそれがあります。OTC 医薬品にはエルゴタミン含有の頭痛薬はありませんので，特に注意する必要はありませんが，病院での薬物治療中ということですので，主治医に相談されることをおすすめします。

参考文献等▽科研製薬ホームページ

Q（質問）286

コンサータ錠の取扱いには研修が必要？

　AD/HD（注意欠陥／多動性障害）治療の「コンサータ錠」（ヤンセンファーマ）を投与する医師や調剤する薬剤師は，研修が義務付けられていると聞いた

が。調剤薬局からの質問。

A（回答）

　取り扱いには，事前に e-ラーニングの受講が必要です。コンサータ錠の承認条件として，本剤の投与に関わる医師および薬剤師が，AD/HD の診断，治療に精通し，薬物依存を含む服用リスク等を十分管理できることが要求されているからです。

　e-ラーニングの内容は，ヤンセンファーマ作成の「コンサータ錠適正使用ガイド」に準じ，以下のような構成になっています。

- ・AD/HD とは。
- ・AD/HD の確定診断。
- ・AD/HD の治療指針。
- ・コンサータ錠による AD/HD 治療指針。

　これらの解説（約 50 分）を理解した後，確認テスト 8 問を全てクリアしましたら受講完了です。受講に関する登録手続きの詳細は，有識者からなる第三者委員会である「コンサータ錠適正流通管理委員会」のホームページ（http://www.ad-hd.jp/）に記載されています。

　なお，受講終了後，コンサータ錠の取り扱いが可能となるのは，適格性審査を経て，登録調剤責任者として「コンサータ錠適正流通管理委員会」のウェブサイトにリストアップされてからです。リストアップには，約一週間程度かかります。

　調剤を行うにあたっては，調剤前にウェブサイト又は電話（コンサータ錠適正流通管理委員会コールセンター，TEL：0120-66-0250）で処方した医師・医療機関が登録医師・医療機関であるかどうかを確認し，登録されていた場合のみ調剤を行ってください。リストに無い場合は調剤を拒否し，ヤンセンファーマ社（TEL：0120-23-6299）へ連絡することが義務付けられています。

【参考】AD/HD とコンサータ錠

　注意欠陥／多動性障害（attention-deficit/hyperactivity disorder：AD/HD）は，注意集中欠如，多動，衝動性を主な症状とする，発達障害として分類される精神疾患です。小児の約 3％にみられ，男女比 3：1 です。4 歳までに約半数が症状を呈し，年齢によって症状などが変化し，病因も様々です。しばしば学習障害を合併し，その行動特徴のため，2 次的な情緒的混乱や問題行動を起こすことがあります。

AD/HD の薬物療法としては，既に世界的標準治療薬としての位置付けを確立していた，塩酸メルチフェニデートを有効成分とする「コンサータ錠（第1種向精神薬）」が，2007年に国内で認可されました。コンサータ錠の特徴は，即効性と持続性を有した徐放性製剤であり，その効果は12時間程度持続します。作用機序としては，脳内の神経伝達物質（ドパミン，ノルアドレナリン）を増加させることによる，中枢神経刺激作用によると考えられています。

　これらのコンサータ錠の特性から，服用時間が遅れると寝つきが悪くなる恐れがあるため，必ず1日1回を朝（遅くとも午前中）に服用します。この薬の対象は，基本的に6歳以上13歳未満の幼少期で，服用は18mgからはじめ，通常は45mgまで，最大でも54mgまでの範囲で用量を調整します。

参考文献等▽水島裕・黒川清編集，今日の治療と看，2004，南江堂▽厚生労働省ホームページ▽ヤンセンファーマホームページ

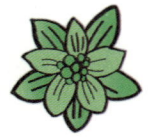

その他の質問

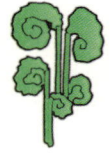

Q（質問）287

一般用医薬品に販売数量規制はあるのか？

　新ブロン液エース（エスエス製薬）を買いに行ったが，1本しか販売してくれなかった。

A（回答）

　リン酸コデイン，リン酸ジヒドロコデイン，塩酸メチルエフェドリンを含有する鎮咳去痰薬の内用液剤については，不適正な使用事例への対策として，原則1人1本の販売量とすることが業界と国で合意されています。新ブロン液エースには，リン酸ジヒドロコデインが含まれているため，この通達で規制する内服液剤に該当します。1本でも用法・用量を守れば3日分程度に当たりますので，それで症状が治まらなければ受診することをお勧めします。

> 【参考】販売数量規制等の内容
>
> 　昭和62年3月5日，日本薬剤師会が会員に対して通知した「鎮咳去痰薬の内用液剤の販売における留意点について」を以下に抜粋します（原文のまま）。
>
> 1　当該医薬品の販売に当たっては，次の点に留意すること。
>   ①　販売量は原則として一人1本とすること。
>   ②　購入者から症状を聞き，当該医薬品の効能・効果に該当することを確認する事。
>   ③　購入者に対しては，用法・用量等に関し十分な服薬指導を行うこと。
> 2　購入希望者が当該医薬品の大量使用者又は長期使用者と思われる場合には販売を行わないこと。
> 3　購入希望者が高校生，中学生など若年者の場合には次のいずれかの確認を行うこと。
>   ①　購入希望の事実について保護者による確認
>   ②　身分証明書等による氏名，住所，年齢，学校名等の確認。
>
> 　なお，経緯としては，一部の鎮咳去痰薬の内用液剤が不適正に使用されている事例があるとして，当時の厚生省が日本薬剤師会や全日本薬種商協会（当時）などに，服薬指導の徹底などによってこのような事態を防止するよう求めていました。これに対して，日薬や全薬協が上記通知の内容を

> 会員に周知徹底させることとし，厚生省がこれを追認したというわけです。
>
> 参考文献等▽昭和62年3月3日薬会発第397号（日薬会長から各都道府県薬会長あて通知）▽昭和62年3月3日薬会発第398号（日薬会長から厚生省薬務局企画課長あて報告）▽昭和62年3月5日薬企第5号（厚生省薬務局企画課長か各都道府県衛生主管部(局)長あて通知）

Q（質問）288

アメリカで薬剤師として働くには？

現在，6年制の薬学部に在籍中。日本で数年働いた後，渡米を希望。

A（回答）

日本の薬剤師免許試験に合格しても，アメリカで免許を取得しなければ，現地で薬剤師として働くことは不可能です。まずは，Test of English as Foreign Language（TOEFL），スピーキングに当たるTest of Spoken English（TSE）の2つの語学試験で基準値以上の得点，さらにはForeign Pharmacy Graduate Equivalency Examination（FPGEE）という薬学試験を受け合格することが必要となります。ただし，TSEに関しては，州によって課せられないところもあるようです。基準を満たせばインターンの資格を得ることができ，病院薬局またはコミュニティ薬局で1500時間程度の実習を終え，最後に通常の薬剤師試験（NAPLEX）に合格することが条件となります。アメリカでの薬剤師免許は州毎に発行され，インターンの時間，およびNAPLEXの試験問題も若干異なるようです。

以上の試験に合格するだけでもかなり大変なことですが，他にも難しい問題があります。まず，実習を受け入れ，就労ビザの取得に一役買ってくれるスポンサーを見つけるのに一苦労するでしょう。病院薬局は超難関であると思われますが，大型のチェーン薬局で日本人の多い地域で働くことが前提であれば，なんとか受け入れてもらえる可能性があります。州によっては，グリーンカードが必須であったり，外国人薬剤師は一切受け付けないという所もあるようです。

以上の試験や実習に関する条件は，度々変更されますので，受験希望の州に問い合わせるのが確実です。通常は，免許取得までに2，3年掛かると思われますが，取得に成功されている方は多数いらっしゃいます。そのような方を探し出し，アドバイスを頂くのが最も確実で早い方法であると思われます。また，

インターネットのホームページにいくつか体験談が載せられていますので，検索閲覧し参考にしてください。

> **【参考】アメリカでの薬剤師免許取得における注意点**
> 　1993年以降に日本の大学を卒業した場合は，アメリカの教育年数が5年に増えたため基準年数に足りず，FPGEE受験の段階で許可されない可能性があります。しかし，既に薬剤師としての実績があることを証明する書類を提出するなど，場合によっては州の審査会を通ることも全く不可能ではないようです。もちろん，アメリカの薬科大学に入学・編入する手もあります。

　　　参考文献等▽ New Hampshire Board of Pharmacy：Information for foreign pharmacy graduates.

Q（質問）289

民間の救急車とは？

A（回答）

　民間救急の事業者が行っている，搬送サービスで使われる車両です。有料で患者等を，目的の場所まで運んでくれます。緊急走行はできませんので，道路交通法で定める緊急自動車としての救急車ではありませんが，緊急性のない，寝たきり患者の一時帰宅や病院間移動から，レジャー目的の移動などまで，基本的にどんな目的でも利用可能です。ただし，酸素ボンベや人工呼吸器などによる応急処置以外の，医療行為を行う人員や装備は備えられていません。料金の一例をあげると，移動距離15km，1時間以内の利用で約1万円程度です。利用は，基本的に予約制です。詳細は，民間救急の事業者（または各都道府県の消防署のウェブサイト）で確認できます。

> **【参考】日本と海外の救急搬送システム**
> 　マスコミ報道されているように，日本では救急車の出動回数が10年前の約1.5倍に増え，これが主に軽症者の安易な要請増加によるものであるという救急搬送システムの問題点が浮上しています。この種の問題は欧米でもありますが，例えばフランスでは，日本の「119番」に当たる番

号に掛けると 24 時間常駐の医師が対応し，緊急性ありと判断した場合のみ救急車を手配するシステムになっています。緊急搬送不要と判断された場合も，民間救急車の利用を保険適用扱いとしています。この方法で，通報件数の 3 分の 2 程度まで公的緊急車両の出動回数を減らすことに成功しているということです。

　一方横浜市では，平成 20 年 10 月より，119 番の通報段階で緊急度や重症度を判断し，出動する隊員数を増減させる「コールトリアージ」（通報コール段階で選別＝トリアージするもの）制度を開始しました。日本では今のところ，軽症そうだからといって救急車の出動が拒まれることは無いと思われますが，「実際に緊急性の無い軽症だった場合には料金を科すべき」との意見が国会議員などから出されています。最近では，緊急性がなかったと判断された患者には，上乗せの診察料を請求する救急病院も出現しており，今後搬送面でも制度改正されて行く可能性があります。

参考文献等▽東京消防庁ホームページ▽小林国男，好きになる救急医学，2006，講談社サイエンティフィック▽日本経済新聞，平成 21 年 1 月 13 日，1 面，蘇れ医療

Q（質問）290

昆虫標本の作り方は？

　クワガタムシが死んでしまったので，簡単に標本が作れるなら残しておきたい。

A（回答）

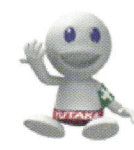

　クワガタムシやカブトムシなどの成虫甲虫の標本であれば，乾燥するだけで十分標本になります。まず死亡直後の体の柔らかい時であれば，そのまま足（肢）などを形良く整えます。固まってしまった後であれば，お湯に浸して多少柔らかくしてから整えます。多少体が汚れている場合やダニが寄生しているような場合も，お湯に浸すことにより簡単にとることができますし，自己消化酵素を失活させるという効果もあります。もし長期の良好な保存をお望みでしたら，標本液がセットになった「カンタン昆虫標本セット（マルカン）」など，手軽に標本を作れるものが販売されています。

> 【参考】昆虫標本の種類
> ①乾燥標本：昆虫を乾燥させてつくる。昆虫針で昆虫をつらぬいて固定させる。世界中で作られている昆虫標本のほとんどがこのタイプ。
> ②液漬標本：チョウの幼虫のように，乾燥させると生きているときの形をとどめないような昆虫は，保存液につけて標本にする。
> ③樹脂標本：甲虫類など丈夫な昆虫は，透明な樹脂の中に封じ込めて固める。手にとってあらゆる角度から観察できる。

Q（質問）291

天気や季節で紫外線量はどう変わる？

A（回答）

　晴れの日の紫外線量を100％とすると，曇りの日は60〜80％です。雨の日でも，30％程度の紫外線が地表に到達しています。1日の中でのピークは正午頃であり，午前10時から午後2時の間に，1日の紫外線量のおよそ60％が集中します。

　また，緯度が低いほど紫外線量は多くなり，北半球では，夏至を中心とした5月から8月に多くなります。冬季は紫外線が弱まりますが，積雪のある地域では反射により倍近くになりますので，特に標高の高い雪山や晴れた日には，眼の保護に気を付けてください。

> 【参考】紫外線と日焼け止め
> 　紫外線とは，可視光線より短波長側にある，不可視光線です。可視光に近い波長から順に，A，B，Cの3種類に分けられます。
> 　UV-A：有害性は低いが，長時間浴びた場合の健康への影響が懸念される。
> 　UV-B：ほとんどはオゾンの豊富な成層圏で吸収されるが，一部が地表に到達し，日焼け，皮膚がん，白内障の原因となっている。
> 　UV-C：大気層で吸収され，地表には到達しない。

参考文献等▽国土交通省気象庁ホームページ

Q（質問）292

車に貼る身体障害者用ステッカーはどこで買える？

A（回答）

　ホームセンターやカー用品店で販売されています。四葉のクローバーがデザインになっているものが，道路交通法で正式に定められた「身体障害者用標識」です。これは，肢体不自由であることを運転免許に条件付加されている本人が車を運転する場合に，周りに注意を促す目的で表示するマークです。表示義務はありませんが，安全のため，車の前後の見やすい場所に貼られるとよいでしょう。

【参考】車のステッカー

　危険防止のためやむを得ない場合を除き，上記身体障害者用標識を付けた車に幅寄せや割り込みを行った運転者は，道路交通法の規定により罰せられます。

　一方，普段良く見かける車椅子がデザインに取り入れられた青色ステッカーは，国際リハビリテーション協会が定めたシンボルマークです。これは，障害者が利用できる施設や乗り物であることを明確に示すためのものであって，障害者が運転や同乗していることを示すものではなく，また障害者用の駐車スペースを優先的に利用できる権利があることを示すものでもありません。

　なお，四葉のクローバーのステッカーといえども，駐車禁止地区に駐車することを免除されるものではなく，その際には必ず「駐車禁止除外指定車証」を表示しなければなりません。

身体障害者が運転者であることを示す標識

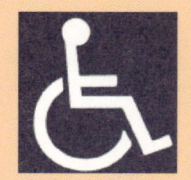

障害者利用施設を示す国際シンボルマーク

参考文献等▽警視庁交通総務課交通安全教育企画係ホームページ▽神戸市保健福祉局ホームページ

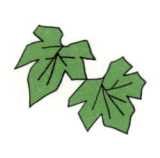

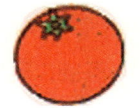

付　録

1 特殊ミルク比較

　母乳や育児用ミルクで下痢をしたり湿疹ができたり，先天的に栄養素の代謝異常がある乳児には，原因となる乳成分を分解・排除した特殊ミルクがあります。特殊ミルクは，アレルギー源となるタンパク質を分解することにより生じるアミノ酸により，特有の臭いと風味を有しています。ドラッグストアで販売されている特殊ミルクは，牛乳アレルギー疾患用食品と無乳糖食品の2つに分けられます（病院では低ナトリウム食品等があります）。これらは，医師に指示された場合に限り，指導に従って使用するミルクです。

牛乳アレルギー疾患用食品について

　医師に牛乳たんぱく質の摂取制限を指示された場合に限り，使用するものです。乳児は消化機能が未熟なため，体内に入ったタンパク質が十分消化されないまま吸収され，アレルゲンとなって反応を引き起こすことがあります。牛乳アレルギーのためのミルクとしては，これまでにタンパク質消化乳（タンパク質加水分解乳），アミノ酸調製乳，大豆タンパク質乳などが開発されてきました。

☆牛乳アレルゲン疾患用食品の分類

分　類	説　明	商品例
ミルクアレルゲン除去食品	牛乳タンパク質（主にカゼイン，乳清たんぱく質）のアレルゲンを低減させたもの。	ニューMA－1 MA－mi
アミノ酸調製粉乳	アレルゲン性のないアミノ酸のみを使用。牛乳たんぱく質による食物アレルギーの赤ちゃんに安心して利用できる（ミルクアレルゲン除去食品でも合わない赤ちゃんに）。	エレメンタルフォーミュラー
調製粉末大豆乳	牛乳成分を全く含まないので，乳成分が合わない場合，ミルク嫌い，感冒性下痢症に適応される。	ボンラクトi

無乳糖食品について

　医師に乳糖・ガラクトースの摂取制限を指示された場合に限り使用できま

す。調乳濃度は一般のミルクと異なる場合があるため，缶表示で必ず確認します。

★特殊ミルク使い分けチャート★

ミルクアレルギー用

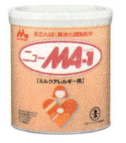

風味改善 →

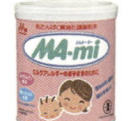

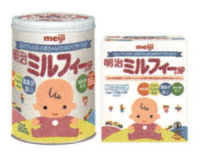

風味が良く飲みやすい　症状が改善されない →　ミルクアレルゲンを全く含まない

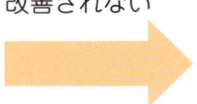

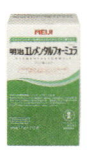

乳糖不耐症，風邪などによる下痢

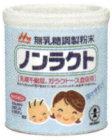

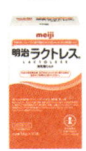

＜調製粉末大豆乳＞
ミルク嫌いの赤ちゃんに

ミルクアレルギーの赤ちゃん使用不可

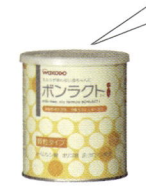

大豆アレルギーの赤ちゃん使用不可

育児用ミルク 各メーカー

メーカー名	アイクレオ	和光堂	明治乳業	
商品名	アイクレオのペプチドミルク	ボンラクトi	ラクトレス	ミルフィーHP
商品写真				
厚生労働省特別用途食品分類	特別用途食品（特殊ミルク）ではない（一般食品）	特別用途食品ではない（一般食品）。	無乳糖食品	ミルクアレルゲン除去食品 無乳糖食品
主な用途	すべての牛乳たんぱく質を消化吸収しやすくペプチドに分解したミルク。	牛乳成分を使わず大豆たんぱく質を用いてつくられた育児用ミルク。	風邪などによって乳糖分解酵素の活性が低下し，下痢をした場合の栄養補給源として用いる。	アレルギーの原因に食物が関与している場合の栄養補給源として用いられる。
適応例	両親のどちらかがアレルギー体質であったり，上の子供がアレルギーだった赤ちゃんに。	ミルク嫌いやミルクが合わない赤ちゃんに。	乳糖不耐症 一過性下痢症 難治性下痢症	ミルクアレルギー 卵・大豆アレルギー 難治性下痢症 ガラクトース血症
たんぱく質	乳性たんぱく質分解物	分離大豆たんぱく質	カゼイン	乳性たんぱく質分解物
糖質	ガラクトオリゴ糖	デキストリン ぶどう糖 フラクトオリゴ糖	可溶性多糖類 ぶどう糖	可溶性多糖類 フラクトオリゴ糖
乳糖	有	無	無	無
乳	有（乳清たんぱく質分解物，カゼイン分解物）	無	有	有（乳清たんぱく質分解物のみ）
大豆	有	有	有	無
標準調乳濃度	12.7%	15%	14%	14.5%
調乳液の浸透圧 mOsm/kg/H_2O	277	303	280	280
メーカー希望小売価格（税抜き）	オープン価格 メーカー通販（税込） 3,110円（800g）	1,100円 （360g）	670円 （14g×10本）	2,700円 or 500円 （850g）（7.25g×12本）

比較表 特殊用ミルク

	ビーンスターク・スノー	森永乳業			
エレメンタルフォーミュラ	ペプディエット	ニューMA-1	MA-mi	ノンラクト
ミルクアレルゲン除去食品無乳糖食品	牛乳アレルゲン除去食品無乳糖食品	ミルクアレルゲン除去食品	ミルクアレルゲン除去食品	無乳糖食品
ミルフィーHPを用いてもアレルギー症状が改善されない場合の栄養補給源として用いられる。	ミルクのアレルゲン性を著しく低減したミルクアレルギー疾患用ミルク。	ミルクのアレルゲン性を著しく低減したミルクアレルギー疾患用ミルク。	ミルクのアレルゲン性を低減しながら，栄養バランス・風味・溶けを改善した，新しいミルクアレルギー用のミルク。	一般の育児用ミルクを飲むと下痢や腹痛などをおこす乳児のための乳糖を含まないミルク。
ミルクアレルギー卵・大豆アレルギー難治性下痢症ガラクトース血症術前術後の栄養補給消化器系疾患の栄養補給	牛乳アレルギー疾患乳糖不耐症ガラクトース血症	ミルクアレルギー卵・大豆アレルギー乳糖不耐症難治性下痢症	ミルクアレルギー卵・大豆アレルギー	乳糖不耐症ガラクトース症
アミノ酸混合物	カゼイン加水分解物	カゼイン高度消化物	乳清たんぱく質消化物カゼイン高度消化物	精製牛乳カゼイン
可溶性多糖類	タピオカデキストリンショ糖タピオカ澱粉	デキストリンショ糖タピオカ澱粉ラフィノース（オリゴ糖）	デキストリンショ糖ラフィノース（オリゴ糖）	デキストリンショ糖
無	無	無	極微量	無
無	有	有（カゼイン分解物のみ）	有（カゼイン分解物と乳清たんぱく質分解物32：68のみ）	有
無	有	無	無	有
17%	14%	15%	14%	14%
400	330	300	280	190
2,900円（17g×20本）	1,700円（350g）	1,600円or 3,500円（350g）　（850g）	1,300円or 3,100円（350g）　（850g）	1,200円（350g）

付　　録　319

アレルギー用

商品名	MA-mi	ニューMA-1	ノンラクト
メーカー名	森永乳業	森永乳業	森永乳業
商品写真			
厚生労働省許可特別用途食品分類	ミルクアレルゲン除去食品	ミルクアレルゲン除去食品	無乳糖調整粉乳
特徴	牛乳タンパク質の摂取制限を指示された場合。ミルクを与えて下痢や湿疹などの症状がでる場合に。	牛乳タンパク質の摂取制限を指示された場合。ミルクを与えて下痢や湿疹などの症状がでる場合に。	一般の育児用ミルクを飲むと下痢や腹痛などを起こす赤ちゃんのための，乳糖を含まないミルクです。
風味	ニューMA-1より飲みやすい	特有の臭いと味	特有の臭いと味
ミルクアレルギー	●	●	×
大豆アレルギー	●	●	×
卵アレルギー	●	●	●
乳糖不耐症	●	●	●
難治性下痢	●	●	●

（注）特殊ミルクは特別な用途にのみ使用されるミルクです。医師に指導された場合に限り，使用するミルクです。

粉ミルク 比較表

ミルフィーHP	ラクトレス	エレメンタル フォーミュラ	ボンラクトi	ペプディエット
明治乳業	明治乳業	明治乳業	和光堂	ビーンスターク スノー
ミルクアレルゲン除去食品 無乳糖食品	無乳糖食品	アミノ酸調整粉乳 無乳糖食品	調整粉末大豆乳 無乳糖食品	ミルクアレルゲン除去食品 無乳糖食品
ミルクアレルギー対応。風味がよく飲みやすいミルクです。	一般の育児用ミルクを飲むと下痢や腹痛を起こす赤ちゃんのための、乳糖を含まないミルクです。	たんぱく質すべてにアレルギーのある赤ちゃんに。ミルフィーHPを使用しても改善されない場合に。	風邪などにより乳糖分解酵素の活性が低下し、下痢をした場合の栄養補給に。	牛乳アレルギー疾患・乳糖不耐症に。 ※この商品は通信販売用です。
飲みやすい	特有の臭いと味	特有の苦味と臭	特有の臭いと味	飲みやすい風味
●	×	●	●	●
●	×	●	×	×
●	●	●	●	●
●	●	●	●	●
●	●	●	●	●

各社のミルク

ミルクの種類 （0ヵ月から） 濃度（％）	アイクレオの バランスミルク 12.7%	雪印 ぴゅあ 13%	和光堂 はいはい 13%
内容量	1000g	900g	850g
20ml 作れる量	2.54g	2.6g	2.6g
1缶で作れるミルク の量（四捨五入） 200ml 哺乳瓶の場合	約 7,874ml 約 39.4 本	約 6,923ml 約 34.6 本	約 6,538ml 約 32.7 本
値段			
特徴（100g中） ①DHA配合 ②ラクトフェリン配合 ③ヌクレオチド配合 ④オリゴ糖配合 ⑤βカロテン配合 ⑥鉄 ⑦V.K ⑧その他	①×⇒エゴマ油 ②× ③20mg（5種類） ④0.3g（ガラクト） ⑤190μg ⑥7.1mg ⑦25μg ⑧Na120ml 　（母乳と同量） 523kcal	①70mg ②55mg ③6mg（5種類） ④1.2g ⑤40μg ⑥7.6mg ⑦18μg ⑧・アルギニン 　　　390mg 517kcal	①80mg ②100mg ③8mg（5種類） ④2.3g（ガラクト） ⑤40μg ⑥7mg ⑦13μg 515kcal

大缶 比較表

森永 はぐくみ 13%	明治 ほほえみ 13.5%	明治 ほほえみ キューブ 13.5%	ビーンスターク すこやか 13%
850g	850g	27g×24本 ＝648g	820g
2.6g	2.7g	2.7g	2.6g
約6,538ml	約6,296ml	約4,800ml	約6,308ml
約32.7本	約31.5本	約24本	約31.5本
①70mg ②80mg ③8mg（5種類） ④0.5g（ラフィノース） 　0.5g（ラクチュロース） ⑤45μg ⑥6mg ⑦25μg ⑧・スフィンゴミエリン 　　50mg	①100mg ②× ③14mg（5種類） ④2.0g（フラクト） ⑤70μg ⑥6mg ⑦25μg ⑧・コレステロール，スフィンゴミエリン，アラキドン酸強化 ・ベータラクトグロブリン低減（特許技術）	ほほえみと同じ	①70mg ②× ③6mg ④1.2g（ガラクトシルラクトース） ⑤40μg ⑥7.6mg ⑦18μg ⑧・シアル酸 　　193mg ・リポ核酸 　　22mg ・缶⇒抗菌加工
513kcal	505kcal		517kcal

各社のミルク

ミルクの種類（9ヵ月からのフォローアップ）	アイクレオのフォローアップミルク	雪印 たっち	和光堂 ぐんぐん
内容量	1000g	850g	850g
作れる量	5.44gで40ml	5.6gで40ml	7gで50ml
1缶で作れるミルクの量（四捨五入）	約7,353ml	約6,429ml	約6,071ml
200ml哺乳瓶の場合	約36.8本	約32.1本	約30.4本
値段			
特徴（100g中） ①DHA配合 ②ラクトフェリン配合 ③ヌクレオチド配合 ④オリゴ糖配合 ⑤βカロテン配合 ⑥鉄 ⑦V.K ⑧V.C ⑨カルシウム ⑩その他	①×⇒エゴマ油 ②× ③21mg（5種類） ④0.3g（ガラクト） ⑤90mg ⑥8.3mg ⑦× ⑧74mg ⑨625mg 484kcal	①53mg ②50mg ③6mg（5種類） ④1g（ガラクト） ⑤40μg ⑥7.5g ⑦15μg ⑧50mg ⑨714mg 479kcal	①50mg ②× ③6mg（5種類） ④1g（ガラクト） ⑤30μg ⑥9.5mg ⑦10μg ⑧50mg ⑨650mg 475kcal

大缶 比較表

2009年5月現在

森永 チルミル	明治 ステップ	明治 ステップキューブ	ビーンスターク つよいこ
850g	850g	28g×24本 ＝672g	820g
5.6g で40ml	5.6g で40ml	5.6g で40ml	5.6g で40ml
約6,071ml	約6,071ml	約4,800ml	約5,857ml
約30.4本	約30.4本	約24本	約29.3本
①65mg ②45mg ③6mg（5種類） ④0.45g（ラフィノース） 　0.45g（ラクチュロース） ⑤42μg ⑥8.5mg ⑦20μg ⑧50mg ⑨700mg ⑩・スフィンゴメリン46mg 460kcal	①70mg ②× ③6mg（5種類） ④0.5g（フラクト） ⑤100μg ⑥9mg ⑦32μg ⑧60mg ⑨680mg 461kcal	ステップと同じ	①53mg ②× ③6mg ④1g ⑤40μg ⑥7mg ⑦15μg ⑧50mg ⑨714mg ⑩・MBP1.8mg 479kcal

付　録

2 哺乳瓶と乳首の種類

　乳瓶は形が独特なデザインのものもありますが，円柱形が主流です。ガラス製・プラスチック製とも煮沸消毒・薬液消毒・電子レンジ消毒が可能ですので，月齢や用途によって使い分けます。乳首の素材や形状，穴の形には，色々な特徴があります。月齢や授乳時間を目安に選びましょう。

■哺乳瓶の種類

	ガラス製	プラスチック製
長所	汚れが落ちやすく衛生的	軽くて，落としても割れない
短所	重い，割れることがある	傷つきやすく，汚れやすい，色を吸着しやすい
使用	主に室内で使用	外出時，自分で飲むようになったら
消毒	煮沸・電子レンジ・薬液すべて可能　耐熱温度差 120℃	煮沸・電子レンジ・薬液すべて可能　耐熱温度差 120〜180℃
特徴	使用回数が多い，月齢が低く消毒回数が多い場合に便利	赤ちゃんが自分で哺乳瓶を持てるようになった時に便利

■乳首の種類

○天然ゴム……おっぱいのように軟らかくて弾力があり，赤ちゃんの唇に密着
　　　　　　　しやすい
○シリコンゴム……無味無臭で無色透明，清潔感があって耐熱性に優れている

■形状・穴の形

　乳首の形状や穴の形には各社毎の特徴があります。1回の授乳時間は，5〜10分が目安です。この授乳時間を基本に，穴の大きさや形を選びましょう。穴の形は丸穴とカットの2つに分けられ，それぞれ特徴があります。

穴の形（丸穴タイプ）	Sサイズ	2・3ヵ月くらいまでの赤ちゃんに。
	Mサイズ	Yカットでは上手く飲めず，Sでは時間がかかりすぎる時に丸穴。
	Lサイズ	M，Yでは時間がかかりすぎる赤ちゃんに。
	Yカット	赤ちゃんの吸う力に合わせてミルクの出る量が変化する。2〜3ヵ月ごろから使用。

穴の形 （カット タイプ）	＋カット （クロスカット）	果汁などの濃い飲み物を飲む時に。繊維の多いものでも楽に飲める。
	スーパークロスカット	吸う力に応じてミルクの出方をコントロールするので，S・M・Lと替える必要がない。

■メーカー別，乳首の形状や穴の形

商品名	ピジョン	コンビ「ヌーク」	ビーンスターク	チュチュ	アップリカ
穴の形＆サイズ	丸穴S, M, L Y，＋カット	丸穴S, M ＋カット	クロスカットのワンサイズのみ	スーパークロスカットのみ	丸穴S, M, Y

Q&A

Q：違うメーカーの哺乳瓶と乳首は交換してもいいですか？
A：哺乳瓶は各社で規格を揃えて作っているものではありませんので，交換はできません。

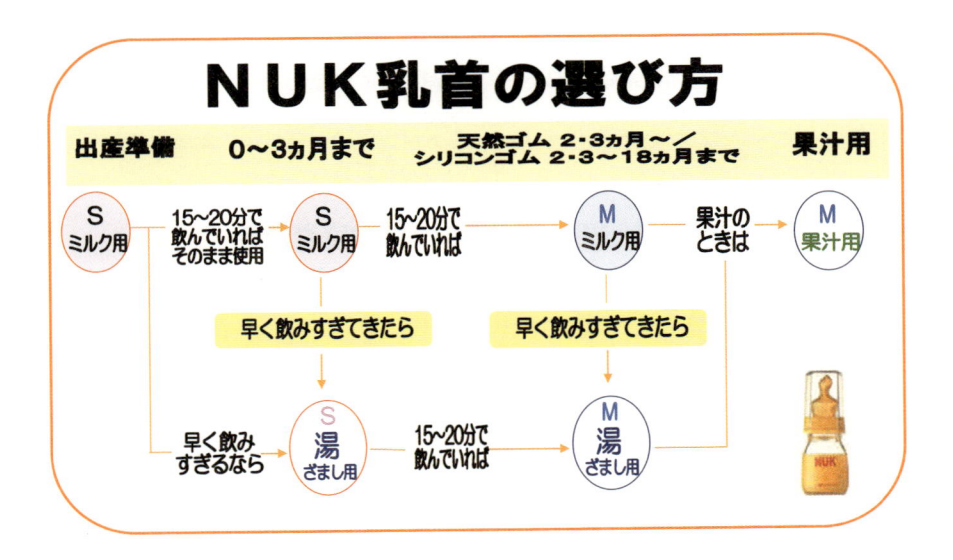

ＮＵＫ乳首の選び方

出産準備	0〜3ヵ月まで	天然ゴム 2・3ヵ月〜／ シリコンゴム 2・3〜18ヵ月まで	果汁用

S ミルク用 → 15〜20分で飲んでいればそのまま使用 → S ミルク用 → 15〜20分で飲んでいれば → M ミルク用 → 果汁のときは → M 果汁用

早く飲みすぎてきたら ↓　　　　早く飲みすぎてきたら ↓

早く飲みすぎるなら → S 湯ざまし用 → 15〜20分で飲んでいれば → M 湯ざまし用

付　録　327

3 ベビーフードの種類と特徴

　ベビーフードは，母乳，または育児用ミルク等の乳汁栄養から幼児食に移行する過程で，赤ちゃんの発育に伴い栄養補給を行うとともに，「噛む力」を身につけさせ「味」や「舌ざわり」を覚えさせるなど，赤ちゃんの機能発達をサポートする役割を持った食品です。形状は粉末・フレークタイプ，フリーズドライ，レトルト，瓶詰めに分けられます。

☆ベビーフードの使用状況について

　平成17年度乳幼児栄養調査によると，10年前に比べ，ベビーフードを「よく使用した」と回答した者は13.8％から28.0％に増加する一方，「ほとんど使用しなかった」と回答する者が34.0％から24.2％に減少しました。また，ベビーフードの生産量については，ここ10年でレトルトタイプが増加しています。

☆ベビーフードの利点，欠点について

利点	欠点
・簡便である。 ・離乳食のお手本になる（固さ，味）。 ・持ち運びに便利。 ・すぐに食べることができる。	・レトルトタイプ，瓶詰めでは，加圧加熱処理されているので，素材の風味や味が残されにくい。特に瓶詰めでは，生後9ヵ月以降の赤ちゃんの咀嚼より軟らかいものもある。

●ベビーフードを利用する時の留意点●

①子供の月齢や固さの合ったものを選び，与える前にお母さんが一口食べて確認する。
　…温めて与える場合，温度が適切か，子供の食べ方を見て固さ等が適切かを確認する。
②用途に合せて上手に選択をする。
　…メニューに変化をつける時，メニューを1品増やす時，調理しにくい食品（レバー等）を使用する時など，用途に合せて選択をする。
③選んだ製品の栄養バランスを考慮し，偏らないようにする。
　…料理名や原材料が偏らないようにする。

④開封後の保存には注意をする。
　…瓶詰めやレトルト製品は，開封後はできるだけすぐに与えるようにする。

●アレルギー表示について●

　特定原材料5品［卵・乳・小麦・そば・落花生］については表示が義務づけされています。

　キューピーベビーフード「よいこになあれ」シリーズではアレルギー特定原材料25品目を使っていません。特定原材料25品目とは，上記5品に加え［あわび・いか・いくら・えび・オレンジ・かに・キウイ・くるみ・鮭・さば・大豆・鶏肉・牛肉・豚肉・バナナ・まつたけ・もも・やまいも・りんご・ゼラチン］を言います。

●ベビーフードの保存期間について●

　冷凍したものは，いつまでも美味しさが保たれているわけではありません。時間が経つにつれ少しずつ酸化や乾燥が進み，味も悪くなります。手作りのものは冷凍保存して，できるだけ1週間以内に使い切りましょう。市販のベビーフードは，開封してから冷蔵庫保存をしても，翌日までには使いきりましょう。

ベビーフード

形状	粉末・フレークタイプ	フリーズドライ
説明	調理した食品をつぶしたり，裏ごしをしてペースト状にして，水分を飛ばし粒状にしたもの。	食品を調理後マイナス20〜40℃に急速冷凍し，真空・低温状態で水分を飛ばして乾燥させたもの。トレイ入りとキューブタイプもあり。
商品例写真		
使い方	お湯で溶かしかき混ぜる。30℃ぐらいで溶けるものもある。	熱湯をそそぎ，かき混ぜる
特徴	・1さじずつ粉末を取り出せる。 ・季節に関わらず色んな味が楽しめる。 ・水分補給のお茶や果汁，後期以降のバリエーションを増やすためのスープにも使われる。 ・小容量であり，開封後もある程度保存が利く。 ・お湯の量で月齢に合わせた固さを調整できる。 ・アレンジメニューが作りやすい。 ・比較的コストが安い。	・素材の味が生かされやすい（他の種類と比べて）。 ・素材の色，味，香りも残されやすい。 ・トレイはそのまま食器として使え粉末状で軽いので外出時には楽である。 ・キューブタイプは食べる分だけ取り出すことができる。他の離乳食に混ぜるなどアレンジできる。
期限について	常温保存で湿気ないようにして，開封後はなるべく早く使い切る。	できるだけ1回で使い切るようにする。開封後は吸湿しやすいので乾燥した清潔な場所に保存し，できるだけ早めに使用する。 キューブタイプでジッパー袋に入っているものは開封後1ヵ月以内まで。

の種類と特徴

レトルト（トレイ・パウチ）	瓶詰め
調理した離乳食をトレイ・パウチに入れて加圧加熱殺菌したもの。瓶に比べると加熱・殺菌時間が短い。	調理した離乳食を瓶に入れ，加圧加熱殺菌したもの。中が真空になっていて蓋が少しへこんでいる。開けるとポンと音がなるタイプもある。
開けてそのまま食べられるが温めてもOK。トレイは電子レンジで，パウチは湯煎にかける。	蓋を開けたらすぐに食べられる。
・開けてすぐに食べられる。 ・トレイはそのまま食器として使えるので外出時に便利。 ・パウチはご飯に盛ったりすることができる。 ・開封後の保存はききにくい。	・液状，裏ごし状，粒状の3種のタイプがある。 ・余ってもキャップを閉めて保管ができる。 ・裏ごし野菜やデザート，穀類，麺類まで種類が豊富。 ・他のベビーフードと比べると量が多い。 ・開封後の保存はききにくい。
あらかじめ小分けにし，別容器に取り分けをして冷蔵保存すれば翌朝まで。	開封後はキャップを閉めて冷蔵庫保存をする。翌日までには使い切る。

4 授乳・離乳の進め方

　平成7年に，離乳指導として「離乳の基本」が策定されてから，10年以上が経ちます。この間に，母子を取り巻く社会環境や食環境が変化していきました。このため，乳幼児栄養調査や最近の知見を踏まえ，授乳や離乳の進め方の目安を示す「授乳・離乳の支援ガイド」が新たに策定されました。親子双方にとって，慣れない授乳や離乳を体験していく過程を，どのように支援していくかがポイントになっています。

■授乳・離乳の支援ガイド（基本的考え方）■

①授乳・離乳を通した母子の健康の維持とともに，親子の関わりの健やかな形成が重要視される支援であること。
②乳汁や離乳食といった「もの」にのみ目が向けられるのではなく，一人一人の子供の成長・発達が尊重される支援であること。

☆今回の策定で主な変更点について☆

主な変更点	「離乳の基本」	「離乳・授乳の支援ガイド」
離乳食の開始時期	生後5ヵ月ごろから	生後5〜6ヵ月ごろから
月齢の区分	初期・中期・後期・完了期に区分	区分の記載なし
離乳の完了時期	12〜15ヵ月遅くて18ヵ月まで	12〜18ヵ月ごろ
生後5〜6ヵ月の離乳食目安量	1回量あたりの目安量をgで記載	目安量の記載なし
果汁の与え時期	2ヵ月ごろから水分補給をかねて与えましょう。	生後5〜6ヵ月ごろからで良い
スプーンの練習	果汁を与える時にスプーンの練習をさせましょう。	生後5〜6ヵ月ごろからで良い
卵の与え時期	5〜6ヵ月から卵黄2/3以下から	7〜8ヵ月から卵黄

■果汁の与え時期について■

　以前は「2ヵ月ごろから果汁を与えましょう」とされてきましたが，乳児にとって離乳食が始まるまでは母乳またはミルクが主な栄養源であることと，果

汁の摂取によって乳汁不足にならないようにということで，今回「5〜6ヵ月からで良い」とされました。ただし，それまでに与えてはいけないということではありません。便秘，便秘気味の乳児には，希釈した果汁を排便の状態を見ながら与えることがあります。みかんなどの柑橘類は便を軟らかくし，りんごは便のかたさをほどよくする作用をもちます。その場合にも，過剰摂取には気をつけましょう。

乳児用調製粉乳の調乳温度について

　従来，粉ミルクの溶かし温度は40〜50℃で調乳するとされていましたが，今回WHOとFAOより「乳児用調整粉乳の安全な調乳，保存及び取扱いに関するガイドライン」が公表されたことを受け，調乳する時のお湯は一度沸騰させた後，70℃以上のものを使うことになりました。

離乳食の進め方の目安

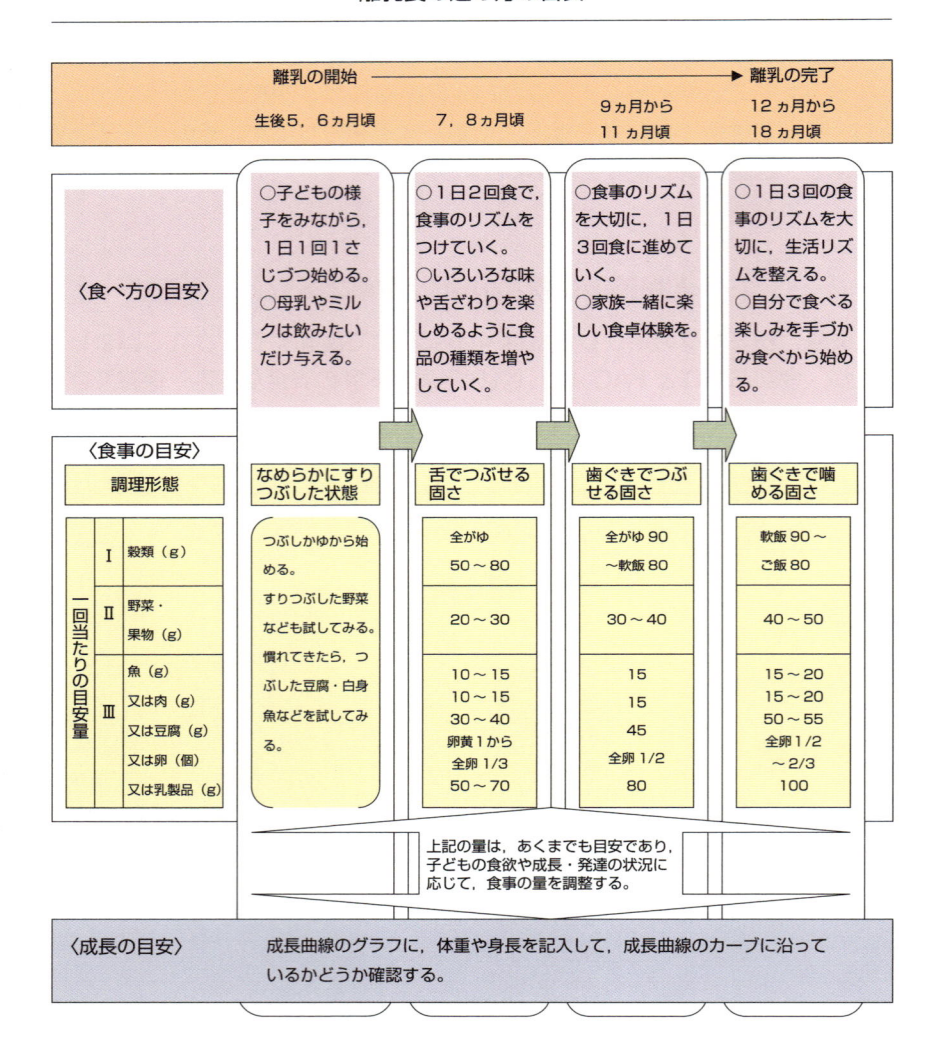

	離乳の開始 ──────────────────────→ 離乳の完了			
	生後5, 6ヵ月頃	7, 8ヵ月頃	9ヵ月から11ヵ月頃	12ヵ月から18ヵ月頃
〈食べ方の目安〉	○子どもの様子をみながら，1日1回1さじづつ始める。○母乳やミルクは飲みたいだけ与える。	○1日2回食で，食事のリズムをつけていく。○いろいろな味や舌ざわりを楽しめるように食品の種類を増やしていく。	○食事のリズムを大切に，1日3回食に進めていく。○家族一緒に楽しい食卓体験を。	○1日3回の食事のリズムを大切に，生活リズムを整える。○自分で食べる楽しみを手づかみ食べから始める。

〈食事の目安〉

調理形態		なめらかにすりつぶした状態	舌でつぶせる固さ	歯ぐきでつぶせる固さ	歯ぐきで噛める固さ
一回当たりの目安量	Ⅰ 穀類（g）	つぶしかゆから始める。すりつぶした野菜なども試してみる。慣れてきたら，つぶした豆腐・白身魚などを試してみる。	全がゆ 50〜80	全がゆ90〜軟飯80	軟飯90〜ご飯80
	Ⅱ 野菜・果物（g）		20〜30	30〜40	40〜50
	Ⅲ 魚（g）又は肉（g）又は豆腐（g）又は卵（個）又は乳製品（g）		10〜15 10〜15 30〜40 卵黄1から全卵1/3 50〜70	15 15 45 全卵1/2 80	15〜20 15〜20 50〜55 全卵1/2〜2/3 100

上記の量は，あくまでも目安であり，子どもの食欲や成長・発達の状況に応じて，食事の量を調整する。

〈成長の目安〉	成長曲線のグラフに，体重や身長を記入して，成長曲線のカーブに沿っているかどうか確認する。

5 季節の食べ物

食べものだもの

注目食材は… 春菊

1月のテーマ
寒い夜には‥やっぱり鍋ですよね〜♪

今、一番食べたい鍋料理はなんですか？

一番人気は、私も大好きな「キムチ鍋」！こだわりは、豚肉以外にウインナーを入れることです。おいしいんですよぉ〜♪ その他は、ふぐちり鍋、豆乳鍋、かに鍋など、鍋料理って、本当にいろいろなバリエーションがあるんですね。あなたは、いろいろな種類の鍋料理を食べていますか？ 今回は、悩みに悩み、素晴らしい鍋料理の中から「きりたんぽ鍋」を選ばさせて頂きました。たまには、秋田気分に浸るのもいいですよ〜。

きりたんぽ鍋

栄養価（1人分）
エネルギー……692kcal　炭水化物……85.0g
たんぱく質……32.3g　塩分……1.5g
脂質………22.0g

材料（4人分）

きりたんぽ……6本(420g)	しいたけ……40g	しめじ……90g
長ネギ……2本(200g)	牛蒡(ささがき)……100g	酒……大さじ2
鶏肉モモ(比内地鶏なら最高♪)……2枚	まいたけ……70g	みりん……大さじ2
春菊……30g	しらたき……100g	しょうゆ……大さじ2

つくり方

① 鶏肉を一口サイズに切り分け鍋に入れる。
② 牛蒡と❶の鶏肉が沈む程度に水を入れて火にかけ鶏の出汁がでるまで煮込む。
③ 酒大さじ2、みりん大さじ2、しょうゆ大さじ2を❷に加え塩で味を整える。
④ きりたんぽを入れる。
⑤ 後は、キノコ類（しいたけ、まいたけ、しめじなど）としらたき、長ネギ、春菊などお好きな具を切って入れて召し上がれ〜！

※きりたんぽは、レンジでチンしてから入れるほうが味がしみ込みます。

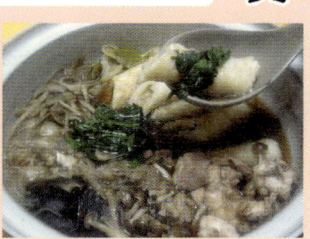

春菊のお話し
ビタミンB群・V.C・カリウム・鉄などを多く含み、最も特徴的なのは、カロテンの含有量がほうれん草や小松菜などを上回ることです。カロテンは、細菌やウイルスに対する免疫力を高めるので、かぜを予防し、V.Cとの相乗効果で肌を健やかにします。また、ガン予防に働きます！

ユタカ管理栄養士からの ひとこと♪

生活習慣病を防ごう！ ガン編

35%は食生活が原因!!

ガンは、日本人の死因の第1位を占めています。ガンを防ぐには、思春期から、たばこや食事に注意し、適切な生活習慣をつけることが大切です。また、ガン防止の第2ポイントとなる時期が40〜50歳です。ここで、生活習慣を変えれば、まだガン化を食い止めることが可能です。

摂取を控えたほうがいい食品	積極的に摂取したい食品
塩分・脂肪分・食品添加物・アルコールは大敵	抗酸化物質・食物繊維が働く

緑黄色野菜には、食物繊維と同時にカロテンも豊富に含まれています。

付　録

食べものだもの

注目食材は…
いちご

2月のテーマ: わくわく行事；バレンタインデー

手作りチョコで、気持ちを込めましょう♥

チョコレートの原材料であるカカオには、ポリフェノールが含まれています。ポリフェノールは、抗酸化作用があり、体内の活性酸素を除去し、生活習慣病の予防に効果的と言われています。
また、チョコレートに含まれているテオブロミンは、大脳を刺激して集中力や記憶力、思考力を高めたり、やる気アップ効果もあります。さらに、リラックス効果も期待できます。
そんなカラダにもココロにも優しいチョコレートを、あなたの大切な人にプレゼントしてみてはいかがでしょうか？

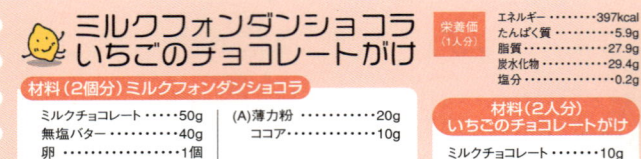

ミルクフォンダンショコラ／いちごのチョコレートがけ

栄養価（1人分）
- エネルギー……397kcal
- たんぱく質……5.9g
- 脂質……27.9g
- 炭水化物……29.4g
- 塩分……0.2g

材料（2個分）ミルクフォンダンショコラ
- ミルクチョコレート……50g
- 無塩バター……40g
- 卵……1個
- グラニュー糖……14g
- (A)薄力粉……20g
- ココア……10g
- カップ（耐熱性）……2個

材料（2人分）いちごのチョコレートがけ
- ミルクチョコレート……10g
- いちご……4個

つくり方

〜ミルクフォンダンショコラ〜
① ボウルにミルクチョコレート、無塩バターを入れて湯煎にかけ、全体が溶けたら湯煎からはずす。
② ①にグラニュー糖、溶いた卵、Aの順に加えてゆっくり混ぜ合わせる。
③ カップに②を流し入れ、170℃のオーブンで10〜15分ほど焼き、表面が膨らんで、指で触っても生地がつかなければできあがり☆

〜いちごのチョコレートがけ〜
上記の①の段階で溶かしたチョコレートだけを取り分け、よくかきまぜて、粗熱をとる。オーブンシートにいちごを並べ、チョコレートをかけ、そのままおいて固めたらできあがり☆

いちごのお話

いちごは、ビタミンCが多い果物として知られており、10粒食べれば1日に必要な量を摂取することができます。そして、生で食べる場合がほとんどのため、加熱によるビタミンCの損失もありません。なお、ビタミンCは水溶性のため、必要量以上摂取しても排泄されるので安心です。

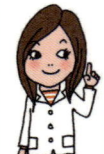

ユタカ管理栄養士からのひとこと♪

あなたは、サプリメントに頼りすぎていませんか？

サプリメントは、あくまでも栄養成分などの**補給・補完食品**です。
まずは、1日3度の食事から、栄養をバランスよく摂るように心掛けましょう。

サプリメントを正しく理解して、上手に取入れましょう。

自分に適したサプリメントを選択し、正しく活用するために

① 自分の食事内容をチェックし、苦手な食品に含まれる栄養成分や機能成分を知りましょう。
② 自分の生活習慣（食生活や運動、喫煙や飲酒など）をチェックし、不足などが心配される栄養成分や機能成分を知りましょう。
③ 不足などが心配される栄養成分や機能成分を含むサプリメントを調べましょう。
④ 自分に適したサプリメントを選択し、効能・効果表示、留意点、含有量などを確認しましょう。

食べものだもの

注目食材は･･･
菜の花

3月のテーマ: 肌トラブルが気になりませんか?

不摂生やストレスは、美しい肌の大敵!!

健康で美しい肌を保つためには、体が健康であることが第一です。体調が崩れると、肌の健康もそこなわれます。そのため、規則正しい生活をし、肌も十分に休ませるような休養をとること、ストレスをためないことなどが、スキンケアのポイントなんです!皮膚の細胞は、およそ4週間で新しい細胞へと入れ替わります。この細胞の入れ替わりが活発に行われるようにするためには、新陳代謝を促し、皮膚の細胞へと栄養をいきわたらせることが大切です。そのためには、体の内側から気を配ること･･･<u>食生活も大切な要因</u>です。

菜の花サンド

栄養価(1人分)
エネルギー･･･344kcal　炭水化物･･･41.5g
たんぱく質･･･17.2g　塩分･･･1.1g
脂質･･･12.2g

材料(2人分)

菜の花 ･････100g	酒 ･････小さじ1
人参 ･････20g	(a)
鶏胸皮なし肉 ･････80g	マヨネーズ ･････大さじ1
塩 ･････少々	マスタード ･････小さじ1
食パン(ライ麦入り) ･････2枚	バター ･････大さじ1

つくり方

① 菜の花は、茎のかたい部分を落とし、熱湯でゆでて3cmの長さに切る。人参は、短冊切りにしてゆでる。
② 鶏肉は、鍋に入れて塩と酒をふり、ふたをして弱火で蒸し煮にする。冷ましたらそぎ切りにする。
③ (a)で❶をあえる。
④ パンにバターを塗りトーストし、半分に切る。❷と❸をはさんで完成。

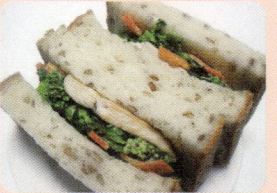

(写真は2人分)

菜の花のお話し
栄養価の高い野菜で、β-カロテン、ビタミンC、Eとも多く、美白に有効な抗酸化作用が期待されます。さらに、**たんぱく質**や**コラーゲン**(今回は、鶏肉)とともにとると、菜の花の鉄、ビタミンCが吸収率アップに働きます。

ユタカ管理栄養士からの ひとこと♪

刺激の強いものは、肌にもいい影響を与えません!

肌によい栄養成分

ビタミンA 潤いを保つ。(レバー・ウナギ・緑黄色野菜など)	**コラーゲン** 細胞と細胞をつなぐ。(鶏肉・エビ・カレイなど)
ビタミンC シミやソバカスに大きな影響を及ぼすメラニン色素の増加を抑えて、沈着を防ぐ。(ブロッコリー・菜の花・いちごなど)	**ビタミンB群** 皮膚の新陳代謝を促し、肌にハリと弾力を与える。(青背の魚(サバなど)・貝類・納豆など)
たんぱく質 皮膚の乾燥を防ぎ、つやをだす。(牛肉・鶏卵・大豆製品など)	**ビタミンE** 血液の循環を促す作用があり、肌の血色をよくする。(ナッツ類(アーモンドなど)・青背の魚(イワシなど))

付録　337

食べものだもの

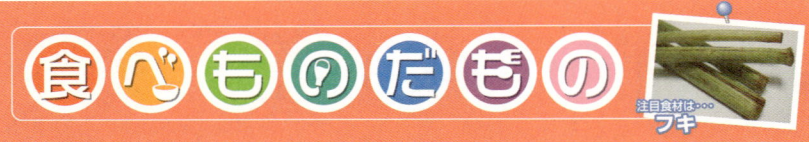

注目食材は…… フキ

4月のテーマ：新健診・保健指導の時代!!

内臓脂肪を減らすために、具体的な行動目標をたてましょう!

腹囲1cm減らすには、(=体重1kg減らす) 約7,000kcalのマイナスが必要です。

このエネルギーは、フルマラソン3回分に相当!!!

例 3ヶ月で3cm減らす場合は？
3cm×7,000kcal=21,000kcal
21,000kcal÷90日=233.3

※1日あたりに減らすエネルギー **240kcal**

約ごはんお茶碗1杯分、または速歩50分に相当!

腹囲の減少には、**食事の摂取量減少と身体活動による消費量増加の両方**が不可欠です。(身体活動は、例えば60分の速歩をまとめて行っても、5分、10分と分けて合計60分にしても、同じ効果が期待できます。)

フキとハムのサラダ

栄養価(1人分)
- エネルギー……65kcal
- たんぱく質……4.3g
- 脂質……4.2g
- 炭水化物……3.8g
- 塩分……1.1g

材料(2人分)
- フキ……120g
- しめじ……40g
- フレンチドレッシング……6g
- ロースハム……1枚
- パセリのみじん切り……少々
- (a) しょうゆ……小さじ1/2
- 塩・こしょう……各少々

つくり方
1. フキはゆでて冷水にとって冷まし、皮をむいて薄い斜め切りにする。
2. しめじは、根元を切り落として食べやすくほぐし、熱湯でゆでてざるに上げて水気をきる。
3. ❷が熱いうちにボウルに入れ、フレンチドレッシングで和えて冷やす。
4. ロースハムは、半分に切ってから細切りにする。
5. ❸が冷めたら❶、❹を加えて混ぜ、(a)で味をととのえ、パセリのみじん切りをふる。

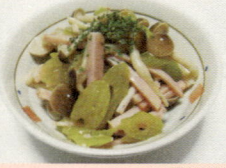

(写真は1人分)

フキのお話し
日本特産の多年草で、湿気の多い山野に自生しています。ほろにがい風味と香りが好まれている春の野菜です。そして、100g中に40mgの**カルシウム**と1.3gの**食物繊維**を含んでおり、骨を丈夫にし、腸の働きを活発にして便秘予防に効果があります。アクが強いので、下ゆでをして、水にさらしてから用いましょう。板ずりをしてからゆでると、色鮮やかになります♪

ユタカ管理栄養士からの ひとこと♪

減量は、焦らずゆっくりと…

長期に蓄積された体脂肪を急激に減らすこと(減量)は、危険なことであり、かえってリバウンドする可能性も高くなります。

安全な減量ペースは、1ヶ月あたり1～2kg以内です!

ポイント1 1日3食とり、たんぱく質を入れましょう
たんぱく質を入れることで食後の熱産生を増加させ、肥満予防につながります。朝を抜いて昼にドカンと食べると、熱産生が対応できずに肥満につながります。

ポイント2 減量のときは、カルシウムと水分をしっかり補給しましょう
骨塩量が低下する傾向になるので、カルシウム補給は重要です。また、10℃の水を飲むと体温が下がらないようにしようとして、エネルギーが奪われるので、積極的に水分をとるようにしましょう。目安は、1日2ℓです♪

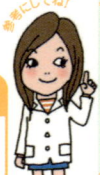

エネルギーの目安

料理・食品名	エネルギー
カツ丼	865kcal
カレーライス	761kcal
ラーメン	426kcal
親子丼	511kcal
ごはん1杯(150g)	222kcal
メロンパン	460kcal
せんべい(2枚)	245kcal

付録

食べものだもの

注目食材は…**アスパラガス**

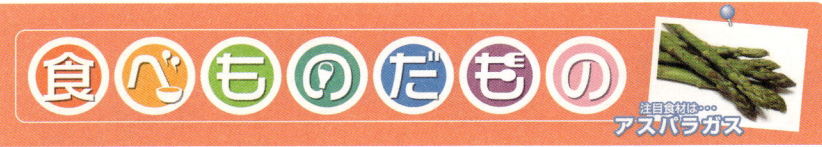

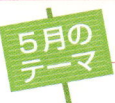

5月のテーマ：メタボリックシンドローム予防!

**減量を始めた当初は順調に体重が落ちるのに、
ある時期にくると体重の減りが停滞するのは･･･なぜ？**

減量の初期には、肝臓グリコーゲンを消費するために水が使われるので急激に体重が低下しますが、その後は体脂肪のエネルギーが使われ、体重はゆっくりと低下します。減量は、ずっと順調に減るわけでなく、停滞期に入りながら減っていきます。そして、脂肪が分解すると、血中にケトン体が産生するようになります。このケトン体は、満腹中枢を刺激するので、少しの量で我慢することができるようになります。減量を始めてから2週間頑張ることが大切になります。
→ 胃が小さくなった感覚が得られますよ♪

鶏肉とアスパラガスの炒め煮

栄養価（1人分）
エネルギー‥‥201kcal　炭水化物‥‥9.4g
たんぱく質‥‥17.0g　塩分‥‥2.0g
脂質‥‥‥‥9.0g

材料（2人分）
- 鶏もも肉（皮なし）‥‥1枚
- アスパラガス‥‥‥6本
- しょうが‥‥‥‥1/2カケ
- ねぎ‥‥‥‥‥5cm
- 赤唐辛子‥‥‥‥‥1本
- 油‥‥‥‥‥‥大さじ1
- 片栗粉‥‥‥‥大さじ1/2

(a) 煮汁
- 酒、しょうゆ、ソース‥‥各大さじ1
- 砂糖‥‥‥‥‥‥‥小さじ1
- 鶏がらスープ‥‥‥小さじ1/2
- 水‥‥‥‥‥‥‥1/2カップ

つくり方
① 鶏肉は、ひと口サイズに切る。
② アスパラガスは、根元のかたい部分の皮をむき、5cmに切る。しょうがとねぎは、みじん切りにし、赤唐辛子は、種をとって小口切りにする。
③ (a)を合わせて煮汁を作る。
④ 油1/2でアスパラガスを炒め、一度取り出す。残りの油で鶏肉を炒め、❸としょうが、赤唐辛子を加えて5～6分煮る。
⑤ アスパラガスを戻し、ねぎを加え、片栗粉を大さじ1/2で溶いて加え、とろみをつけたら完成！

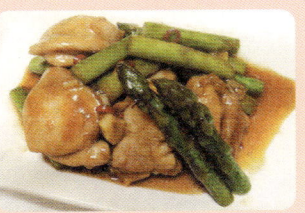

（写真は1人分）

アスパラガスのお話し

栽培法の違いによってホワイトとグリーンの2種類があります。発芽後に盛り土をして栽培するのがホワイトアスパラガス、そのまま日にあてて育成するのがグリーンアスパラガスです。栄養的には、グリーンの方が優れていて、たんぱく質・ビタミン・ミネラルをバランスよく含んでいます。選ぶ時は、茎が太くて緑色が濃く、つやがあり、切り口に変色がなく乾燥していないものを！

ユタカ管理栄養士からの ひとこと♪

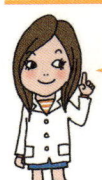

☆空腹対策☆

お腹がすいた時に、食べてよいものをあらかじめ用意しておくといいでしょう♪

空腹をまぎらわすには･･･
① コーヒーや水分をとる　② 野菜をとる（野菜スティックなど）
③ 低エネルギー食品をとる　④ いつもより早く寝る
などが有効です。

● 空腹感は脂肪が燃え始めた証拠です!! ●

お腹がすいた時、食べると一時的に満足感が得られますが、そこで少し我慢すると脂肪を使います。食事制限は、「脂肪が燃え始めた証拠」だと考え方をプラス思考に変え、ストレスをなるべくためないように減量に取り組みましょう。

付録

食べものだもの

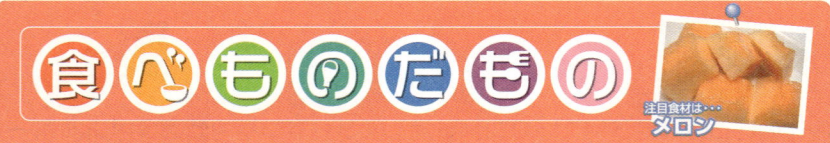

注目食材は… **メロン**

6月のテーマ：摂取エネルギーをへらそう♪

どうしても甘いものも食べたい!!そんなときは…

体重を減らそうとして、極端に食事やおやつの甘味を減らしても長続きしません。そんなときは、低エネルギーの食品や低エネルギーの甘味料を活用するのも1つの方法です。
今回は、エネルギーダウンのために砂糖ではなく、「ラカントS液状」を使用しました。

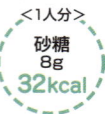

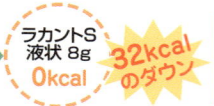

<1人分>
砂糖 8g 32kcal
ラカントS液状 8g 0kcal
32kcalのダウン

<ラカントS液状>
砂糖と同じ甘さでカロリーゼロ♪熱にも強いので、あらゆる料理に！

フルーツココナッツミルク寒天

材料（2人分）
- フルーツ缶（ミックス） ……適量
- メロン ……50g
- いちご ……2粒
- ココナッツミルク缶 ……160g
- 生クリーム ……60ml
- ラカントS液状 ……16g
- 粉寒天 ……2g

栄養価（1人分）
- エネルギー …279kcal
- たんぱく質 …2.6g
- 脂質 …26.4g
- 炭水化物 …18.3g
- 塩分 …0.0g

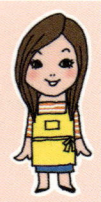

つくり方
① メロンといちごとフルーツ缶の果物は、食べやすい大きさにカットする。
② 漉したココナッツミルクに水90mlを加え、濃度をゆるめる。
③ 別の容器にラカントS液状、生クリームを加えてよく混ぜておく。
④ ②と粉寒天を入れ、よく溶いてから火にかける。あたたまったら、③を加えてよく混ぜる。
⑤ 器にメロンといちごとフルーツ缶の果物を盛り付け、④をかける。
⑥ ⑤を冷やし固めたら完成!!

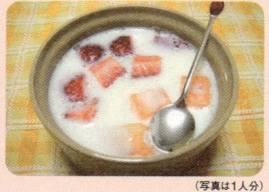

（写真は1人分）

メロンのお話し
品種や産地、栽培方法によって旬は異なりますが、5月から9月（特に6月から7月）が収穫期です。生のままよく冷やして食べるだけでもおいしいですし、実を煮溶かして甘みを加え、ゼラチンや寒天で固め、冷やして食べるのも美味です。食物繊維が少ないため、胃に負担をかけずに栄養補給ができます。

ユタカ管理栄養士からのひとこと♪

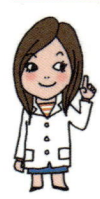

内臓脂肪を減らす食事のポイント

● **摂取エネルギーを減らしましょう**
摂取エネルギー制限を守り、栄養バランスのとれた質の良い食事を心がけましょう。

● **野菜を十分にとる**
緑黄色野菜などでビタミン・ミネラルを十分に摂りましょう。

● **脂肪、糖質を取り過ぎないように**
脂肪や糖質の取り過ぎは、エネルギーの過剰摂取に直結します。

● **良質のたんぱく質を欠かさずに**
魚や脂身の少ない肉、大豆製品は良質たんぱく質の供給源です。

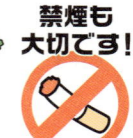

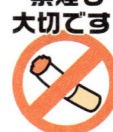

禁煙も大切です！

食べものだもの

注目食材は……オクラ

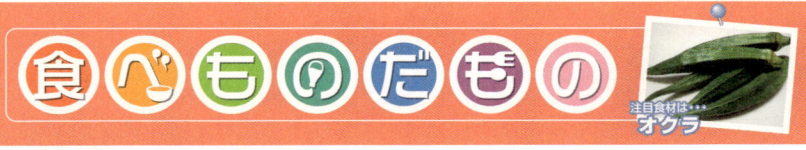

7月のテーマ: 過剰なコレステロールを減らそう！

生活習慣病を予防しよう！

コレステロールを多く含む食品って？

コレステロールは、肉類、特にレバーなどの内臓肉、いくら、すじこなどの魚卵類、たまご類などに多く含まれています。また、ケーキやクッキーなどの糖質の多い食品、脂身の多い肉やバターなどの動物性油脂を多く含む食品などの摂取を控えましょう。

- 卵（1個）210mg
- 鶏レバー（3串）370mg
- 牛タン（6枚）100mg
- ししゃも（2～3尾50g）145mg
- タラコ（大1腹）350mg
- バター（大さじ1杯）25mg

注意　コレステロールは、骨格を作ったり、ホルモンや胆汁酸のもとになるため、まったく必要ないものではありません!!!

オクラのせ、豆腐ステーキ

栄養価（1人分）
- エネルギー 205kcal
- たんぱく質 13g
- 脂質 13.5g
- 炭水化物 7.4g
- 塩分 1.9g
- コレステロール 16mg

材料（2人分）

- 木綿豆腐 …………… 1丁
- オクラ ……………… 6本
- ちりめんじゃこ …… 大さじ2
- ねぎ ………………… 1/4本
- かつお節 …………… 適量
- ごま油 ……………… 大さじ1
- しょうゆ …………… 大さじ1

（A）
- しょうゆ …………… 小さじ1
- みりん ……………… 小さじ1

つくり方

① 豆腐は水きりし、厚みを半分に切ってさらに水気をきる。
② オクラは塩もみをし、さっとゆでて、冷水で冷やす。小口切りにして（A）を混ぜる。
③ ちりめんじゃこは、ごま油少々で炒め、ねぎは小口切りにして水にさらす。
④ フライパンにごま油大さじ1を熱し、①を両面こんがり焼く。
⑤ ④を盛り付け、②と③、かつお節をのせ、しょうゆをかけたらできあがり！

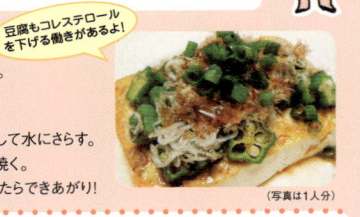

豆腐もコレステロールを下げる働きがあるよ！

（写真は1人分）

オクラのお話し（旬は7～8月!）

特徴は、ヌメリです。このヌメリのもとは、水溶性食物繊維のペクチンと多糖類のガラクタンなどの混合物で、ムチンと呼ばれています。つまり、このムチンは、食物繊維で、体内の余分なコレステロールをからめとって体外に排出し、綺麗に掃除してくれるものです。また、オクラは、カルシウムや鉄なども含んでいるので、疲労回復を促進し、免疫力を高める効果もあります。

ユタカ管理栄養士からのひとこと♪

中性脂肪とコレステロールの違いを知ろう！

内臓脂肪に変わりやすい 中性脂肪	主な特徴	皮下脂肪に変わりやすい コレステロール
体を動かすエネルギー源になる。	何に？	細胞膜やホルモン、胆汁酸などの材料になる。
太っている人は、中性脂肪値が高いケースが多い。	体型は？	やせていても、コレステロール値が高くなることがある。
和菓子、果物などの単糖（ブドウ糖や果糖）を含む食べ物で増えやすい。	何から？	糖と脂肪が組み合わさったケーキや、揚げ物などで増えやすい。
中性脂肪値は、食後すぐに上昇する。	速さは？	コレステロール値は、食後すぐに上昇しない。
りんご型肥満さん	何型？	洋なし型肥満さん

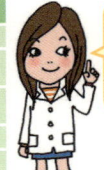

コレステロールが増えすぎると…**動脈硬化や高脂血症**のほか、胆石などの原因に!!

付録

食べものだもの

注目食材は・・・
アボカド

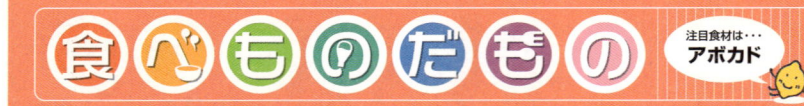

8月のテーマ：疲労回復・夏ばて対策

ビタミンB₁・カリウムが筋肉でエネルギーを作る！

不足すると疲労をまねく栄養素には、ビタミンB₁とカリウムがあります。

ビタミンB₁ → 糖質を分解して乳酸などの疲労物質を取り除きます。

カリウム → 筋肉を収縮させる働きがあるため、不足すると脱力感が起こります。

アボカドと豚肉のチーズフライ

栄養価（1人分）
- エネルギー・・388kcal
- たんぱく質・・17.1g
- 脂質・・・・・26.3g
- 炭水化物・・20.3g
- 塩分・・・・1.5g

材料（2人分）

- 豚ロース薄切り肉・・・・・・90g
- アボカド・・・・・・・・・1/2個
- スライスチーズ・・・・・・・2枚
- 塩・こしょう・・・・・・・・少々
- 油・・・・・・・・・・・・適量
- ソース・・・・・・・・・大さじ1
- レタス・・・・・・・・・・・2枚
- トマト・・・・・・・・・・・4切

衣
- 小麦粉・・・・・・・・・・適量
- 卵・・・・・・・・・・・1/2個
- パン粉・・・・・・・・・・適量

つくり方

① 豚肉の両面にかるく塩・こしょうをふる。アボカドは皮をむき、タネを取ったら肉の枚数に合わせて等分に切る。
② チーズも肉の枚数に合わせて等分に切る。
③ ❶の豚肉をひろげ、アボカドとチーズをのせたら包み込むように巻き、小麦粉をまぶし、溶いた卵にくぐらせ、パン粉をまぶし、170℃の油でこんがり色づくまで揚げる。
④ トマトとちぎったレタスを盛り、❸にソースを添えて完成。

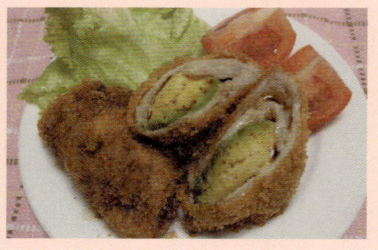

アボカドのお話

アボカドは、その高い栄養価から、原産地中南米では「生命の源」と呼ばれて珍重されてきました。また、ビタミンとミネラルを豊富に含み、カリウムは100g中720mgで、生食する果物では群を抜いた含有量を誇っています。

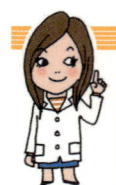

ユタカ管理栄養士からのひとこと♪

元気になる食品の組み合わせ

ビタミンB₁と糖質

ビタミンB₁が糖質をエネルギーにかえてくれます。甘いものを摂りすぎたと思ったら、**豚肉**、**ウナギ**、**大豆**などの食材を食べましょう。

カリウムとナトリウム

両者とも血圧を調節する働きがあります。適度な血圧を維持するためにも、バランスのよい摂取を！**サツマイモ**の味噌汁などはいかがですか？

食べものだもの

注目食材は···
さば

9月のテーマ: 行事食;お月見メニュー

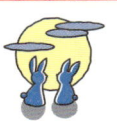

日本では、旧暦8月15日（十五夜）と旧暦9月13日（十三夜）の月を「名月」と呼んで、この夜は供え物をして月を拝む「お月見」をしてきました。十五夜は、別名「中秋の名月」・「芋名月」と呼ばれ、中国から伝わってきました。十三夜は、別名「後の月」・「栗名月」と呼ばれ、秋の収穫を感謝する日本固有の習慣です。各地には「十五夜をしたなら、必ず十三夜もしなければいけない」という言葉が伝えられており、片方だけの月見を嫌う風習があったようです。

さばの味噌煮

栄養価（1人分）
- エネルギー‥218kcal
- たんぱく質‥‥18g
- 脂質‥‥‥‥10.2g
- 炭水化物‥‥8.6g
- 塩分‥‥‥‥1.7g

材料（2人分）
- さば ‥‥‥‥‥‥‥‥2切れ
- しょうが ‥‥‥‥‥‥6g
- 大葉 ‥‥‥‥‥‥‥‥2枚
- (A) 酒 ‥‥‥‥‥‥‥30g
- 味噌 ‥‥‥‥‥‥20g
- 砂糖 ‥‥‥‥‥‥10g
- 昆布だし ‥‥‥‥80g

つくり方
① 小骨は、骨抜きなどで抜き、皮目に切り込みを入れる。熱湯をかけて霜降りをする。
② しょうがは、薄切りにする。
③ 鍋に（A）を入れ混ぜる。しょうがを加えて火にかけ、ひと煮立ちしたら、さばを入れ落し蓋をしながら煮る。
④ 煮汁が少なくなってきたらスプーンで煮汁をかけ、煮汁がとろりとしてきたら完成。

ポイント
〈霜降り〉
魚の生臭さを取る!!

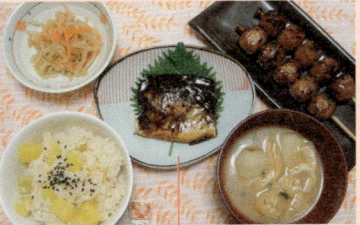

お月見メニュー
- 切干大根
- みたらし団子
- さつまいもご飯
- さばの味噌煮
- 里芋の味噌汁

さばのお話し
さばは、「脂っぽい」というイメージがあるかもしれませんが、この脂こそ薬効成分です。これは、IPA(イコサペンタエン酸)とDHA(ドコサヘキサエン酸)が含まれているからです。鮮度の高いさばを選ぶ時は、目が澄んでいて、体の色が鮮やかで光沢があり、身がかたくしっかりとしていて、えらの赤いものを!!

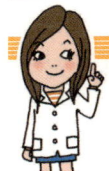

ユタカ管理栄養士からのひとこと♪

お月見メニューのポイント
① **旬**の食材（さば）を使用！
② **お供えもの**（さつまいも・里芋・団子）を使用！

「旬」のよさ
- 価格が安い
- 栄養価が高い
- 味がよい

付録 343

食べものだもの

注目食材は・・・
牛乳と豆腐

10月のテーマ

スポーツの秋！ 良質たんぱく質を摂取しよう。
（牛乳）（豆腐）

☆筋力・スタミナアップに欠かせませんっっ☆

注目してほしい食材の1つである牛乳は、運動時に最も効率良く使われるエネルギー源の材料となる**糖質**が含まれています。牛乳に含まれる**カルシウム**は、他の食品に含まれるものと比べ吸収が良く、筋肉の収縮や神経の伝達に重要な役割を果たしています。また、**ビタミンA**や**ビタミンB群**など、運動をする人に欠かすことのできない栄養素がバランスよく含まれています。そこで、良質たんぱく質を使用した「豆腐グラタン」を食べて、運動をしてみてはいかがですか？

豆腐グラタン

栄養価（1人分）
エネルギー・・485kcal　炭水化物・・16.6g
たんぱく質・・・23.1g　塩分・・・・・1.2g
脂質・・・・・・・・35.7g

材料（2人分）

木綿豆腐・・・・・・・・・・・1丁	マッシュルーム・・・・・・2個
ブロッコリー・・・・・・・60g	サラダ油・・・・・・大さじ1/2
鶏肉・・・・・・・・・・・・・50g	塩コショウ・・・・・・・・・少々
ベーコン・・・・・・・・・・40g	とろけるチーズ・・・・・20g
	粉チーズ・・・・・・大さじ2

ホワイトソース
バター・・・・・・・・・・20g
小麦粉・・・・・・・・・・20g
牛乳・・・・・・・・・250cc

つくり方

①〈ホワイトソース〉　フライパンにバターを溶かし、泡立ってきたら、小麦粉を加えてダマにならないように、木べらを使って弱火で炒め、牛乳を少しずつ加えながらのばす。
②木綿豆腐は、12等分に切る。ブロッコリーは小房に分け、ゆでておく。
③鶏肉は一口大、ベーコンは3cm、マッシュルームはスライスして、フライパンにサラダ油を熱し、炒める。
④③にホワイトソースを混ぜ合わせ、塩こしょうを振る。
⑤グラタン皿に豆腐、ブロッコリーを並べ、上から④をかけ、とろけるチーズ、粉チーズをかけ200℃のオーブンで、15～20分焼いたら完成。

豆腐のお話し
必須アミノ酸をバランスよく取り込んだ良質のたんぱく質を含み、消化がよいのが魅力です。豆腐は、水切り時間を長くすると口あたりが悪くなるので、調理する直前まで水につけておきましょう!!

ユタカ管理栄養士からの ひとこと♪

運動を行う人へのアドバイス

☆**朝食をしっかり摂ろう。**
一日のリズムを整えるうえで欠かせません。スポーツに限らず、朝食は大事ですよ！

☆**主食をきちんと摂りましょう。**
たんぱく質は炭水化物摂取量が不足すると、エネルギー源として利用されてしまいます！

☆**野菜や果物を積極的に食べよう。**
代謝を促進し、運動によるストレスや疲労を和らげるビタミンやミネラルが豊富です。

☆**牛乳を飲みましょう。**
筋肉を支えるためには、骨を丈夫にする必要があります。

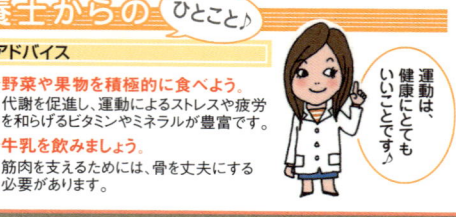

運動は、健康にとってもいいことです♪

食べものだもの

注目食材は…ちんげん菜

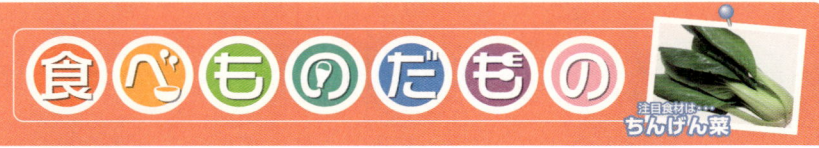

11月のテーマ：「食べ合わせ」、気にしたことありますか？

1＋1が、3にも4にもなるんです!!

病気の治療には、効果をあげるために何種類かの薬を併用して使うことがあります。これと同じようなことを、私たちは「料理」でも行っています。料理では、いろいろな食材を組み合わせますが、その食材には栄養成分がたくさん含まれています。食べ合わせを上手にすれば、身近な食品が驚くほどの力を発揮してくれます。つまり、1＋1が、3にも4にもなるんです!!!今回は、旬のちんげん菜にトマトを合わせることで、**免疫力強化**、**疲労回復**、そして**集中力アップ**に繋がります。ぜひ、作ってみてくださいね♪

鶏肉とちんげん菜のピリ辛春巻き　元気倍増！

材料（10本分）

- 鶏肉（ささみ）‥2本
- ちんげん菜‥‥1株
- トマト‥‥‥‥1個
- プロセスチーズ‥2枚

＜ケチャップソース＞
- トマトケチャップ・大さじ2
- ラー油‥‥‥‥‥適量

- 水溶き片栗粉・サラダ油・揚げ油‥‥適量
- 塩・こしょう‥適量
- 酒‥‥‥‥大さじ1
- 片栗粉‥‥大さじ1
- 春巻きの皮‥10枚

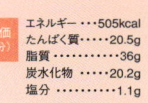

栄養価（1人分）
- エネルギー‥‥505kcal
- たんぱく質‥‥20.5g
- 脂質‥‥‥‥‥36g
- 炭水化物‥‥‥20.2g
- 塩分‥‥‥‥‥1.1g

つくり方

① ささみは、縦半分に切り、1本10等分にし、片栗粉をまぶす。（2本で20等分）
② ちんげん菜は塩を加えた熱湯でゆでて冷水にとり、水気を絞って細切りにする。トマトは、1cm角に切り、チーズは細切りにする。
③ トマトケチャップとラー油を混ぜる。
④ フライパンにサラダ油を熱して❶を炒め、❸で味付けする。ちんげん菜とトマトを加えてさっと炒め、火を止めてチーズを加えて混ぜ合わせる。混ざったら、広げて冷ます。
⑤ 春巻きの皮に❹をのせて巻き、巻き止まりに水溶き片栗粉を塗ってとめる。
⑥ 180度に熱した揚げ油できつね色になるまで揚げたら完成！

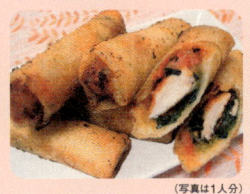

（写真は1人分）

ちんげん菜のお話し

カロテンが豊富な中国野菜の代表で、ビタミンB₁、B₂、C、葉酸なども豊富です。特にカロテンは、ピーマンの約6倍も多く、油に溶ける脂溶性なので、効率よく摂取するには油脂食品と組み合わせることです。また、ちんげん菜は、食物繊維も多く、胃腸のぜん動運動を活発にし、消化液の分泌を促す働きが高いので、便秘を解消する野菜として覚えておきましょう♪

ユタカ管理栄養士からのひとこと♪

＜栄養素吸収作用からの悪い食べ合わせ＞

相殺効果になってしまう合食禁（食べ合わせが悪い）

カルシウムとリン酸塩

これが組み合わさると、体内で結合して体外への排出が促進されます。ハム、ソーセージなど、ほとんどの加工食品には、防腐剤や凝固剤としてリン酸塩が添加されています。インスタント食品や加工食品に偏った食生活をしていると、カルシウムの豊富な食べ物を食しても、吸収されずにカルシウム不足を招いてしまいます！

カルシウム＋加工食品

バランスのよい食事を心がけましょう！

付録

食べものだもの

注目食材は… **ブロッコリー**

12月のテーマ：わくわく行事;クリスマス♪

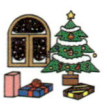

今年は、どんなクリスマスを過ごしますか？

サンタクロースがプレゼントを持ってきてくれる日であるクリスマス♪♪もうプレゼントは、決まりましたか？クリスマスプレゼントには、ぜひ心のこもったメッセージを添えましょう。また、クリスマスは、「家族で楽しみながら過ごす」と答える人が多いそうです。ぜひ素敵な思い出を作ってください☆
今回は、かわいくて簡単に作れる「卵とツナのオープンサンド」をクリスマス料理に加えてみてはいかがですか？

卵とツナのオープンサンド

栄養価（1人分）
- エネルギー：230kcal
- 炭水化物：20.5g
- たんぱく質：14.1g
- 塩分：1.5g
- 脂質：9.8g

材料（2人分）

- 食パン（8枚切り）……2枚
- 卵……………………1個
- ブロッコリー…………1房
- 人参（薄切り）………2枚
- ピーマン（赤）………1/8個

ツナペースト
- ツナ缶………………1/2缶（40g）
- カッテージチーズ（うらごし）…50g
- 玉ねぎ（みじん切り）…大さじ1/2
- しょうゆ……………小さじ1/2

つくり方

① ツナペーストの材料を混ぜる。
② 卵は酢少々（分量外）を加えた水から10分ゆでて、殻をむいて薄切りにする。
③ ブロッコリー、人参、赤ピーマンはゆでる。ブロッコリーは小さく分け、人参と赤ピーマンは好みの抜き型で抜く。
④ パンをトーストして好みの型で抜き、❷を置き、❶を塗り、❸を飾ったら完成。

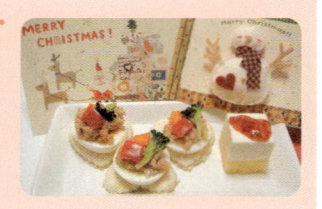

ブロッコリーのお話し

ビタミン類、ミネラル類をバランスよく含んだ人気の緑黄色野菜です！旬は、冬から春先にかけてです。ビタミンCが豊富に含まれるほか、カロテンや鉄分も多く含んでいます。ゆでて調理する場合は、ビタミンCの損失を少なくするために、短時間ですませてください。

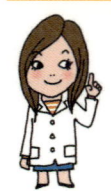

ユタカ管理栄養士からの ひとこと♪

この時期 高血圧に注意しましょう

寒いこの時期は、特に血管を収縮させ血圧を上昇させやすくします。血圧の高めの方は、なるべく血圧を上げないようにすることが大切です。もっとも気をつけたいことは、**塩分の摂取**です。

【目安】健康な人→10g以下。
　　　　血圧が高めな人→7〜8g。
　　　　高血圧症の人→6g以下。

140/90mmHg以上が高血圧。頭痛や肩こりを感じたら要注意！

■調味料や加工品に含まれている塩分量（大さじ1杯あたり）

食塩	15g	濃口しょうゆ 2.7g	ウスターソース 1.4g
甘味噌	1.1g	薄口しょうゆ 2.9g	ケチャップ 0.6g
			マヨネーズ 0.3g

気になったら、血圧を定期的にはかるようにしましょう♪

6 トクホ・健康食品

トクホの健康食品・サプリメントの位置づけ

医薬品（医薬部外品を含む）	保健機能食品			一般食品（いわゆる健康食品を含む）
	栄養機能食品（規格基準型）	特定保健用食品（個別許可型）		
		規格基準型	個別審査許可型（疾病リスク低減表示を含む）	
			条件付き特定保健用食品	

●特定保健用食品●

　健康増進法第 26 条第 1 項の許可又は同法第 29 条第 1 項の承認を受け，「食生活において特定の保健の目的で摂取をする者に対し，その摂取により当該保健の目的が期待できる旨の表示をする食品（表 1）」が該当します。以下に，厚生労働省が示した特定保健用食品の 3 つの分類における各定義を原文のまま記載します。

特定保健用食品（規格基準型）

　特定保健用食品としての許可実績が十分であるなど科学的根拠が蓄積されている関与成分について規格基準を定め，審議会の個別審査なく，事務局において規格基準に適合するか否かの審査を行い許可する特定保健用食品（関与成分：食物繊維，オリゴ糖）。

特定保健用食品（疾病リスク低減表示）

　関与成分の疾病リスク低減効果が医学的・栄養学的に確立されている場合，疾病リスク低減表示を認める特定保健用食品（関与成分：カルシウム，葉酸）。

条件付き特定保健用食品

　特定保健用食品の審査で要求している有効性の科学的根拠のレベルには届かないものの，一定の有効性が確認される食品を，限定的な科学的根拠である旨の表示をすることを条件として，許可対象と認める。

　　許可表示：「○○を含んでおり，根拠は必ずしも確立されていませんが，△

△に適している可能性がある食品です。」

表1　表示できる内容

```
 1. おなかの調子を整える食品
      ○ オリゴ糖類を含む食品
      ○ 乳酸菌類を含む食品
      ○ 食物繊維類を含む食品
      ○ その他の成分を含む食品
      ○ 複数の成分を含む食品
 2. コレステロールが高めの方の食品
 3. コレステロールが高めの方，おなかの調子を整える食品
 4. 血圧が高めの方の食品
 5. ミネラルの吸収を助ける食品
 6. ミネラルの吸収を助け，おなかの調子を整える食品
 7. 骨の健康が気になる方の食品
 8. むし歯の原因になりにくい食品と歯を丈夫で健康にする食品
 9. 血糖値が気になり始めた方の食品
10. 血中中性脂肪，体脂肪が気になる方の食品
```

●栄養機能食品●

　表示の対象となる栄養成分は，人間の生命活動に不可欠な栄養素で，科学的根拠が医学的・栄養学的に広く認められ確立されたものです。現在は，ミネラル5種類，ビタミン12種類について，規格基準が定められています。包装に表示する項目が決められています（図1）。

表2　規格基準が定められている栄養成分

ミネラル類	カルシウム，亜鉛，銅，マグネシウム，鉄
ビタミン類	ナイアシン，パントテン酸，ビオチン，ビタミンA，ビタミンB_1，ビタミンB_2，ビタミンB_6，ビタミンB_{12}，ビタミンC，ビタミンD，ビタミンE，葉酸

食品表示等業務の厚生労働省から消費者庁への移管について

　平成21年9月1日より，それまで厚生労働省で行っていた食品表示等に関する業務が，消費者庁へ移管されています。移管項目は，食品衛生法や健康増進法の規定に基づいた，食品の表示に関する下記の制度です。
・保健機能食品制度（特定保健用食品，栄養機能食品）
・製造所固有記号の届出

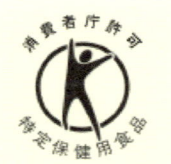

・特別用途食品制度
・虚偽誇大広告等に関する制度
・遺伝子組換え食品の表示に関する制度

図1　表示例

栄養機能食品（カルシウム）

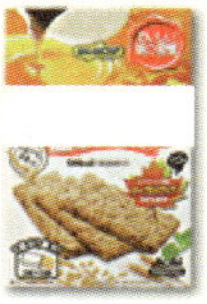

　　　カルシウムは，骨や歯の形成に必要な栄養素です。
　　　商品名：○○○

栄養成分表示（3粒（1g）当たり
エネルギー　2kcal　たんぱく質　0.2g　脂質　0g
炭水化物　0.6g　ナトリウム　1mg　カルシウム　400mg

一日当たりの摂取目安量：1日当たり3粒を目安にお召し上がり下さい。

摂取の方法及び摂取する上での注意事項：
○かまずに水などでお飲み下さい。
○本品は，多量摂取により疾病が治癒したり，より健康が増進するものではありません。
○一日の摂取目安量を守ってください。
　丸一日当たりの摂取目安量に含まれる当該栄養成分の量が栄養素等表示基準値に占める割合：カルシウム57%
○品は，特定保健用食品と異なり，消費者庁長官による個別審査を受けたものではありません。

食生活は，主食，主菜，副菜を基本に，食事のバランスを。

7 生活習慣病とメタボリックシンドローム

　生活習慣病とは，普段の食事内容や運動量などの生活習慣が，それらの発症に深く関与すると考えられている疾患の総称です。脂質異常症，高血圧症，糖尿病（2型）および高尿酸血症が，生活習慣病に該当します。
　一方，メタボリックシンドローム（内臓肥満症候群）とは，それら生活習慣病（高尿酸血症を除く）の病状が軽くても，内臓肥満を合併している場合には動脈硬化性疾患になり易いため，心筋梗塞や脳卒中などのリスクが高い健康状態を示すものとして，近年生まれた概念です。
　これらの理由から，腹囲，血中脂質，血圧，血糖の測定が，メタボリックシンドロームの診断項目に採用されました。その診断における血圧，血糖の基準値は，生活習慣病としての高血圧症，糖尿病の診断基準値より，低い（厳しい）ものになっています。

特定健康診査と特定保健指導

　特定健康診査とは，医療保険加入者（被扶養者も含む）の年齢が40～74歳の者を対象として，生活習慣病やメタボリックシンドロームの早期発見と予備軍減少を目的とし行われる，健康診査のことです。診査項目には身長や体重の他，腹囲，肥満度，血圧，血液検査，尿検査などがあり，平成20年4月より健康保険組合単位で毎年度行うことが義務化されています。その背景には，心筋梗塞や脳卒中などの疾患を未然に防ぐことによる国民の健康維持と，来る高齢化社会に向けた医療費削減政策があります。
　特定保健指導とは，特定健康診査の結果により「健康の保持に努める必要がある」と判断された者に対し実施される，生活習慣や運動についての指導のことです。メタボリックシンドロームと診断された者は「積極的支援」に位置付けられ，医師，管理栄養士，保健師らから改善策の継続的な指導を受けます（64歳まで）。予備軍と診断された者は「動機付け支援」に位置付けられ，原則1回の指導が行われます。

表1　メタボリックシンドロームの診断基準と特定保健指導の対象者[注1)]

腹囲	追加リスク ①脂質②血圧③血糖	喫煙歴	対象 40歳～64歳	65歳～74歳
≧85cm（男性） ≧90cm 以上 （女性）[注2)]	2つ以上に該当		積極的支援	動機付け支援
	1つ以上該当	あり		
		なし	動機付け支援	
上記以外で BMI ≧ 25	3つ該当		積極的支援	動機付け支援
	2つ該当	あり		
		なし	動機付け支援	
	1つ該当			

脂質：中性脂肪 150mg/dl 以上，または HDL コレステロール 40mg/dl 未満。
血圧：収縮期 130mmHg 以上，または拡張期 85mmHg 以上。
血糖：空腹時血糖 100mg/dl 以上，または HbA1c[注3)] 5.2%以上。

注1）糖尿病，高血圧症，脂質異常症の治療に係る薬剤を服用している者は除く。

注2）腹囲に関しては，診断基準が一律なのは十分な根拠に基づいておらず，身長や年齢などを加味するべきとの意見が多い。

注3）ヘモグロビン A1c：赤血球中のヘモグロビンにグルコースが結合した，数種類ある糖化ヘモグロビンの中の一つ。一旦結合したグルコースは容易に離れず，またこの反応は非酵素的に進むため，HbA1c のヘモグロビンに対する割合は，血中グルコース濃度（血糖値）に依存する。HbA1c は血糖値のように些細な事では変動せず，また赤血球の寿命は約 120 日であることから，過去約 2ヵ月間の平均血糖値を反映すると考えられており，糖尿病治療における血糖コントロール指標の一つとして用いられる。

肥満症

　肥満とは，「脂肪組織が過剰に蓄積した状態」と定義され，国内の肥満症診断基準では，body mass index（BMI）が 25 以上で肥満と判定されます。BMI は，体重（Kg）を身長（M）の 2 乗で割ることにより算出され，18.5～25.0 が標準 BMI となります。また肥満と判定された者のうち，肥満による健康障害があると診断された場合を，肥満症といいます。注意しなければならないことは，肥満だからといって即不健康というわけではなく，問題の無い肥満の状態も有るため，肥満と肥満症を正しく使い分ける事です。

肥満症の中で特に問題と考えられているのは，腸を包んでいる腸管膜に中性脂肪が過剰にたまった状態の，内臓脂肪型肥満です。この場合，肥大化した脂肪細胞からのアディポネクチン産生が低下する一方，TNF-αやレジスチン分泌が高まることによる血糖値の上昇や，アンジオテンシノーゲン分泌が高まることによる血圧上昇が生じやすくななると考えられています。また，それら脂肪細胞に由来する大量の中性脂肪（トリグリセリド）による，高トリグリセリド血症や脂肪肝が生じやすくなるとも考えられています。

　通常，内臓脂肪量を測定するには，CTスキャン[注1]など大掛かりな装置を用いなければなりませんが，特定健康診査では簡便な代替評価法として，ウエスト径が採用されています。表1中のウエスト径男性85cm，女性90cm以上の基準は，肥満による健康障害があると想定される，「内臓脂肪面積100cm^{2}以上」に統計上相当するとの分析結果を根拠としています[注2]。

注1）実際に測定できるのは，ある断面像における脂肪組織の面積になる。
注2）実際には，この基準ウエスト径付近で内臓脂肪面積が100cm^{2}以上である者は，半数程度となる。

脂質異常症

　脂質は，細胞膜の構成成分（主にリン脂質とコレステロール），ホルモン生合成の材料（コレステロール），エネルギーの貯蔵庫（主に中性脂肪）になるなど，体の機能を保つために重要な働きをしています。通常，血液中の脂質量は食事で摂取されたものの他，その過不足分を合成と分解で調節する事により，一定の範囲内になるように維持されています。血中脂質の異常とは，これらの調節がうまく働かなくなり，血液中の脂質量が過剰，あるいは不足した状態を指します。脂質異常症は，従来「高脂血症」と呼ばれていた疾患ですが，LDLコレステロール[注1]やトリグリセライド（中性脂肪）が過剰になった状態だけでなく，各組織からコレステロールを回収する働きのあるHDLコレステロール[注1]の低下も動脈硬化の原因になるといわれるようになり，2007年に名称が改められました。

　脂質異常症はその成因により，原発性と続発性に分けられています。続発性（二次性）の脂質異常症とは，他の疾患[注2]や薬物[注3]などの外因に続発して起きるもので，その原因を取り除けば，次第に血中脂質構成は改善されていきます。一方，原発性の脂質異常症とは，原因がはっきりと分かっていないタイプの脂質異常症で，遺伝性以外の多くは生活習慣が影響して引き起こされると考えられています。しかしながら，血中脂質に偏りが生じてもほとんど自覚症状

がないため，そのまま放置しておくことが少なくありません。すると，何らかの傷害を負った血管部位に脂質が必要以上に集積し[注4]，プラーク[注5]を形成して血管を狭め，やがて動脈が硬化してもろくなっていきます。このような動脈硬化が進行すると，心筋梗塞や脳梗塞を引き起こす最大の要因になります。

　脂質異常症の診断基準では，従来の総コレステロール値からLDLコレステロール値に変更されましたが，メタボリックシンドロームの診断基準では，LDLコレステロール値は採用されていません。この理由は，薬物治療により高LDL-コレステロール血症を改善しても，動脈硬化性疾患を十分に抑制できない例が多く，抑制が不十分な原因として，高LDL-コレステロール血症以外の病態があると考えられるようになったためです。これがメタボリックシンドロームの概念の基礎となっており，LDL-コレステロール関与以外の動脈硬化性疾患の高リスク者を抽出するのがその目的である為，LDL-コレステロール診断基準に含まれませんでした。ただし，高LDL-コレステロール血症でありながら，メタボリックシンドロームの診断基準にも該当する場合は，さらに動脈硬化性疾患のリスクが高いという認識が必要です。

注1）LDLコレステロール（いわゆる悪玉コレステロール）とHDLコレステロール（いわゆる善玉コレステロール）の違いは，コレステロールと複合体を作るリポ蛋白の種類の違いによるもので，コレステロール分子の違いではない。
注2）甲状腺機能低下症，肝臓病，腎臓病，糖尿病などが該当。
注3）ステロイドホルモン，利尿薬，避妊薬などが該当。
注4）本来は血管修復の一過程であるが，その異常によりさらに傷害が拡大することを意味する。
注5）血管内の盛り上がった部分を指し，この場合，脂質プラークとも呼ばれる。

脂質異常症の診断基準

　血液検査（空腹時採血）の結果，次の①から③のいずれかに該当する場合に，脂質異常症と診断される。
　　①LDLコレステロール値が140mg/dl以上（高LDL-コレステロール血症）
　　②HDLコレステロールが40mg/dl未満（低HDL-コレステロール血症）
　　③中性脂肪値が150mg/dl以上（高トリグリセリド血症）

高血圧症

　高血圧症とは，血圧が正常範囲を超え，高く維持されてしまっている状態を指します。運動や緊張時などに生じる，一過性の血圧上昇は含みません。高血圧症自体は自覚症状のないまま推移することが多いのですが，虚血性心疾患，脳卒中，腎不全などのリスクファクターとして，高く位置付けられています。

　高血圧症には，血圧上昇の明らかな原因疾患があり，続発的に高血圧をきたす二次性高血圧と，原因がはっきりしない本態性高血圧が有ります。二次性高血圧の占める割合は全体の10%以下で，昇圧系のホルモンの異常をきたす内分泌疾患や，腎臓の血圧調節機構に異常をきたす腎疾患が原因として多く見られます。一方，本態性高血圧は，遺伝的因子と食生活やストレスなどの環境因子が少しずつ積み重なり，発症すると考えられています。

　このように，血圧上昇の要因は多様で，血圧は加齢とともに上昇していくことがほとんどです。この加齢に伴うある程度の血圧上昇は，体の隅々に血液を行き渡らす為に必要であるから生じるという意見もあります。しかしながら，内臓脂肪蓄積やインスリン抵抗性，動脈硬化症との関連から，それほど血圧が高くない場合でも問題になることがあります。メタボリックシンドロームの判定基準では（表1），高血圧症と判定されない正常高値血圧の基準値が採用されています（表2）。

表2　成人における血圧と高血圧症の分類

分類	収縮期血圧（mmHg）		拡張期血圧（mmHg）
至適血圧	<120	かつ	<80
正常血圧	<130	かつ	<85
正常高値血圧	130〜139	または	85〜89
軽度高血圧	140〜159	または	90〜99
中等度高血圧	160〜179	または	100〜109
重症高血圧	≧180	または	≧110
収縮期高血圧	≧140	かつ	<90

血圧の変動は激しい為，通常数回の平均値から判断する。

糖尿病（高血糖症）

　血液中のブドウ糖濃度を示す血糖値は，正常であればインスリンなどの内分泌ホルモンの働きにより，常に一定範囲内になるように調節されています。ブ

ドウ糖は体内での主要なエネルギー源である一方，たんぱく質の糖化や血液浸透圧を上昇させることによる脱水症状など，有害物質としても作用するからです。このブドウ糖がうまく細胞内に取り込まれず，血液中に増えてしまう状態が高血糖症で，さらに血糖値やHbA1cが一定の診断基準以上である場合，糖尿病型と呼ばれています。

糖尿病では，その名のごとく過剰になった糖分が尿中に排出されますが，それ自体はさほど問題ではなく，他に検出法が無かった時代に付けられた名称です。糖尿病で問題になるのは，網膜症，腎症，神経障害などの合併症や，糖尿病性昏睡[注1]を起こすことです。しかしながら糖尿病という名称は，疾患の詳細が明らかになってきた現在では適切とは言い難いため，全て高血糖症と呼ぶのが望ましいとの意見があります。

一方，糖尿病の分類は，その成因が明らかになるにつれ名称が変遷してきており，現在では代表的なものとして，1型糖尿病[注2]と2型糖尿病[注3]に分けられています。1型糖尿病は，膵臓ランルハンス島β細胞が自己免疫により破壊され，インスリン分泌がほぼ消失する事によって生じます。2型糖尿病は，インスリン感受性の低下[注4]やインスリン分泌能の低下[注5]により生じ，遺伝的要因に加え，生活習慣がその発症に深く関わっています。したがって，生活習慣病における糖尿病とは，2型のことを指します。

血糖値の上昇は，動脈硬化の要因にもなると考えられているため，メタボリックシンドロームの診断基準の一つに採用されています。特に，HbA1cの糖尿病における診断基準は6.5％以上ですが，それまで正常範囲とされてきた4.3～5.8％の中間値付近の5.2％以上がメタボ検診では採用され，対象者の半数程度が該当するような非常に厳しいものになっています。

注1）糖が十分に存在してもうまく利用できないことによる，細胞レベルでの飢餓状態や脱水症状により生じる。
注2）過去に，若年性糖尿病，インスリン依存性糖尿病と呼ばれていたもの。
注3）過去に，老人性糖尿病，インスリン非依存性糖尿病と呼ばれていたもの。
注4）インスリン抵抗性と呼ばれ，インスリンがうまく作用しないことを意味する。
注5）β細胞の破壊ではないので，1型程の激しい低下ではない。

糖尿病の診断基準

次の①から③のいずれかに該当する場合に，糖尿病型と診断される。

①随時血糖値 200mg/dl 以上
②早朝空腹時血糖値 126mg/dl 以上
③75g 糖負荷試験で2時間値 200mg/dl 以上

　診断は二度行う（別の日に再検査）。ただし，HbA1c が 6.5％以上であれば，1回の検査結果で確定する。

メタボリックシンドローム予防策

　運動と食事療法が基本となります。ただし，漫然とこれらを行っても十分な効果が得られないばかりか，無理な運動や栄養不足などで体調を崩す事も考えられます。Web 上から以下の資料が入手可能ですので，それらプログラムに従って運動と食事療法を実践することが，最も効果的な予防策になると思われます。

　厚生労働省の「健康づくりのための運動指針 2006」中の「内臓脂肪減量シート」を利用しますと，日々の運動と食事でエネルギー収支をいくらマイナスにすればよいかを，簡単な計算式に当てはめていくだけで算出できます（図1）。そこには「腹囲を1cm 減らす（＝脂肪 1kg を減らす）には，7,000kg のエネルギー減少が必要」と記されており，先ずはこれを2ヵ月程度の期間で実践する事を目標とすれば，無理なく内臓脂肪を減らせるでしょう。ここでいう運動とは特別なものだけではなく，先ずは毎日 30 分程度の少し息が上がるような歩行が勧められており，労働や家事による身体活動も含まれます。

　一方，食事は単に量を減らすだけでなく，バランスの良い食事内容が大切です。厚生労働省と農林水産省が作製した「食事バランスガイド」は，望ましい食事の摂り方や，1日に必要なおよその量を分かりやすく示したものです（図2）。さらに，農林水産省 Web ページの食事バランスガイドにある「毎日の食生活チェックブック」を利用しますと，各自の健康状態や目標に合わせ，最適な食事メニューを組み立てる事ができます。

　これらプログラムを正しく実践した上で，体脂肪減少の効能が認められている漢方薬や，脂質や糖質の吸収を抑制する特定保健用食品などを利用すれば，より高い効果が期待できるでしょう。「それらを服用しているから大丈夫」との油断から，運動や食事療法がおろそかにならないように注意する事が大切です。

図1

　生活習慣病予防、特にメタボリックシンドロームには、身体活動量の増加と食事の改善により内臓脂肪を減少させることが有効です。下のシートを用いて内臓脂肪減少のための目標を立ててみましょう。

内臓脂肪減少シート

無理なく内臓脂肪を減らすために
～運動と食事でバランス良く～

腹囲が男性85cm以上、女性90cm以上の人は、次の①～⑤の順番に計算して、自分にあった腹囲の減少法を作成してみましょう。

①あなたの腹囲は？　① ___ cm

②当面目標とする腹囲は？　② ___ cm

メタボリックシンドロームの基準値は男性85cm、女性90cmですが、それを大幅に超える場合は、無理をせずに段階的な目標を立てましょう。

③当面の目標達成までの期間は？

確実にじっくりコース： ①－② ___ cm ÷1cm／月 ＝ ③ ___ か月

急いでがんばるコース： ①－② ___ cm ÷2cm／月 ＝ ③ ___ か月

④目標達成まで減らさなければならないエネルギー量は？

①－② ___ cm × 7,000kcal※ ＝ ④ ___ kcal

④ ___ kcal ÷ ③ ___ か月 ÷ 30日 ＝ 1日あたりに減らすエネルギー ___ kcal

※腹囲1cmを減らす（＝体重1kgを減らす）のに、約7,000kcalが必要

⑤そのエネルギー量はどのように減らしますか？

1日あたりに減らすエネルギー ___ kcal

運動で ___ kcal

食事で ___ kcal

図2

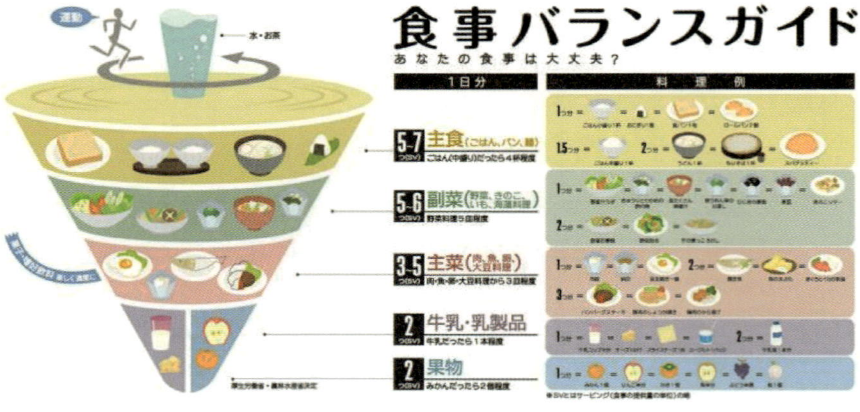
食事バランスガイド
あなたの食事は大丈夫？
1日分
料理例
運動
水・お茶
5~7 つ(SV) 主食（ごはん、パン、麺）
ごはん(中盛り)だったら4杯程度
5~6 つ(SV) 副菜（野菜、きのこ、いも、海藻料理）
野菜料理5皿程度
3~5 つ(SV) 主菜（肉、魚、卵、大豆料理）
肉・魚・卵・大豆料理から3皿程度
2 つ(SV) 牛乳・乳製品
牛乳だったら1本程度
2 つ(SV) 果物
みかんだったら2個程度
菓子・嗜好飲料 楽しく適度に
厚生労働省・農林水産省決定
※SVとはサービング（食事の提供量の単位）の略

8 漢方薬の知識と選び方

8-1 風邪

　風邪は細菌やウイルスに感染して起こります。市販の風邪薬は、ウイルスそのものを撃退するというよりも、風邪による症状をやわらげる目的で利用されています。くしゃみや鼻水、咳、痰などは、外から入ってきたものを外に出す防御反応であり、発熱は体内で細菌やウイルスを退治するための免疫応答であることも忘れてはなりません。風邪をひいたときは十分な休養と栄養補給で体力の回復に努め、免疫力を高めるようにすることが大事です。漢方には、これらの考え方に合った処方があります。

漢方治療の考え方

　「風邪を漢方で治すには時間がかかるんじゃ…」とよく言われますが、『葛根湯』のように服用後、すぐポカポカして実感できるものもあります。風邪に用いられる漢方薬は、体質やその時の症状にあえば、早く効いてくれます。ではどのように漢方を選べばよいのでしょうか？

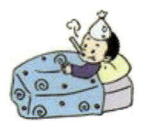

　『風邪（ふうじゃ）』は文字通り"風（かぜ）"の"邪（じゃ）"が身体に入ってくるという概念から作られた言葉です。風の邪は、"熱"を伴ったり、"寒"を伴ったりします。
　　"寒"を伴うと、白いサラサラした鼻水が出たり悪寒を生じたりし、体が冷えるとそれらの症状が悪化します。悪寒がしている時は、体内で風の邪と免疫機構が臨戦態勢に入っている時で、保湿を促してさらに体温を上げ、免疫力をアップさせようとする体からの重要なサインです。
　　　⇒このような時は体を温める生薬を用いて、早く風の邪を追い出します。
　　　処方例：葛根湯、麻黄湯、桂枝湯など
　　風の邪が勝って肺で悪さをすると…**ひどい咳が出たり痰が出たり**します。
　　おなかまで入ってしまうと…**吐いたり下したり**するのです。

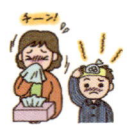

"**熱**"をともなうと発熱し，喉が乾燥して痛みがひどくなったり，咳を盛んにしたりし，温まるとさらにそれらの症状が悪化することがあります。
　　⇒このような場合は，炎症を抑える，冷やす生薬の入った漢方を用います。

このように，今どのような状態に風邪があるのかを考えるのが，漢方を選択する上で大切です。

よくある Q&A

Q1：漢方には副作用はないの？

A1：体質，症状にあったものを正確に選べば，副作用の起こりにくいのが漢方です。

　　風邪の漢方で注意すべきは，"麻黄"や"甘草"です。

　　"麻黄"は交感神経を興奮させるので，口が渇く・汗が止まらない・動悸がする・食欲不振，といった症状を引き起こすことがあります。

　　"甘草"はむくみ・多尿・脱力感などの症状を引き起こすことがあります。

　　「いつもと違うな」と思ったら，ひとまず中止して，医師・薬剤師に相談しましょう。

Q2：漢方なら飲み続けてもいいの？

A2：副作用は少ないですが，漫然と飲み続けることはお勧めできません。症状がよくなっているのに，同じ漢方を続ける必要はありません。症状が変われば，合う漢方も変わります。

　　しかしながら，アレルギー体質の改善に『小青竜湯』など，長期に服用して改善する例もありますので，何より変化に気を配る事が大切です。

処方の選び方

―：鼻症状　―：咳症状　―：胃腸症状

症状と主な訴え		選択のPOINT！	処方（商品名）
風邪の初期症状 一般症状 寒気がする，発熱，頭痛，節々の痛み，のどの痛み，鼻水・鼻づまり	体力がある人（実証）汗をかいていない人	頭痛，関節や腰の痛みが強い せき，気管支喘息	まおうとう 麻黄湯
	＊汗をかかせて風邪を追い出すので，はじめから汗をかいている人には逆に，疲れさせやすい（麻黄には特に注意）	首や肩がこる ＊有名な応用：筋肉痛・手や肩の痛み，首すじのこり	かっこんとう 葛根湯
	体力がない人（虚証）汗をかいている人	じっとりと汗ばむ 寒気・食欲不振・熱っぽさ	けいしとう 桂枝湯 ＊急激な発汗をうながさず，体力をあまり消耗させない ＊商品が店頭にない場合，柴胡桂枝湯でも可。
主に鼻の症状	さらさらした薄い水状の鼻水・薄い水様の痰のからんだ咳 気管支炎・気管支喘息	冷えがある 顔色が青白く，寝起きや寒いときに悪化しがち	しょうせいりゅうとう 小青竜湯 ※アレルギー体質改善に長期に服用すること。
	黄色くドロドロした鼻水 鼻づまり・蓄膿症・慢性鼻炎	肩こり，頭痛をともなう。	かっこんとうかせんきゅうしんい 葛根湯加川芎辛夷
主に咳の症状	せき・気管支喘息	顔を赤くして咳き込む 温まると咳き込む	ごこうとう 五虎湯
	痰の切れにくい咳・気管支喘息	のどの乾燥した咳 高齢者の咳	ばくもんどうとう 麦門冬湯
胃腸症状	多くは腹痛を伴う胃腸炎，微熱，寒気，頭痛，吐き気などのある感冒・胃腸風邪，風邪の後期の症状，吐き下し	熱がでたりさがったりをくり返す。 胃腸症状（食欲不振など）を伴う風邪	さいこけいしとう 柴胡桂枝湯 ※より急迫した吐き下しには胃苓湯を一緒に服用すると良い

主要生薬の解説

葛根（かっこん）	マメ科のクズの周皮を除いた根。血の流れを良くして筋肉をほぐしてくれます。 「くず湯」として風邪の初期，腹痛，整腸に用いられます。
桂皮（けいひ）	汗をかかせ熱を下げますが，麻黄とは異なり作用が緩やかです。香りがよく気持ちを落ち着かせる力があります。 「シナモン」として料理などに用いられます。

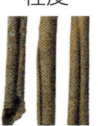

家庭でできる簡単な「風邪ぐすり」

市販の葛湯に，少量のおろし生姜とシナモンを加えます。風邪だけでなく，頭痛，肩こりにも有効とされています。

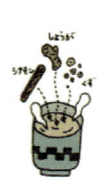

一言アドバイス

　葛根湯や五虎湯など「〜湯」という言葉がついた漢方は，もともと煎じ薬（お茶のようにして飲むお薬）として飲まれていました。したがって，実際に飲む時も，お湯に溶かして飲んでいただくか，ぬるま湯での服用が効果的です。逆に，のどの炎症や吐き気がある場合は，温めると悪化することがあるため，常温の水での服用がおすすめです。

8-2 インフルエンザ

　インフルエンザで注目されている主な漢方薬として,『銀翹散（ぎんぎょうさん）』と『麻黄湯』があります。
　それぞれ風邪の症状を和らげる他，抗ウイルス効果を有するともされておりますが，服用時のタイミングがとても重要な処方ですので，正しい知識が必要です。

☆麻黄湯と銀翹散の違い☆

麻　黄　湯	見分け方	銀　翹　散
◎頭痛・発熱 ◎全身の筋肉や関節が痛い。 ◎まだ汗をかかず悪寒がある状態。 ◎咳・鼻閉 ◎元来，元気，胃腸が丈夫な方	主な症状	◎のどの痛み・炎症・痰 ◎強い熱感，高熱 ◎口が渇く ◎冷たいものを飲みたい
淡紅色，薄い舌ごけ	舌の様子	乾燥，舌先が熟したイチゴのように紅く点々がある事が多い。
粉：お湯に溶かして服用 ドリンク剤：温めて服用 錠剤：温かめのお湯で服用。	お勧めの飲み方	冷水で服用
△もう汗をかいている人 △虚弱な人，疲れている人，高齢者 △胃弱（→桂枝湯，なければ柴胡桂枝湯をお勧めする） △妊婦	こんな人は注意	△悪寒のある人 △妊婦

POINT．汗を考えて漢方を選ぶ

　高熱が特徴のインフルエンザでは，初期症状として強い悪寒を感じることがほとんどです。このような悪寒のある時は体を温め，その後，汗と共に病邪（びょうじゃ）を追い出すというのが東洋医学の考え方の一つです。それを助ける代表的な漢方薬が「麻黄湯」です。発汗したら，その役目を終えたと考えてください。弱っている方や，既に発汗している人に使うと，体力を消耗させ逆効果なので気を付けましょう。
　また，悪寒があるときに使う漢方として，『葛根湯』を検討することもあります。抗ウイルス作用が言及されているものではありませんが体を温めること

による免疫力の上昇で対応できるとされており，風邪の初期症状時によく使われます。悪寒があってまだ汗をかいておらず，首や肩のこりを訴えている方におすすめです。

おすすめの食養生～薬だけでなく，食事も症状に合わせて選ぶのが早く治すこつ！～

寒い時	熱の高い時
体を温める消化の良いもの。葛湯（くず湯）おかゆ・梅干・味噌煮込みうどん等	口あたりがよいもの，体の熱をとるもの。りんごのすりおろし・温かい野菜スープ（塩味），そば・トマト・きゅうり・バナナ・スイカ・スポーツドリンク等

8-3 夏バテ・夏やせ

　冷房や冷蔵庫のある現代，夏バテの多くは気温・湿度の変化による自律神経の乱れ，冷たいものの摂りすぎ，睡眠不足やストレスなどで起こります。症状としては倦怠感，食欲不振，やる気の低下，下痢などです。
　薬局では栄養ドリンクやビタミン剤などでの対応が主流ですが，漢方の提案はいかがでしょうか？

漢方治療の考え方

　漢方で夏バテ・夏やせを治そうとするときは，胃腸症状に重点を置くことが多いです。
　東洋医学で考える胃腸の役割は，飲食から得た水・栄養を体で利用できる形に変えて運ぶことです。胃腸の能力以上に水を摂取したり，冷たいものを食べて胃腸機能を低下させてしまいがちな夏は，栄養が行き届かず疲れてしまったり，余分な水分を出すために下痢などを起こす事になります。
　これらの理由から，下の表のような胃腸を元気にする生薬や，水代謝を手伝う生薬を含んだ漢方を選びます。

☆分類

処方（商品名）	主な症状・体質	その他の症状の例
補中益気湯（ほちゅうえっきとう）	やる気が出ない，食欲不振，疲れ	病後・寝汗
十全大補湯（じゅうぜんだいほとう）	体力低下，食欲不振，貧血・冷え性タイプ	病後・寝汗
当帰芍薬散（とうきしゃくやくさん）	クーラーで冷えやすく，疲れやすい	頭重・肩こり・むくみ 生理不順・生理痛・低血圧
六君子湯（りっくんしとう）	食欲不振，疲れやすい，胃痛，下痢，水の摂り過ぎ	嘔吐・食後の眠気 手足の冷え，貧血
小建中湯（しょうけんちゅうとう）	全身倦怠が強い・食欲不振・腹痛・血色がすぐれない	寝汗，朝起きるのがつらい 小児の体質改善

漢方薬を覚えるコツ

　漢方薬の名前は簡単に覚えるコツがあります。処方名に「中」が入っているものの大抵は，胃腸機能強化の漢方薬です（例：安中散（あんちゅうさん）・補中益気湯・小建中

湯)。「中」は体の真ん中，つまり胃腸系を表しているからです。

主要生薬の解説

　夏といえば「汗」をかく季節。実は…「汗」は漢方薬を選ぶ際の，とても重要な指標です。

　「汗」は，体温調節や肌の湿り気を保って肌の健康を維持するなど，とても大切なものです。しかし，必要以上に「汗」をかくことがあります。ただ暑いから出るのではなく，疲れているときに「じっとり」，「じわぁっ」とにじみ出てくる汗を中医学では，「汗と共に気がもれ出る」，「気がめぐっていないから汗が出る」と考えます。「汗」は気（気力・エネルギー）と深い関わりがあるのです。

　そのような「汗」によく用いられる生薬として，黄耆（おうぎ）（補中益気湯・十全大補湯にはいっています）があります。黄耆は「気力を与え元気をつける」生薬です。

一言アドバイス

　実際の漢方相談では食品を，「身体を冷やすもの」「身体を温めるもの」に別け，食養生のアドバイスをしています。「暑くてしょうがない」，「クーラー冷えを感じている」といったような方には，漢方だけに頼り切るのではなく，添付の表を実際に利用して「未病（みびょう）」のうちからの養生（ようじょう）をおすすめしています。「あ，この食品はどちらかというと温めるものだったのね」など，会話が弾みます。ぜひ，ご活用ください。

8-4 冷え性（症）

　冷え性は圧倒的に女性に多く，高齢者になるほど悩んでいるといえます。原因は貧血や低血圧，ホルモンバランスの乱れ，自律神経失調，ストレスなど様々ですが，はっきりとした原因がみつからないこともあります。西洋医学に同義の疾患名は存在しませんが，放置すると血液の流れが悪くなり，しもやけやしびれ，痛みの原因になりますので，漢方治療を選択するのも1つの方法です。

漢方治療の考え方

　冷え性の原因を簡単にわけると①血液が足りない貧血によるもの，②うっ血によるもの（血液循環が悪い）③水分代謝の異常によるもの（体内に水分が滞りその場所だけ冷える），④胃腸機能低下，新陳代謝低下によるものがあります。原因は何かを見極めてそれに対応した生薬を含む漢方をお選びします（主要生薬の解説参照）。

処方の選び方

（効能・効果にない症状も記載しておりますので，接客時にはご注意ください。）

お客様の主な訴え	その他の症状	原因	処方（商品名）
主に手足が冷える・しもやけ	冷えからくる頭痛・腰痛	①	当帰四逆加呉茱萸生姜湯
主に足腰が冷える・むくみがある	生理不順・生理痛・貧血・低血圧　膀胱炎になり易い・頭重・めまい	①③	当帰芍薬散
冷えとのぼせがある	しもやけ・しみ・生理不順・生理痛　肩こり・頭痛・めまい	②③	桂枝茯苓丸
手足の冷え・冷えからくる痛み，しびれ	おしっこの量が少ない　胃腸が弱い	①③④	桂枝加苓朮附湯
下半身や手足の冷え・肌の乾燥	口渇・むくみ　トイレが近い・腰痛	①②③	八味地黄丸
小児の冷え性・血色がすぐれない	腹痛・食欲不振	①④	小建中湯

付録 367

主要生薬の解説

原因	起こし易い症状	生薬
①**血液が足りない人** 　貧血・低血圧気味の人 　（血虚・瘀血） 　（けっきょ・おけつ）	顔色が青白い・唇や爪の色が薄い・めまい・動悸・不眠・手足のしびれ・生理不順（血の量が少ない・生理が遅れる・閉経）舌が淡白色	①**血液を補う生薬** 当帰・芍薬・地黄 （トウキ・シャクヤク・ジオウ）
②**血液の滞りがある人** 　（血瘀・瘀血） 　（けつお・おけつ）	手足の疼痛（温めると軽減）・唇や舌手足が紫暗色・生理の血に塊がまじる・「ズキズキ」や「針で刺されるような痛み」・さすると楽になる痛みがある	②**血液の滞りをとる生薬** 川芎・桃仁・牛膝・牡丹皮 （センキュウ・トウニン・ゴシツ・ボタンピ）
③**水分の滞りがある人** 　体内の水分が停滞し，その場所だけ冷える人 　（水滞）	手足が冷たい・筋肉や骨が痛む・手足が重い・胸のつかえ・食欲不振・大量の出しやすい痰・身体が重だるい・舌ごけが多い・手足のしびれ	③**水の滞りをとる生薬** 白朮・茯苓・沢瀉・木通・附子 （ビャクジュツ・ブクリョウ・タクシャ・モクツウ・ブシ）
④**胃腸が弱い，全体的に元気がなく新陳代謝が悪い人** 　（脾虚・脾気虚・脾陽虚） 　（ひきょ・ひききょ・ひようきょ）	食欲不振・おなかの張り・泥状便・無気力・疲労・体がやせる・胃下垂・排尿困難・むくみ	④**胃腸から元気にする生薬** 甘草・大棗・白朮・桂皮・膠飴・呉茱萸 （カンゾウ・タイソウ・ビャクジュツ・ケイヒ・コウイ・ゴシュユ）

一言アドバイス

　紫雲膏（しうんこう）：シコン，当帰，ゴマ油，ミツロウ，豚脂（とんし）が含まれており，しもやけだけでなく，やけど，シミ，痔にも使用できるリピーターが大変多い塗り薬です。その名の通り紫色をしており，ごま油の香りがします。使用する際には，服などに色が付かないようにガーゼの使用をうながすなど，汚れない工夫をしていただくようにします。

　冷え性にはイチョウ葉もおすすめです。ヨーロッパでは医薬品としての認可もあり，血のめぐりの改善が期待できます。食品では生姜，シナモン（桂皮），ニンニクなどが身体を温めてくれます（表参照）。

陽性食品（温める食品）と陰性食品（冷やす食品）

　陰性体質（冷え性）の人が陰性食品を食べると，ますます身体を冷やし症状が悪化します。陽性体質（熱症）の人が陽性食品を常用すると，体内は熱過剰・栄養過剰になり，病気になります。陰性体質や陰性の病気を持つ人は陽性食品（温める食品）を摂り，陽性体質や陽性病の人は陰性食品（冷やす食品）を摂ることによって健康維持に役立ちます。

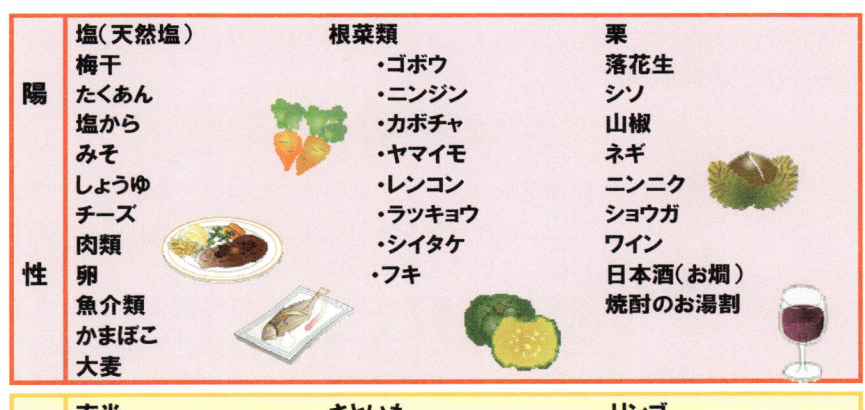

陽性
- 塩（天然塩）
- 梅干
- たくあん
- 塩から
- みそ
- しょうゆ
- チーズ
- 肉類
- 卵
- 魚介類
- かまぼこ
- 大麦

根菜類
- ゴボウ
- ニンジン
- カボチャ
- ヤマイモ
- レンコン
- ラッキョウ
- シイタケ
- フキ

- 栗
- 落花生
- シソ
- 山椒
- ネギ
- ニンニク
- ショウガ
- ワイン
- 日本酒（お燗）
- 焼酎のお湯割

間性
- 玄米
- 米
- 黒パン
- そば
- あわ
- ひえ
- きび

- さといも
- さつまいも
- とうもろこし
- 大豆
- 小豆
- 納豆
- ゴマ

- リンゴ
- イチゴ
- サクランボ
- イチヂク
- ブドウ
- しじみ
- わかめ

陰性
- 牛乳
- 豆乳
- 小麦
- 白糖
- マヨネーズ
- コショウ
- 唐辛子
- カレー
- トマト
- モヤシ
- レタス
- キュウリ

- 昆布
- のり
- はまぐり
- あさり
- ビール
- コーヒー
- 清涼飲料水
- ケーキ
- 菓子類
- 豆腐

熱・温帯の果物
- バナナ
- スイカ
- レモン
- パイナップル
- マンゴー

8-5 更年期障害

　45～55歳の閉経前後に，女性ホルモンの減少により自律神経が影響を受け，その結果起こる様々な訴えを更年期障害といいます。代表的な症状は，動悸・のぼせ・めまい・冷え・疲れ・頭痛・肩こり・便秘などの身体症状と，イライラ，ゆううつなどの精神症状です。近年では，男性更年期や若年性更年期なども話題に取り上げられ，相談も増えてきています。男性ホルモンの分泌減少は緩やかであまり重視されていませんが，女性同様，なんらかのストレスにさらされて更年期障害になることがあります。

漢方治療の考え方

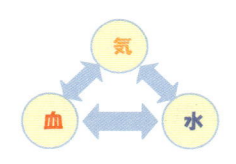

　東洋医学では，女性は男性にはない子宮の重みで下腹部周辺で血が滞りやすいとか，生理によって血液の汚れを排出していると考えられています。
　よって，更年期障害は血液の異常の一つとされ（血の道症と呼ぶ），血の滞りや貧血などを中心に考えながら，気や水のバランスを整えることで体質を改善していきます。男性の場合も同様に，気・血・水のバランスを整えていきます。気・血・水については，次の表で説明します。

漢方でまず理解しておきたい「気・血・水」

気・血・水	説明	バランスが崩れた状態の例
気とは？	「気」という言葉はエネルギー，生命力。	気虚：気が足りない状態 気滞：気が滞っている状態
血とは？	現代でいう血液そのもので，栄養や潤す力のある物質。	血虚：血が不足している状態 血滞：血が滞っている状態
水とは？	身体の血液以外の水分全て。尿や汗，涙，消化液など。	水毒：水が滞っている状態

更年期によく使う漢方とその症状

	血虚の症状	血滞の症状	水毒の症状	気虚，気滞の症状	その他の症状		
	疲れやすい，貧血，めまい，立ちくらみ，手足のしびれ，生理の遅れや閉経，月経血が少ない，生理痛，不眠，動悸	生理痛，肩こり，腰痛，頭痛などズキズキする痛み，唇・舌が青紫色	回転性のめまい，浮腫，頭痛，肩こり，腰痛などで体が「重だるい」	無気力，疲労倦怠，めまい，ストレス，不安，ゆううつ，生理不順，動悸，息切れ，食欲不振	体力	冷え・のぼせ	便秘
柴胡加竜骨牡蠣湯	−	−	○	◎	あり	−	○
桂枝茯苓丸	△	◎	○	○	普通	○	−
ルビーナ	◎	−	◎	○	普通	○	−
命の母	◎	○	◎	◎	普通	○	○
命の母ホワイト	○	○	○	○	普通	○	○
加味逍遥散	○	○	○	◎	虚弱〜普通	○	○
当帰芍薬散	◎	−	◎	○	虚弱〜普通	冷え	−
加味帰脾湯	◎	○	◎	◎	虚弱	○	−

一言アドバイス

　東洋医学には，「腎は精（精はホルモンととらえることが出来る）を蔵す。」という言葉があります。

　更年期になると，まずこの腎の機能が衰えます。そこで更年期の予防として，腎を元気にするために六味地黄丸（六味丸）をおすすめすることもあります。また，更年期症状が出ている方には，腎を元気にしつつ諸症状を改善させるため，他の漢方と共に六味丸を併用していただくことで，より早い改善を期待します。

8-6 排尿障害

　一般的に尿の回数は昼に4～8回，就寝時に0～1回です。ところが加齢，冷え，筋力の衰え，ストレスなどにより身体や精神のバランスが乱れると，夜に尿意で目が覚める，尿に勢いがない，立ち上がった瞬間に尿がもれる，残尿感が気になるなどの排尿障害を起こします。こういった相談に対しては，漢方もおすすめです。

漢方治療の考え方

　漢方治療では，お客様の訴えから，その原因となる事柄を改善する生薬を含んだ処方をお選びします。

　例えば，排尿障害は，手足の脱力感，腰痛，冷え，口渇，目のかすみ，白髪，前立腺肥大など，加齢により誰もが経験し始める体の衰えと密接な関係をもつことがあると考えられています。このような訴えがあった場合，「腎」の働きをよくする地黄を含んだ八味地黄丸（はちみじおうがん）や，その類似処方が良く使われます（使い分けは下記表参考）。

　また，加齢や妊娠，出産によって尿道をしめる骨盤低筋や尿道括約筋が弱くなり，立ち上がった拍子などに尿漏れを起こす腹圧性尿失禁（ふくあつせいにょうしっきん）でお悩みの方には，筋力をつけ，平滑筋，横紋筋の緊張を高める生薬（柴胡（さいこ），升麻（しょうま））の入った処方である補中益気湯（ほちゅうえっきとう）などを処方します。

処方の選び方

（効能・効果にない症状も記載しておりますので，接客時にはご注意ください。）

主な訴え	その他の症状			処方（商品名）
★加齢に伴う様々な症状 体力虚弱な方・排尿困難・尿量減少か多尿・夜間頻尿・尿漏れ	口渇・腰痛・坐骨神経痛など	冷えあり	注意： 胃腸は丈夫であること，丈夫でない場合は食後服用で様子を見る	八味地黄丸（はちみじおうがん） （ハルンケア）
			尿に勢いがない・ 残尿感・むくみがより強い	類似処方　牛車腎気丸（ごしゃじんきがん）
		冷えなし	暑がり 手足のほてり・皮膚やや乾燥	類似処方　六味地黄丸（ろくみじおうがん）
★なんとなくトイレに行きたい様な不安感 体力虚弱な方の頻尿・痛み・排尿困難・残尿感・尿が出にくい・尿漏れ	神経過敏・不眠・胃弱・倦怠感・口渇など			清心蓮子飲（せいしんれんしいん） （ユリナール）
★起立時やくしゃみをした拍子などの尿漏れ	気力不足・食欲不振・ 筋力不足・胃腸虚弱など			補中益気湯（ほちゅうえっきとう）
★小児の体質改善・夜尿症 体力虚弱・夜間頻尿・頻尿・尿漏れ	腸虚弱・冷え 顔色悪い・腹痛など			小建中湯（しょうけんちゅうとう）

主要生薬の解説

車前子(しゃぜんし)	牛車腎気丸や清心蓮子飲(しゃぜんし)に入っている車前子は尿の勢いをよくしてくれます。	附子(ぶし)	八味地黄丸にはいっている附子(ぶし)は身体をしっかりと温め、関節や筋肉の痛みにも用いられます。特に冷えたときに悪化しがちな症状を改善してくれます。

一言アドバイス

　実際の漢方相談では，身体を冷やすこと（特に腰周り），刺激のある食べ物（香辛料やコーヒー，アルコール）は避けていただくようお願いしています。民間薬では，水代謝をよくしてくれるキササゲ，ハトムギ，ドクダミなどがお勧めです。

8-7 耳鳴り

　耳鳴りとは，実際に音がしていないのに，音が聴こえているように感じるものです。
　難聴とともに出現することが多く，腫瘍や，高血圧などの血管の病気，耳の内側の炎症も関連している事が多いため，一度は早めの受診をお勧めします。

耳鳴りの漢方

　漢方治療では耳鳴りの原因を，お客様の体質から血の滞りを中心に，水分代謝，ストレス性，腎機能低下の観点から見極め，処方を検討していきます。
　※ただし，痛みや熱感，閉塞感，腫れ，「ザー」「ボー」などの低音がする場合は，感染・炎症が疑われるので，抗生物質などの早期対応が望ましい。

☆頻用処方解説

（効能・効果に耳鳴りのないものも紹介しています。ご注意下さい。）

ヒントとなる症状等	原因分類	処方例
青い顔をした高血圧の方・貧血・疲れやすい・のぼせ・肩こり・頭痛	貧血 血流悪い	七物降下湯（しちもつこうかとう）
貧血・冷え・疲れやすい・体力不足・尿量減少・頭痛・めまい・月経異常・更年期障害		当帰芍薬散（とうきしゃくやくさん）
めまい（回転性や運動時に多い）や立ちくらみ・はきけ・頭が重い・胃腸が弱い・尿量減少・のぼせ・顔が赤くなる・冷えやすい「キーン」といった金属音・神経質	水分代謝悪い →血流悪い	苓桂朮甘湯（りょうけいじゅつかんとう） ルビーナ（連珠飲）
体力充実・ストレス・神経質・動悸・不眠・更年期障害・高血圧・のぼせ	ストレス性 →血流悪い	柴胡加竜骨牡蠣湯（さいこかりゅうこつぼれいとう）
体力虚弱〜普通・ストレス・神経質・肩こり・疲れ・冷え・月経異常・更年期障害・のぼせ		加味逍遥散（かみしょうようさん）
排尿異常・高齢・疲れやすい・むくみ・皮膚乾燥・かゆみ 　胃腸が丈夫であること。丈夫でない方には食後の服用をお勧めする。 　冷えを伴う場合は八味地黄丸（はちみじおうがん）も検討する。	腎機能の低下 加齢	六味地黄丸（ろくみじおうがん） （六味丸）（ろくみがん）

漢方豆知識

　東洋医学には「腎は耳と二陰に開きょうし，その華は髪にある」という言葉があります（二陰とは生殖器と泌尿器の意）。耳鳴りや聴力，生殖能力の低下，排泄，排尿異常，白髪や脱毛は，腎機能の低下と深く関わりがあることを表わしています。つまり腎機能を回復することは，ひいては加齢や耳の症状を回復することになるのです（処方例：六味地黄丸）。

8-8 にきび

にきびは思春期に多く，ホルモンバランスが変わる事によって皮膚からの皮脂分泌が増え，毛穴の中で皮脂を栄養源とする菌が繁殖する為発症するとされています。普段から皮膚を清潔にすることが大切です。

にきびの漢方

漢方を選ぶにはまず，症状（かゆみや痛みの有無），状態（ジュクジュクかカサカサか），色，場所，時期（生理前，ストレスのある時期など），体質等の情報を細かく引き出します。

そこから"にきび"のできる原因（下記①～③）を考え，それを改善するための処方を選択します。

特に①血の滞りは"にきび"と深く関係があり，多くの人に当てはまります。額やあごにできる方が多く，にきびの見た目も暗紫色のような感じで跡に残り易いのが特徴です。疲れが溜まっていて肩こりがある人や不摂生をしている人にみられます。ほかに，②食毒といって暴飲暴食や偏食による場合，③ストレスに原因があると考えられる人もいます。①を中心に②，③のバランスを考えていくとわかりやすいでしょう。

処方の選び方

主な訴えと特徴	その他の症状	原因	処方名
にきび，唇，舌の色が暗紫色 胸や背中に広がることもある にきび跡は残りやすい ときにかゆみ	不摂生しがちで肩こり，頭痛，生理痛など痛みで悩んでいる。 冷えのぼせ。（体力あり，便秘がちなら桃核承気湯）	◎血の滞り	けいしぶくりょうがん 桂枝茯苓丸 （とうかくじょうきとう 桃核承気湯）
皮膚の乾燥・小型の吹出物 （月経異常に伴う）肌荒れやにきび	貧血，疲れ，肩こり，頭が重い，冷え	◎血の滞り	とうきしゃくやくさん 当帰芍薬散
初期症状，（灼熱感のある）かゆみ，痛み，化膿，分泌物少ない	アレルギー体質改善	ストレス 血の滞り	じゅうみはいどくとう 十味敗毒湯

慢性化，皮膚黒め，じゅくじゅくしていてかゆい 顔中（頬に多い）できる	扁桃炎や中耳炎，鼻炎，蓄膿，アトピーなどの皮膚炎等，炎症を繰り返す体質の改善。	ストレス 血の滞り	荊芥連翹湯（けいがいれんぎょうとう）
にきびだけでなくシミやストレス，月経異常等，訴えが多い	冷え，肩こり，疲れ，更年期障害	◎ストレス 血の滞り	加味逍遥散
口の周りに出来ることが多い	刺激の強い飲食物の過食，暴飲暴食 口臭，便秘	◎食毒 血の滞り	防風通聖散（ぼうふうつうしょうさん）

主要生薬の解説

薏苡仁（よくいにん）（別名：ハトムギ）	イネ科のハトムギの種子。 水の滞りを流す生薬で，イボやにきび，関節浮腫などに用いる。 膿を追い出す作用もあり，化膿や，脂が腫れ物から出る場合にも効果的。 他の漢方に加えて用いられる事も多い（例：桂枝茯苓丸加ヨクイニン）

　にきびを作らない為の養生法として，バランスのよい食事を心がけること。
　便秘を起こさないようにすること。しっかり睡眠をとることをお勧めします。

9 カウンセリングフローチャート

9-1 風邪薬

カウンセリングフローチャート

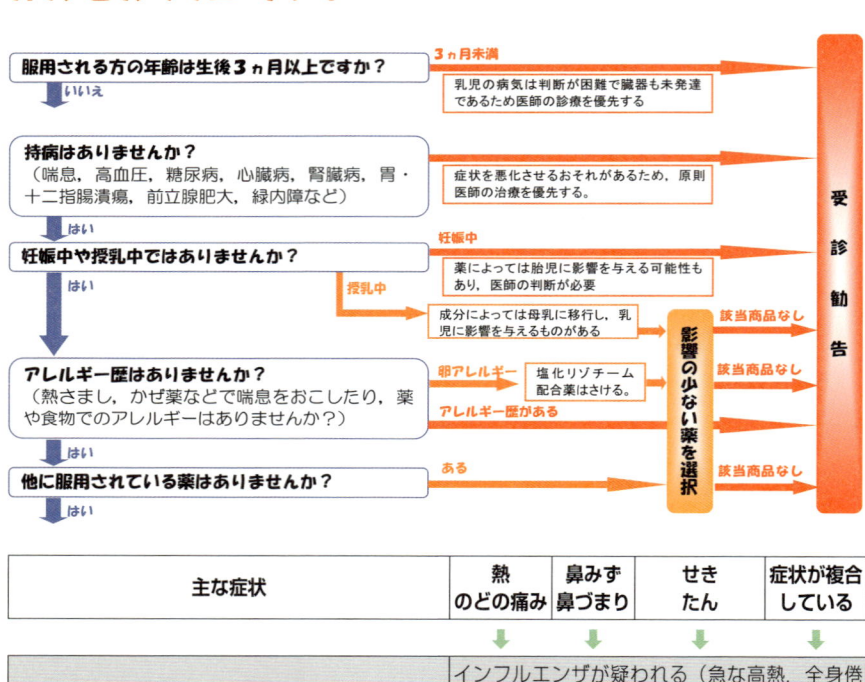

- 服用される方の年齢は生後3ヵ月以上ですか？
  - 3ヵ月未満 → 乳児の病気は判断が困難で臓器も未発達であるため医師の診療を優先する → 受診勧告
  - いいえ ↓
- 持病はありませんか？（喘息，高血圧，糖尿病，心臓病，腎臓病，胃・十二指腸潰瘍，前立腺肥大，緑内障など）
  - → 症状を悪化させるおそれがあるため，原則医師の治療を優先する。 → 受診勧告
  - はい ↓
- 妊娠中や授乳中ではありませんか？
  - 妊娠中 → 薬によっては胎児に影響を与える可能性もあり，医師の判断が必要 → 受診勧告
  - 授乳中 → 成分によっては母乳に移行し，乳児に影響を与えるものがある → 影響の少ない薬を選択 → 該当商品なし → 受診勧告
  - はい ↓
- アレルギー歴はありませんか？（熱さまし，かぜ薬などで喘息をおこしたり，薬や食物でのアレルギーはありませんか？）
  - 卵アレルギー → 塩化リゾチーム配合薬はさける。 → 影響の少ない薬を選択 → 該当商品なし → 受診勧告
  - アレルギー歴がある → 影響の少ない薬を選択 → 該当商品なし → 受診勧告
  - はい ↓
- 他に服用されている薬はありませんか？
  - ある → 影響の少ない薬を選択 → 該当商品なし → 受診勧告
  - はい ↓

主な症状	熱 のどの痛み	鼻みず 鼻づまり	せき たん	症状が複合している
受診勧告	インフルエンザが疑われる（急な高熱，全身倦怠感，脱力感，関節痛など）。高熱がつづく，尿量が減って脱水症状がある。黄色っぽい鼻水やたんが出て，脱力感が強い。強いのどの痛み，激しい咳などで，食事や睡眠に支障をきたす。吐き気や下痢など，消化器症状が強いとき。薬をのんで2～3日経っても良くならず，別の症状もみられる。			

分類	主な成分	解熱鎮痛剤	鼻炎薬	鎮咳・去たん薬	総合かぜ薬
解熱鎮痛剤	アセトアミノフェン イブプロフェン アスピリン エテンザミド イソプロピルアンチピリン	◎			○
抗ヒスタミン剤	クロルフェニラミンマレイン酸塩 ジフェンヒドラミン カルビノキサミンマレイン酸塩 クレマスチンフマル酸塩		◎	△	○
鎮咳剤	リン酸ジヒドロコデイン リン酸コデイン 臭化水素酸デキストロメトルファン 臭化水素酸チペピジン ノスカピン			◎	○
去たん剤	グアヤコールスルホン酸カリウム グアイフェネシン			◎	△
血管収縮剤	メチルエフェドリン塩酸塩 プソイドエフェドリン塩酸塩 麻黄（エフェドリン）		○	○	○
消炎酵素剤	塩化リゾチーム		△	△	△
中枢神経刺激	カフェイン	○	○	○	○

◎主成分，○一般的に含まれる成分，△補助的に含まれる成分

どんなタイプの薬がおすすめ？

・服用回数や服用時点が合うものを提案（持続性タイプ，即効性タイプなど）
・好みの剤形や味の選択（小児や高齢者などの服用しやすさも考慮）
・休めない方への対応（水なしで服用できるタイプ，眠気の少ないタイプ（点鼻薬等も含む）の提案）

服薬説明とアドバイス

・改善されなかった場合の対応（医師受診の目安）
・副作用発現への対応（眠気の危険性回避への指導，重篤な副作用→表⑦参考）
・飲食との関係（胃腸への負担を減らすアドバイス，アルコールとの併用）
・養生法（十分な休養，こまめな水分補給，消化の良い食事など）

9-2 解熱鎮痛薬

カウンセリングフローチャート

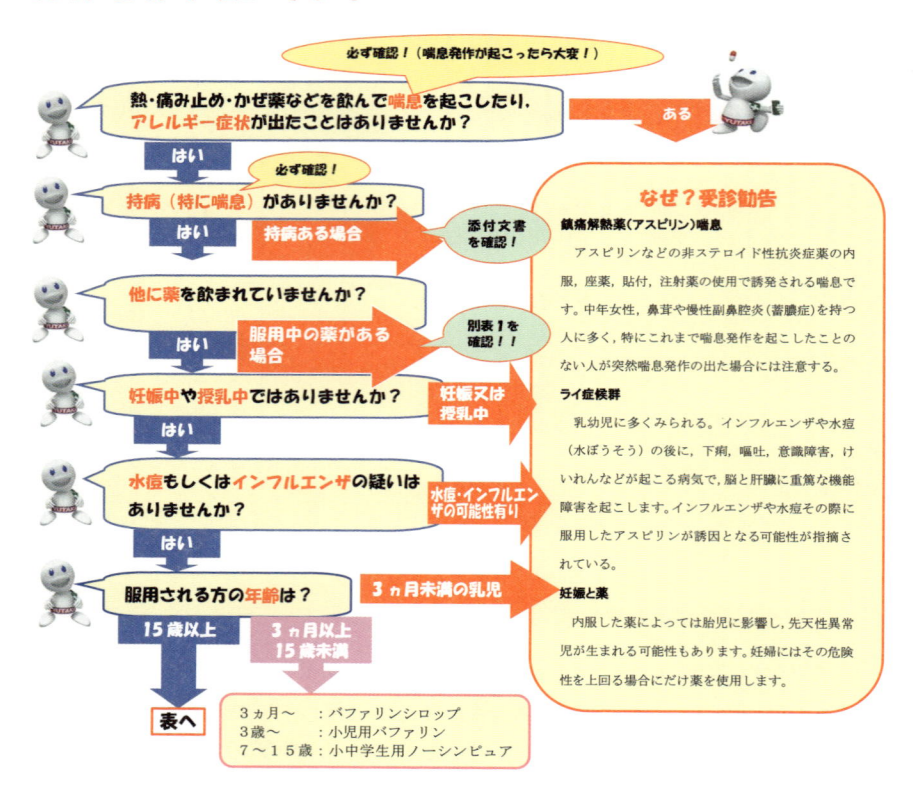

必ず確認！（喘息発作が起こったら大変！）

熱・痛み止め・かぜ薬などを飲んで**喘息**を起こしたり，**アレルギー症状**が出たことはありませんか？ → ある

↓ はい

必ず確認！

持病（特に喘息）がありませんか？ → 持病ある場合 → 添付文書を確認！

↓ はい

他に**薬**を飲まれていませんか？ → 服用中の薬がある場合 → 別表1を確認！！

↓ はい

妊娠中や**授乳中**ではありませんか？ → 妊娠又は授乳中

↓ はい

水痘もしくは**インフルエンザ**の疑いはありませんか？ → 水痘・インフルエンザの可能性有り

↓ はい

服用される方の**年齢**は？ → 3ヵ月未満の乳児

- 15歳以上 → 表へ
- 3ヵ月以上 15歳未満
  - 3ヵ月〜　　：バファリンシロップ
  - 3歳〜　　　：小児用バファリン
  - 7〜15歳　：小中学生用ノーシンピュア

なぜ？受診勧告

鎮痛解熱薬（アスピリン）喘息

アスピリンなどの非ステロイド性抗炎症薬の内服，座薬，貼付，注射薬の使用で誘発される喘息です。中年女性，鼻茸や慢性副鼻腔炎（蓄膿症）を持つ人に多く，特にこれまで喘息発作を起こしたことのない人が突然喘息発作の出た場合には注意する。

ライ症候群

乳幼児に多くみられる。インフルエンザや水痘（水ぼうそう）の後に，下痢，嘔吐，意識障害，けいれんなどが起こる病気で，脳と肝臓に重篤な機能障害を起こします。インフルエンザや水痘その際に服用したアスピリンが誘因となる可能性が指摘されている。

妊娠と薬

内服した薬によっては胎児に影響し，先天性異常児が生まれる可能性もあります。妊婦にはその危険性を上回る場合にだけ薬を使用します。

ここまで確認できたら，解熱鎮痛剤を飲んでも大丈夫でしょう。頭が痛いの？，どんな痛み？，熱は何度？，いつから？，胃腸は丈夫？，症状に合わせて主役的鎮痛成分から，程度にあわせて脇役的成分から，この表を参考に適正な解熱鎮痛剤を選ぼう！！

解熱鎮痛の"主役的"成分	特徴
アスピリン，アスピリンアルミニウム	解熱，鎮痛，抗炎症作用を持つ。解熱鎮痛剤の定番！
アセトアミノフェン	作用はアスピリンと同程度。中枢性で，抗炎症作用はほとんどない。胃腸障害が少なく，小児にも使用。
イブプロフェン	抗炎症作用が強く，胃腸障害はアスピリンに比べて少ない。のどの痛み，生理痛などにも使用。
イソプロピルアンチピリン	解熱鎮痛作用が強い。ピリンアレルギーの場合は使用不可。
メフェナム酸	抗炎症成分。歯痛，喉の痛みにも効果的。
地竜（生薬成分）	中枢性の解熱鎮痛剤。アスピリン喘息でもOK。

次の成分は，上記解熱鎮痛成分と一緒に配合され，解熱鎮痛効果を増強させるように動く。

解熱鎮痛の"脇役的"成分	特徴
エテンザミド，サリチルアミド	アスピリンと同様の機序により作用を示すが，胃腸障害は少ない。 解熱鎮痛，鎮静成分と一緒に配合し相互の作用増強を期待（ACE処方など）。
カフェイン，無水カフェイン，安息香酸ナトリウムカフェイン	中枢神経を刺激することにより，眠気防止，解熱鎮痛剤の作用増強を期待。
ブロムワレリル尿素，アリルイソプロピルアセチル尿素	鎮静作用。解熱鎮痛剤の作用増強を期待。頭痛，生理痛の激しい痛みに効果的。眠気に注意。
トラネキサム酸	止血成分，喉の腫れによる痛みに効果的。
桂皮，芍薬（生薬成分）	鎮痛，抗炎症作用。

9-3 鎮咳去痰薬

カウンセリングフローチャート

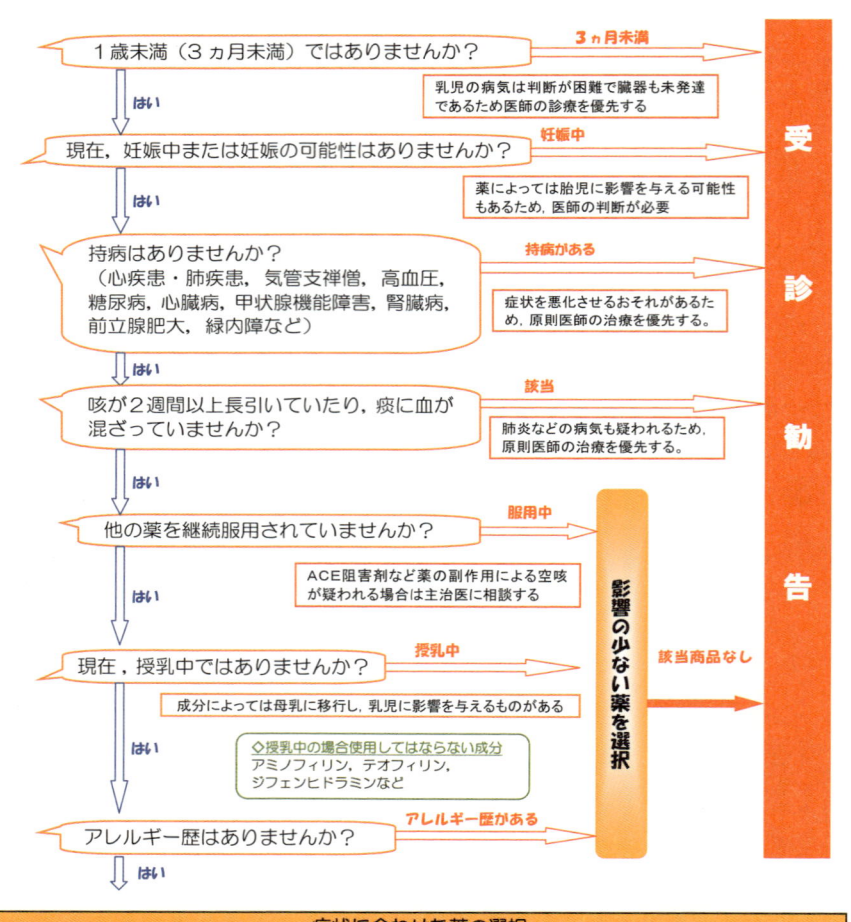

```
1歳未満（3ヵ月未満）ではありませんか？ ──3ヵ月未満──▶ 受診勧告
   │                                 乳児の病気は判断が困難で臓器も未発達
   │はい                              であるため医師の診察を優先する
   ▼
現在，妊娠中または妊娠の可能性はありませんか？ ──妊娠中──▶
   │                                 薬によっては胎児に影響を与える可能性
   │はい                              もあるため，医師の判断が必要
   ▼
持病はありませんか？                  ──持病がある──▶
（心疾患・肺疾患，気管支禅僧，高血圧，
糖尿病，心臓病，甲状腺機能障害，腎臓病，  症状を悪化させるおそれがあるた
前立腺肥大，緑内障など）                め，原則医師の治療を優先する。
   │はい
   ▼
咳が2週間以上長引いていたり，痰に血が   ──該当──▶
混ざっていませんか？
   │                                 肺炎などの病気も疑われるため，
   │はい                              原則医師の治療を優先する。
   ▼
他の薬を継続服用されていませんか？     ──服用中──▶ 影響の少ない薬を選択 ──該当商品なし──▶
   │                                 ACE阻害剤など薬の副作用による空咳
   │はい                              が疑われる場合は主治医に相談する
   ▼
現在，授乳中ではありませんか？         ──授乳中──▶
   │                                 成分によっては母乳に移行し，乳児に影響を与えるものがある
   │はい                              ◇授乳中の場合使用してはならない成分
   │                                   アミノフィリン，テオフィリン，
   │                                   ジフェンヒドラミンなど
   ▼
アレルギー歴はありませんか？           ──アレルギー歴がある──▶
   │
   │はい
   ▼
┌─────────────────────┐
│  症状に合わせた薬の選択  │
└─────────────────────┘
   ⇩
```

成分の選択

分類	成分名	特徴	注意
中枢性麻薬性鎮咳剤	リン酸ジヒドロコデイン リン酸コデイン	鎮咳作用はジヒドロコデインの方が強いといわれている	気管支喘息の患者は避ける 便秘に注意
中枢性非麻薬性鎮咳剤	ノスカピン塩酸塩 ノスカピン リン酸ジメモルファン ヒベンズ酸チペピジン, クエン酸チペピジン エプラジノン塩酸塩	コデインに比べ便秘等の副作用がはるかに弱く、依存性もほとんどない 鎮咳作用は，ノスカピンはコデイン同様、デキストロトルファン，ジメモルファンはコデインに比べ弱い	リン酸ジメモルファンは血糖値に影響を与えるおそれがある
交感神経興奮剤	メチルエフェドリン メチルエフェドリン塩酸塩 メトキシフェナミン塩酸塩 トリメトキノール塩酸塩	交感神経興奮作用による気管支拡張作用で鎮咳効果	高血圧，心疾患，甲状腺機能亢進症，糖尿病，高齢者，の方は注意
去痰剤	グアヤコールスルホン酸カリウム クレゾールスルホン酸カリウム グアイフェネシン ブロムヘキシン塩酸塩 カルボシステイン L-エチルシステイン塩酸塩	気道分泌を促進し，痰の粘度を低下させるなどの作用がある	肺結核などの喀血がおこっている場合には，症状がひどくなるので使用しない。
気管支拡張剤	テオフィリン アミノフィリン ジプロフィリン	キサンチン系の気管支拡張剤	治療域が狭く，血中濃度の上昇による副作用が発現しやすい。 他剤との相互作用に注意
生薬成分	カンゾウ，マオウ，セネガ キキョウ，キョウニン ハンゲ，シャゼンソウ	鎮咳，去痰などの作用をもつ	マオウはエフェドリンを主成分とするため交感神経刺激作用に注意

　最近のOTC薬には，ターゲットをしぼり処方設計に特徴を持たせている製品があります。咳が主で痰はあまり気にならない場合は鎮咳薬と気管支拡張薬を中心とした製品，痰が主で咳は軽い場合は去痰薬だけの製品，のどの痛みがある場合は抗炎症薬が配合された製品，アレルギー反応などでのどがイガイガして咳が出るような場合は，抗ヒスタミン剤配合の製品など，症状に合わせて選ぶことができます。

剤形の選択

剤形	特徴
液体	シロップタイプは飲みやすい味に調整されている製品が多いので，粒や粉が飲めない小児や，粉でむせてしまう場合にも適している。錠剤より効き目が早い。開封後の長期保存は不可。
錠剤 カプセル剤	持ち歩きに便利。 徐放性で長時間効く1日2回タイプもある。
チュアブル	水なしで飲めるので外出時に便利。
粉薬	錠剤やカプセルが苦手な方に向いている。 顆粒など粉より飲みやすくされた製品が多い。

9-4 目薬

カウンセリングフローチャート

日頃気になる眼の症状です。
どんな症状が気になりますか？
症状とその原因から適切な目薬を選びましょう。

症状	目が疲れる 目が充血 スキーに行って目が痛い	目やにがよく出る。 目がごろごろする。 まぶたが腫れている	目がかゆい 目が充血 涙が出る	目が乾く コンタクト装着時に違和感
原因	目の使いすぎ（疲れ目），紫外線などの光線による眼炎，角膜の軽い炎症	感染による結膜炎，角膜の軽い炎症，めいぼ（麦粒腫）	花粉症などのアレルギー，感染による結膜炎，角膜の軽い炎症	涙の分泌が少ないため結膜が乾燥，コンタクト連続使用
	一般点眼薬	**抗菌性点眼薬**	**アレルギー性点眼薬**	**人工涙液**
	↓	↓	↓	↓

目薬の主な成分

成分	一般点眼薬	抗菌性点眼薬	アレルギー性点眼薬	人工涙液
ビタミン剤・代謝製剤 フラビンアデニンジムクレオチド ピリドキシン塩酸塩（ビタミン B_6） シアノコバラミン（ビタミン B_{12}） 酢酸トコフェロール（ビタミン E） アミノエチルスルホン酸（タウリン）	○	○	○	○
アミノ酸類 コンドロイチン硫酸ナトリウム アスパラギン酸カリウム・マグネシウム	○			○
抗菌剤 スルファメトキサゾール（ナトリウム）		○		
無機塩類 塩化ナトリウム，塩化カリウム， ヒドロキシプロピルメチルセルロース				○
血管収縮剤 ナファゾリン塩酸塩 テトラヒドロゾリン塩酸塩	○		○	
眼筋調節剤 ネオスチグミンメチル硫酸塩	○			

抗炎症剤 グリチルリチン酸ニカリウム イプシロン－アミノカプロン酸 プラノプロフェン	○	○	○	
抗ヒスタミン剤 クロルフェニラミンマレイン酸塩	○	○	○	
抗アレルギー剤 クロモグリク酸ナトリウム			○	

　次のような症状は，下記のような重篤な疾患が隠れている場合があります。眼科受診をおすすめください。

物が２重にダブって見える	虫や糸くずのようなものが浮遊して見える	視野が狭くなった。欠けて見える	徐々に視力が落ちてきた，急に目が見えにくくなった	涙がでなくなった
↓	↓	↓	↓	↓

考えられる疾患

| 乱視，眼無力症，眼筋麻痺など | 網膜剥離，硝子体出血，網膜出血，ぶどう膜炎など | 緑内障，網膜色素変性症，視神経疾患など | 白内障，緑内障，視神経疾患，ぶどう膜炎，角膜疾患，近視，遠視，乱視，老視など | 膠原病が原因のシェーグレン症候群など |

学校伝染病（眼科に関する）

病名	病原体	潜伏期間	感染（人にうつす）期間	主な症状や特徴 学校停止期間
咽頭結膜熱（プール熱）	アデノウイルス（3，4型）	5～7日	便から3～4週間	発熱，咽頭炎，結膜炎が３大特徴。 プールで感染しやすいので，プール熱とよばれている。 悪寒，熱，頭痛，鼻汁，鼻づまり，のどの痛み，咳，眼痛，目が熱い感じ，涙や目やにが出るなど。 （飛沫感染，接触感染の場合もある） 主要症状が消退した後，２日を経過するまで。
流行性角結膜炎	アデノウイルス（8型）	4～7日	発病後2～3週間	いわゆる「はやり目」と呼ばれている。耳の前にあるリンパ節が腫れ，痛みを伴うことがある。炎症が強いと目やにが多量に出て，重篤になることがある。 伝染のおそれがないと医師が診断するまで。
急性出血性結膜炎	エンテロウイルス	1日	発病後4～5日	突然の強い目の痛み，ゴロゴロした感じ，まぶしさなどで始まり，結膜の充血や結膜下の出血がみられる。 伝染のおそれがないと医師が診断するまで。

9-5 乗り物酔い薬

カウンセリングフローチャート

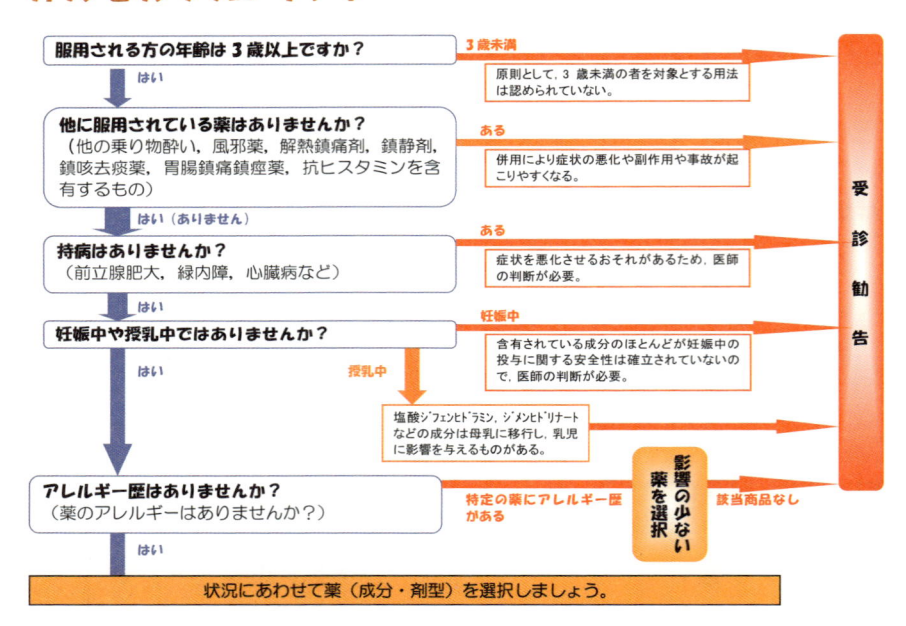

- 服用される方の年齢は3歳以上ですか？
  - 3歳未満 → 原則として、3歳未満の者を対象とする用法は認められていない。→ 受診勧告
  - はい ↓
- 他に服用されている薬はありませんか？
  （他の乗り物酔い、風邪薬、解熱鎮痛剤、鎮静剤、鎮咳去痰薬、胃腸鎮痛鎮痙薬、抗ヒスタミンを含有するもの）
  - ある → 併用により症状の悪化や副作用や事故が起こりやすくなる。→ 受診勧告
  - はい（ありません）↓
- 持病はありませんか？
  （前立腺肥大、緑内障、心臓病など）
  - ある → 症状を悪化させるおそれがあるため、医師の判断が必要。→ 受診勧告
  - はい ↓
- 妊娠中や授乳中ではありませんか？
  - 妊娠中 → 含有されている成分のほとんどが妊娠中の投与に関する安全性は確立されていないので、医師の判断が必要。→ 受診勧告
  - 授乳中 → 塩酸ジフェンヒドラミン、ジメンヒドリナートなどの成分は母乳に移行し、乳児に影響を与えるものがある。→ 影響の少ない薬を選択
  - はい ↓
- アレルギー歴はありませんか？
  （薬のアレルギーはありませんか？）
  - 特定の薬にアレルギー歴がある → 影響の少ない薬を選択 → 該当商品なし
  - はい ↓
- 状況にあわせて薬（成分・剤型）を選択しましょう。

【乗り物酔い薬に含まれる主な成分と薬効，禁忌対象者】

分類	成分	主な働き	禁忌症例
抗ヒスタミン剤	メクリジン塩酸塩 クロルフェニラミンマレイン酸塩 ジフェンヒドラミン塩酸塩	嘔吐中枢抑制作用により、吐き気、嘔吐、めまい等の症状を予防、緩和する。	緑内障、前立腺肥大症
副交感神経遮断剤	臭化水素酸塩スコポラミン	乗り物によって起こる感覚の混乱を予防し症状を緩和する。	心臓病
中枢神経興奮薬	ジプロフィリン アミノフィリン テオフィリン 無水カフェイン	眠気や、乗り物によって起こる感覚の混乱を予防します。	てんかん、腎障害、甲状腺機能亢進症、心臓病、肝障害

鎮うん剤	ジフェニドール塩酸塩	内耳の神経に作用して異常な情報を抑制し，めまい，吐き気を鎮める。	緑内障，前立腺肥大
鎮吐剤	アミノ安息香酸エチル	胃の粘膜の知覚神経を麻痺させ，胃の異常運動を抑制し嘔吐を抑える。	6歳未満の乳幼児*

＊アミノ安息香酸エチルを含有する製剤の服用によりメトヘモグロビン血症が報告されている。

結構長い時間，乗り物に乗る予定ですが。

　8時間以上乗り物に乗る予定の方には，アネロンキャップのような長時間型の薬があります。服用は1日1回となっておりますが，12時間以上空ければ再度服用してもかまいません。
　それ以外のタイプは，4時間以上の間隔をおいて服用することができますが，1日に2回までです。
　旅行の行程（乗り物の操行時間，休憩時間など）にあわせて選びましょう。

いつも酔うとかぎらないのですが飲んでおいたほうがいいでしょうか？

　乗り物酔いは，体調や環境に左右されやすいものです。寝不足であったり，乗り物の状態（車内で排気ガス，タバコなどのにおいがある）が不快に思ったりする場合に酔いやすいため，状況をみて判断しましょう。酔いを感じてからでも有効な薬や水なしでも飲める酔い止め（チュアブルタイプ，液体タイプ）がありますので，車内で服用することができます。

酔ってしまったときはどうしたらいいでしょうか？　また，乗り物酔い防止対策を教えて下さい。

　① 乗り物から降りて休むか，揺れの少ない場所や換気のよいところに移動する。
　（電車や船なら，比較的中央部分が揺れが少ない。電車の場合には，窓際の進行方向に面した座席に座る。飛行機なら，翼の前端，自動車なら自分が運転するか，助手席に座る）。
　② 乗り物の運転者は，急発進，急停車をやめ，カーブでもスピードは控えめに。

③ 乗り物の中では，読書は禁止，カーナビなどの画面を見ない。
④ ネクタイやベルトなど，からだを締め付けているものをゆるめる。
⑤ 吐き気のある時には，吐かせる。
⑥ タバコのにおいや熱気は厳禁。換気をよくする。
⑦ 乗り物酔いしやすい方は，体操教室（ブランコも効果的）などで平衡感覚，自律神経を鍛えるとよい。

9−6 便秘薬

カウンセリングフローチャート

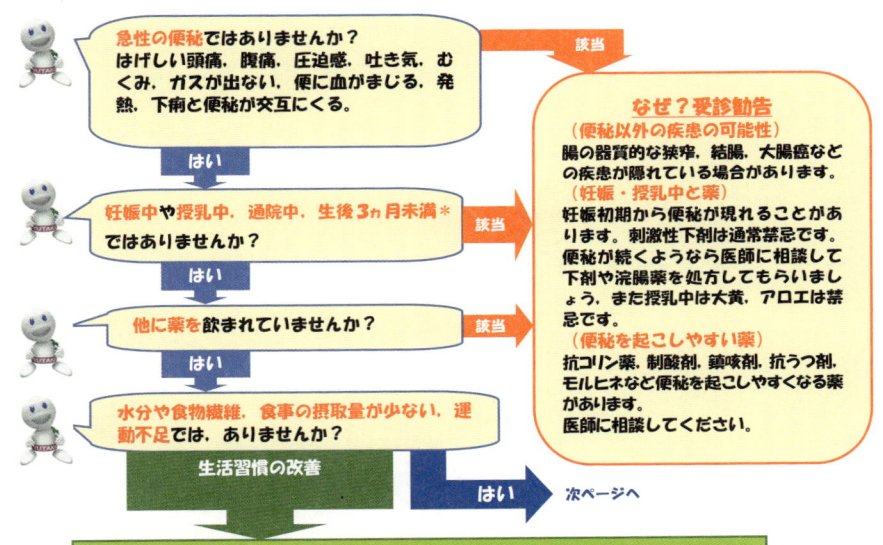

急性の便秘ではありませんか？
はげしい頭痛，腹痛，圧迫感，吐き気，むくみ，ガスが出ない，便に血がまじる，発熱，下痢と便秘が交互にくる。
→ 該当

↓ はい

妊娠中や授乳中，通院中，生後3ヵ月未満＊ではありませんか？
→ 該当

↓ はい

他に薬を飲まれていませんか？
→ 該当

↓ はい

水分や食物繊維，食事の摂取量が少ない，運動不足では，ありませんか？

↓（生活習慣の改善／はい → 次ページへ）

なぜ？受診勧告
（便秘以外の疾患の可能性）
腸の器質的な狭窄，結腸，大腸癌などの疾患が隠れている場合があります。
（妊娠・授乳中と薬）
妊娠初期から便秘が現れることがあります。刺激性下剤は通常禁忌です。便秘が続くようなら医師に相談して下剤や浣腸薬を処方してもらいましょう。また授乳中は大黄，アロエは禁忌です。
（便秘を起こしやすい薬）
抗コリン薬，制酸剤，鎮咳剤，抗うつ剤，モルヒネなど便秘を起こしやすくなる薬があります。
医師に相談してください。

胃・結腸反射を促し，大腸の**蠕動運動**をスタートさせ，便意を起こさせる生活習慣を！！

- 十分に水分を摂取する（1日2〜3ℓを目安に）。
- コップ1杯の水または，ジュース，牛乳を目覚めの空腹状態で飲む。
- 規則正しい食生活（朝食は必ず摂る）。
- 食物繊維の多い食事（果物，野菜，海草，豆，サツマイモなど）を摂る。
- トイレに行く時間を習慣化し，便意を催したら我慢しない。
- 腹部（おなか）のマッサージで直接大腸へ刺激。
- 毎日適度な運動。
- ストレス解消，睡眠を十分にとる。

生活習慣の改善も試みたけれど，なかなか便通がみられない。以下のフローチャートを参考に，便秘の症状にあわせて便秘薬を選んでください。

ストレスが多く便秘と下痢を繰り返している。便秘薬でひどい腹痛や下痢になる	旅行中，短期寝たきりなどの生活状況の変化，食事の変更，水分摂取の不足等による便の不通。一時性の便秘タイプ。	食物繊維の少ない食事や，下剤の乱用による便の不通。便通が週に2回以下で便が硬い。慢性の便秘タイプ。
	⇩	⇩
	a. 水分，食物繊維の不足 b. 排便する力が弱い	a. 穏やかだがある程度の効き目がほしい b. 他のおだやかな便秘薬では効かない c. 今すぐ出したい（痔などの疾患なし）
	a⇩　　b⇩	a⇩　　b⇩　　c⇩

分類	整腸剤	塩類下剤	便軟化剤（膨張性・浸潤性下剤）	刺激性下剤		浣腸
主な成分	ビフィズス菌他乳酸菌製剤	○○マグネシウム・ナトリウム	プランタゴ，オバタ種皮・ジオクチルソジウムスルホサクシネート	センナ，ダイオウ，アロエ	ビサコジル	グリセリン
特徴	腸内の細菌バランスを整え，正常にする。	水分を腸内にためこんだり，便に吸い込ませて便をやわらかくし，排泄しやすくする。	腸の中で水分を吸収して膨らみ，便のかさを増やすことで腸を刺激して排便を促す。	腸を刺激してぜん動運動を促し，排便を促す。水分吸収を抑え便のかさを増やし，排便させる。		腸に直接注入し，その刺激で排便させる。即効性がある。
こんな人には勧めない。	過去に同種菌の摂取で体調を崩したことのある人。	腎障害患者（硫酸マグネシウム），心不全，高血圧症のある方（硫酸ナトリウム）。	腸管狭窄がある場合。	妊婦，授乳婦には使用しない。	腸閉塞，炎症性の腸疾患には禁忌。	痔を併発している場合。
注意事項	継続服用が本来の効果に重要。	テトラサイクリン系抗生物質，ニューキノロン系抗菌薬とは同時に服用しない。	たっぷりの水で服用すること。	妊婦，授乳婦には使用しない。	慢性便秘を助長するので，長期連用しない。	慢性便秘を助長するので，長期連用しない。

生後3ヵ月（1歳未満の）赤ちゃんの便秘解消法

○めん棒浣腸…めん棒にオリブ油をつけ，肛門付近をくすぐり，排便を促す。
○白糖，もしくは砂糖湯を飲ませる。あるいは，マルツエキス（麦芽糖）を飲ませる。
○腹部のマッサージ（両手をお椀を伏せたような形にしておなかに当て，時計回りにお椀をぐるぐる回すようにする。）

生後4～5ヵ月の赤ちゃんは，まだおかあさんのおっぱいやミルクしか飲んでいないため，便がでないからといって便秘と騒ぎ立てる必要はありません。おなかを押さえて大泣きするようだったら，腸に異変が起きている可能性がありますので，すぐに受診してください。

9-7 痔治療薬

痔の種類と特徴

痔の種類	特徴
裂肛（切れ痔）	硬い便などで肛門の粘膜が切れて傷つく，肛門の外傷。20～30歳代の若い人に多くみられる。
痔核（いぼ痔）	おしりの血行が悪いために血管の一部が血まめ状（いぼ）になったもの。中年以降の人に多くみられる。歯状線より上にできると「内痔核」，下にできると「外痔核」。
痔瘻（あな痔）	直腸や肛門が，便の中の細菌によって化膿し，膿がおしりの筋肉の中にできた管を通り，外側に出てきた状態。下痢をしやすい人に多くみられる。

カウンセリングフローチャート

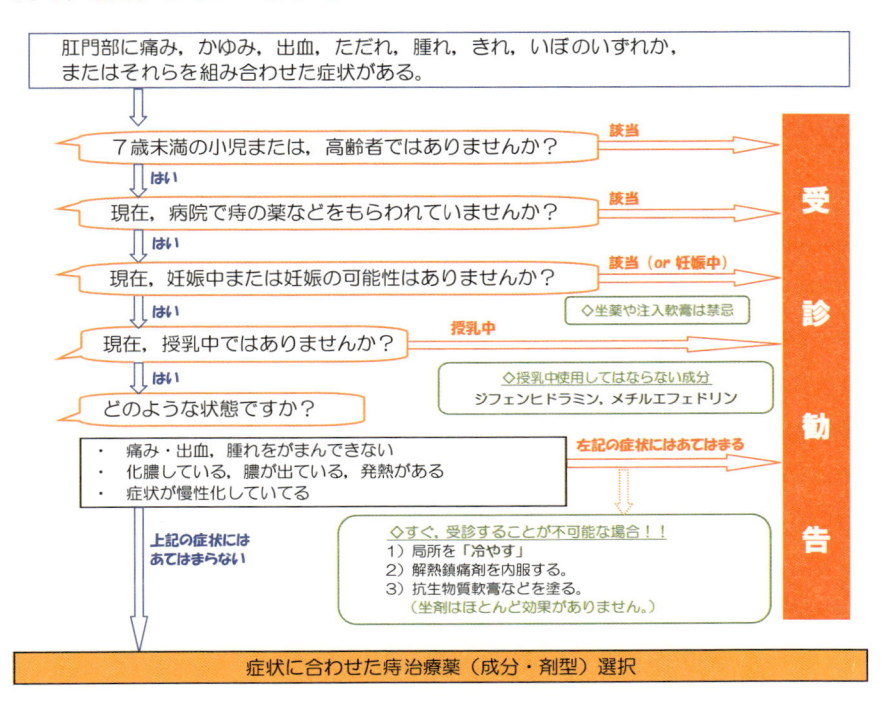

肛門部に痛み，かゆみ，出血，ただれ，腫れ，きれ，いぼのいずれか，またはそれらを組み合わせた症状がある。

- 7歳未満の小児または，高齢者ではありませんか？ → 該当 → 受診勧告
  - はい↓
- 現在，病院で痔の薬などをもらわれていませんか？ → 該当 → 受診勧告
  - はい↓
- 現在，妊娠中または妊娠の可能性はありませんか？ → 該当（or 妊娠中） → 受診勧告
  - ◇坐薬や注入軟膏は禁忌
  - はい↓
- 現在，授乳中ではありませんか？ → 授乳中 → 受診勧告
  - ◇授乳中使用してはならない成分　ジフェンヒドラミン，メチルエフェドリン
  - はい↓
- どのような状態ですか？
  - ・痛み・出血，腫れをがまんできない
  - ・化膿している，膿が出ている，発熱がある
  - ・症状が慢性化している

  左記の症状にはあてはまる → 受診勧告

  ◇すぐ，受診することが不可能な場合！！
  1) 局所を「冷やす」
  2) 解熱鎮痛剤を内服する。
  3) 抗生物質軟膏などを塗る。
  （坐剤はほとんど効果がありません。）

上記の症状にはあてはまらない↓

症状に合わせた痔治療薬（成分・剤型）選択

付録　391

成分の選択

```
激しい症状  ──→
穏やかな症状 ──→
痛みがある  ──→
かゆみがある ──→
出血がある  ──→
```

分類	成分名	特徴
ステロイド	酢酸ヒドロコルチゾン 酢酸プレドニゾロン プレドニゾロン	炎症を抑え，出血，腫れ，かゆみを緩和する
組織修復成分	アラントイン	傷の治癒を促進し組織を修復する
消炎成分	グリチルレチン酸	炎症を抑え症状を和らげる
局所麻酔成分	アミノ安息香酸エチル ジブカイン塩酸塩 プロカイン塩酸塩 リドカイン	痛み・かゆみを緩和する
鎮痒成分	ジフェンヒドラミン塩酸塩 クロルフェニラミンマレイン酸塩	かゆみを和らげる
止血成分	テトラヒドロゾリン塩酸塩 ナファゾリン塩酸塩 dl-メチルエフェドリン塩酸塩	血管を収縮させ，出血を抑える
殺菌成分	イソプロピルメチルフェノール 塩化ベンザルコニウム クロルヘキシジン塩酸塩	細菌の感染を防ぐ

剤形の選択

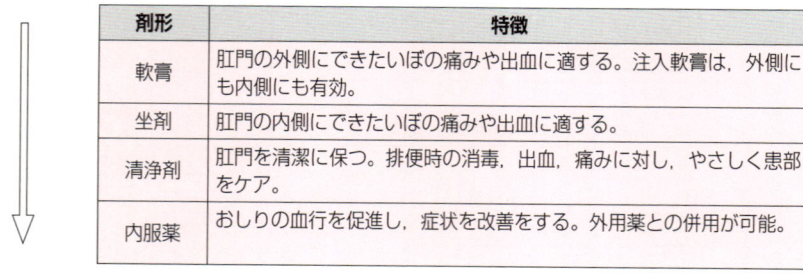

剤形	特徴
軟膏	肛門の外側にできたいぼの痛みや出血に適する。注入軟膏は，外側にも内側にも有効。
坐剤	肛門の内側にできたいぼの痛みや出血に適する。
清浄剤	肛門を清潔に保つ。排便時の消毒，出血，痛みに対し，やさしく患部をケア。
内服薬	おしりの血行を促進し，症状を改善をする。外用薬との併用が可能。

薬の選択と使用上のアドバイス

　坐剤や軟膏には，炎症を抑える消炎剤，血管収縮剤，出血を抑える薬などが配合されており，腫れや痛み，出血を改善する効果があります。外用薬と内服薬との併用も，症状の改善を早める方法の一つとしておすすめです。
　激しい痛みがあるときは，解熱鎮痛剤を服用してもよいでしょう。その他，おしりを清潔に保ち，症状を改善させるスプレー式の清浄剤なども便利です。
　薬の使用は，排便後，入浴後，あるいは寝る前の使用が効果的です。
　2週間以上使っても改善されないときは，専門医に相談してください。

養生法，痔にならない生活のアドバイス

●おしりを清潔に保つ。排便後はウォシュレットや入浴で肛門を洗い，十分

に乾燥させる。紙でゴシゴシ拭かないこと。
- 便秘は痔の原因になるので，便意があればすぐにトイレに行く習慣をつける。
- 無理にいきむと，うっ血の原因になるので，長時間トイレに座りこまない。
- おしりを温めて血行促進を。腰やおしりの冷えは大敵。
- 同じ姿勢を続けると，おしりのうっ血の原因になるので，座りっぱなし，立ちっぱなしは避ける。
- 疲れやストレスをためない。
- 軽い運動を習慣にする。
- 毎日，お風呂に入る。入浴はおしりの血行を促進し，清潔に保つ効果もある。
- 便が硬いときは緩下剤などを服用し，野菜や海草などの「食物繊維」を摂ることを心がける。
- アルコールや刺激物は肛門を刺激し，うっ血の原因になるので控えめに。
- 「痔かな？」と思ったら，気軽に専門医に相談する。

9-8 水虫治療薬

カウンセリングフローチャート

* じゅくじゅくやただれなどの症状がひどい場合。
* 患部が熱を持ったり、化膿している場合。
* 爪の水虫や角化型の水虫で皮膚がひどく厚くなっている場合。
* 患部の皮膚に赤みが増えてきた場合
* 糖尿病で水虫のある場合。
* 湿疹なのか、水虫、たむしなのかはっきりしない場合。

ある → 水虫と間違い得やすい病気

水虫とよく間違われる病気としては、汗疱（かんぽう）（手のひらや足の裏に小さな水ぶくれができる）、掌（しょう）せき膿疱（のうほう）症（手のひらや足の裏にウミをもったブツブツができる）、湿疹・かぶれなどの皮膚炎、角質剥離（かくしつはくり）症、皮膚カンジダ症などが挙げられます。

いいえ → 毎年繰り返し水虫になりますか？

白癬菌は、さまざまな種類があり、それぞれの菌に有効な抗真菌成分があります。日常の生活スタイルも考慮して薬を選びましょう！

どんな状態になっていますか？（足白癬）
水虫の症状に合わせ、剤形を選びましょう！

	趾間型	小水疱型	角化型
見た目	足の指の間にできる水虫。皮がふやけ、むけて赤くなり、じゅくじゅくする。時には亀裂が生じる。	土ふまずなど足の側面や裏に細かい水泡ができる。炎症と強い痒みがある。	足の裏が硬くなってひび割れたようになる。痒みなどの症状はほとんどない。空気が乾燥する冬に症状が悪化する。
剤型	軟膏、クリーム、パウダースプレー	液剤、スプレー 水泡が破れている場合は、クリーム、軟膏を塗布	クリーム、軟膏、液剤、スプレー（アルコールは、乾燥をさらに悪化させることがあるためアルコール含量の多い液剤スプレーは用いないほうがよい場合がある。）
薬剤	じゅくじゅくしているときは、亜鉛華単軟膏の塗布等により患部を乾燥させてから、抗真菌剤を使用する。	ひどい痒みを伴う場合は、痒み止め成分入りを、水泡が破れてびらん様になっていると二次感染をおこすので、抗生物質入りを、さらに症状悪化の場合は、専門医を受診。	尿素クリームを併用したり、入浴後に使用すると、角質層がやわらかくなり薬剤の浸透を高め効果的。塗り薬で治りが悪い場合は、飲み薬が必要となるので専門医を受診。

水虫は，"かきくけこ"の原則
　か　乾燥　　　**き**　きれいに　　**く**　くすりを選ぶ
　け　けちらずタップリ　　**こ**　根気よく

水虫の完治をめざし，再発を予防！
　足をいつも乾いた状態にすることが最も大切です。
　＊バスマットなどを清潔に保ちましょう。
　＊かゆみの症状がなくなっても，4週間は外用薬の使用を続けましょう。
　＊毎日靴を履き替え，オフィスではサンダルなどに。
　＊靴下や履物は，通気性のよい素材（綿・シルク・麻など）を選びましょう。
　＊弱酸性石けん（逆性石けん）を使い，指の間まで丁寧に洗いましょう。
　＊薬は，患部より広めに塗りましょう。

9-9 育毛剤

カウンセリングフローチャート

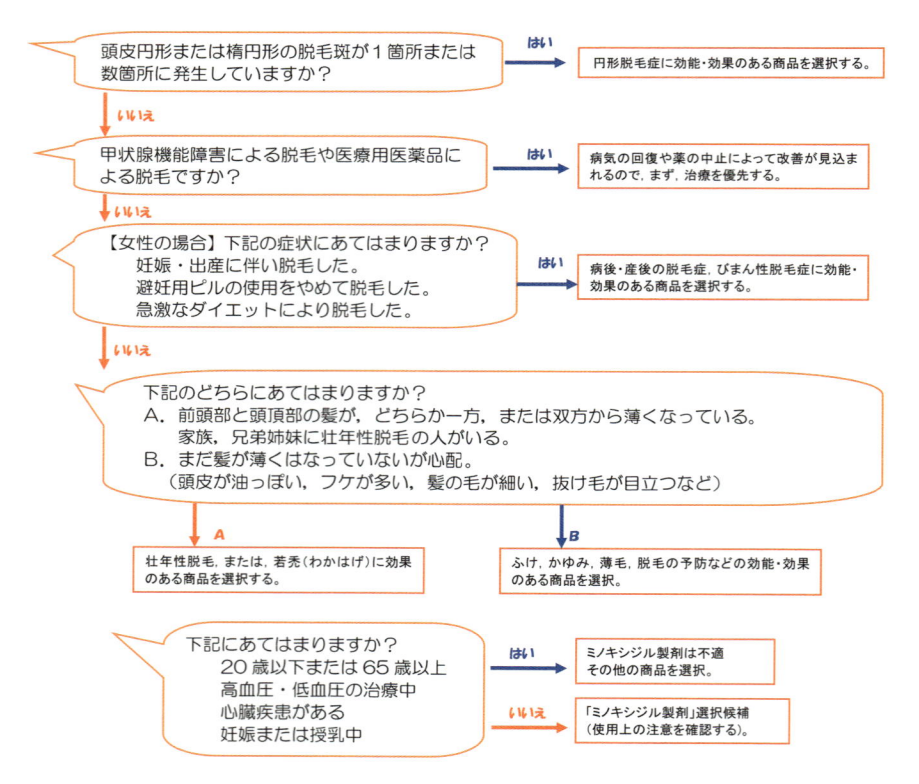

- 頭皮円形または楕円形の脱毛斑が1箇所または数箇所に発生していますか？
  - はい → 円形脱毛症に効能・効果のある商品を選択する。
  - いいえ ↓
- 甲状腺機能障害による脱毛や医療用医薬品による脱毛ですか？
  - はい → 病気の回復や薬の中止によって改善が見込まれるので，まず，治療を優先する。
  - いいえ ↓
- 【女性の場合】下記の症状にあてはまりますか？
  - 妊娠・出産に伴い脱毛した。
  - 避妊用ピルの使用をやめて脱毛した。
  - 急激なダイエットにより脱毛した。
  - はい → 病後・産後の脱毛症，びまん性脱毛症に効能・効果のある商品を選択する。
  - いいえ ↓
- 下記のどちらにあてはまりますか？
  - A．前頭部と頭頂部の髪が，どちらか一方，または双方から薄くなっている。家族，兄弟姉妹に壮年性脱毛の人がいる。
  - B．まだ髪が薄くはなっていないが心配。
  - （頭皮が油っぽい，フケが多い，髪の毛が細い，抜け毛が目立つなど）
  - A → 壮年性脱毛，または，若禿（わかはげ）に効果のある商品を選択する。
  - B → ふけ，かゆみ，薄毛，脱毛の予防などの効能・効果のある商品を選択。
- 下記にあてはまりますか？
  - 20歳以下または65歳以上
  - 高血圧・低血圧の治療中
  - 心臓疾患がある
  - 妊娠または授乳中
  - はい → ミノキシジル製剤は不適　その他の商品を選択。
  - いいえ → 「ミノキシジル製剤」選択候補（使用上の注意を確認する）。

製品パッケージに記載された事項を確認して使用してください。

★年齢制限のある医薬品は使用者の年齢を確認しましょう。
　塩化カルプロニウム製剤（カロヤンガッシュ），15歳以上，
　ミノキシジル製剤（リアップ）20歳以上など。

★頭皮に傷やはれもの・湿しん・かぶれ・ただれなどがある場合は，症状が改善してから使用してください。

成分の選択

分類	成分名	特徴	注意
発毛成分	ミノキシジル	毛包に直接作用し，細胞の増殖やタンパク質の合成促進作用により，発毛を促進するとされている。	副作用として，かゆみ，ふけ，皮膚の熱感，頭痛，胸痛，動悸，めまい，失神，浮腫などがある。
血管拡張成分	塩化カルプロニウム	血管拡張し血流を改善し，機能低下状態にある毛のうに作用して，育毛を促進する。	かゆみ，刺激痛，局所発汗，熱感等が起こることがある。
	アデノシン	核酸の構成成分であるヌクレオシドの一種で，毛乳頭に作用し，毛母細胞を活性化，育毛促進する。	
	トウガラシチンキ メントール ハッカ油	血管拡張作用，皮膚刺激作用 局所刺激作用	皮膚に対して刺激があるので，強いかゆみや刺激痛，疼痛などがある場合は使用を中止する。
ホルモン成分	安息香酸エストラジオール	卵管ホルモンによる脱毛抑制作用を期待して配合。	
抗ヒスタミン成分	ジフェンヒドラミン塩酸塩	抗ヒスタミン作用により，頭皮のかゆみを抑える効果が期待できる。	発疹・発赤，かゆみなどの過敏症状があらわれることがある。特に抗ヒスタミン剤では腫脹があらわれることがある。
殺菌・消毒成分	ヒノキチオール	殺菌作用の他，血管拡張，血流増強作用，育毛促進作用も期待できる。	
角質軟化成分	サリチル酸	角質軟化作用等をもち，頭皮のふけの除去，他成分の浸透を高める。	
生薬成分	カシュウ	頭皮の余分な皮脂の分泌を抑え，育毛促進を助けることを期待。	
	チクセツニンジン	頭皮の血行促進，毛乳頭活性化による脱毛予防効果を期待。	

　夜は副交感神経の働きが活発になり髪がいちばん伸びる時間帯と考えられており，育毛の効果が最も期待できます。育毛剤は入浴後にほてりを冷ましてから使用し，朝にも使用するとさらに効果的です。育毛剤は効果が現れるまで数ヵ月かかるので，「あせらずに継続する」ことが大切です。

日常生活でのアドバイス

(1) 洗髪して，頭皮の余分なアブラを取り除きましょう。
(2) 頭皮のほてりをさましてから，育毛剤をつけましょう。
(3) 頭皮をマッサージして，頭皮の血行を促しましょう。
(4) バランスの良い食生活を心がけましょう。
(5) 十分な睡眠時間を確保しましょう。
(6) ストレスの解消を心がけましょう。

10 介護用おむつの選び方

　介護用おむつには，幼児用と同様に，おむつタイプとパンツタイプ（アウター）があります。さらに介護用にのみ，取り換えやすいパット（インナー）があります。それらを要介護者の体型や排尿量の他，日常生活の自立度や生活リズムを表すADL（Activities of Daily Living；日常生活動作）によって，種類や組み合わせを使い分ける必要があります。ADLには身体機能だけでなく，排尿やおむつの取替えタイミングを伝えられるかどうかに関わる認知症や意識の有無など，コミュニケーション能力も含まれます。先ずは，1日の排泄パターン（排泄記録表をつくる）を知ることにより，その人にあった排泄ケア用品やおむつの取替え，トイレ誘導時間の目安がわかります。

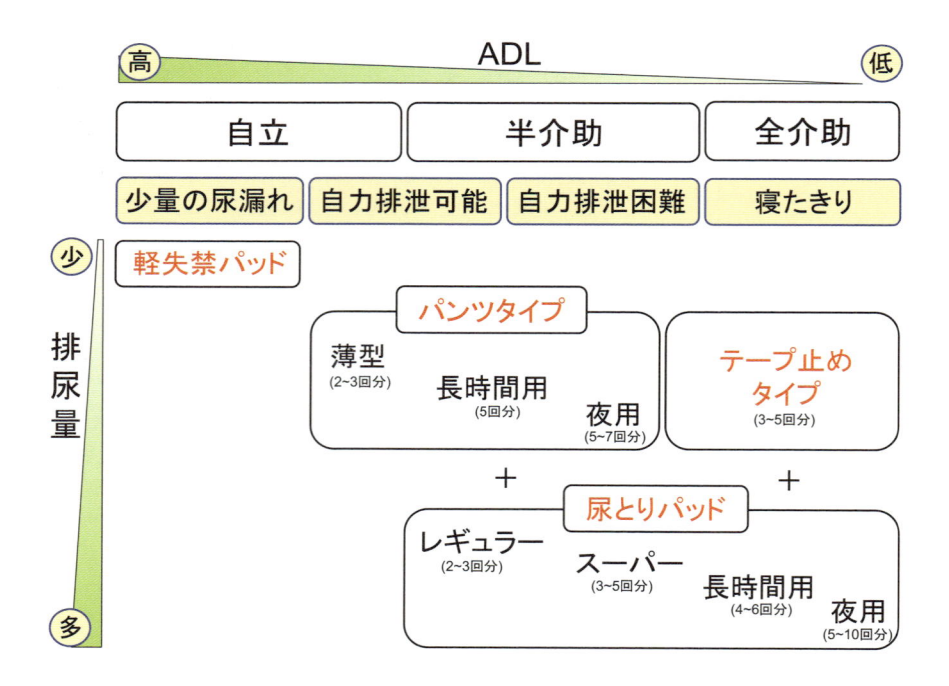

```
     高 ───────── ADL ───────── 低
   ┌──────┐   ┌──────┐   ┌──────┐
   │ 自立 │   │ 半介助 │   │ 全介助 │
   └──────┘   └──────┘   └──────┘
  少量の尿漏れ │自力排泄可能│自力排泄困難│ 寝たきり

少  軽失禁パッド
排                  ┌─ パンツタイプ ─┐
尿                  │ 薄型           │    テープ止め
量                  │(2~3回分) 長時間用│    タイプ
                    │         (5回分)  夜用│  (3~5回分)
                    │              (5~7回分)│
                    └──────────────────┘
                         +              +
                    ┌──── 尿とりパッド ────┐
                    │レギュラー              │
                    │(2~3回分) スーパー      │
多                  │        (3~5回分) 長時間用│
                    │              (4~6回分) 夜用│
                    │                   (5~10回分)│
                    └──────────────────────┘
```

注意：図中括弧内の数字は，尿の吸収目安回数を示す。1回分の基準量はメーカーにより異なるが，多くは150mlとなっている。また，スーパーや長時間用などの表示法もメーカー毎に異なるが，代表的な物を示した。

Q1：同じパンツタイプでもメーカーによってどう違うの？　また違うメーカーのパットを併用してもいいの？

A1：大きな差はありませんが，足回りに沿うギャザーの形状や伸縮性，消臭効果やカット形状などに若干の違いがあります。また，違うメーカーのパンツとパットを併用しても基本的に問題はありませんが，形状や大きさの特徴が違うので，同じメーカーのもの同士の方が組み合わせやすいです。パッケージや各社メーカーのホームページに，アウターとインナーのよい組み合わせが示されていますので，参考にしてください。

Q2：サイズの選び方は？

A2：サイズが大きいと漏れの原因になるため，体型に応じたサイズを選ぶことが重要です。また，おむつとパットを併用すると厚みができますので，この場合はおむつの大きさにゆとりをもって選びます。パッケージにはSからLLまでのサイズと，テープ止めタイプであれば"ヒップサイズ"，パンツタイプであれば"ウエストサイズ"が「cm」で表記されていますので，先ずは体型の計測をしてから選びましょう。最初は少数入りのものから選び，使用感や漏れなどの具合を確かめ，メーカーによる全体の形状や，足回りのギャザーの形状などの違いを参考にし，見直すといいでしょう。

Q3：パットを重ねて使用してもよい？

A3：パッドの裏側は水分を通さない構造になっているため，重ねても吸収量は増えません。通気性が悪くなり，皮膚トラブルの原因となります。尿の吸収が不十分な場合は，吸収回数表示の多いパッドを選択するようにしてください。

11 殺虫剤

（殺虫剤一覧表は別途）

殺虫剤 Q&A

Q1：ワンプッシュで24時間きくものと，持続的に熱やファンで蒸散させるものとはどう違う？

A1：「ワンプッシュ型」に使用している成分「トランスフルトリン」は，従来型蚊取成分に比べ，粒子径が小さくかつ蒸散性が非常に高いという特徴があります。つまり，●粒子径が小さい＝薬剤が軽く床に落ちにくい→空間に長時間漂う→ワンプッシュで部屋中広がる●蒸散性が高い＝床や壁に付いた薬剤が再蒸散→長時間効果を発揮するというメカニズムになっています。一方，従来型蚊取り（マット式，リキッド式，電池式）は，発熱やファンで薬剤を飛ばします。蒸散性の点で，一度薬剤が落下すると再蒸散は難しい為，熱やファンでもって薬剤を飛ばし続けることにより，効果を持続させています。

Q2：家庭用の殺虫剤には医薬品，医薬部外品，その他明記がないものがあるがどう違う？

A2：ゴキブリ，ハエ，蚊，ダニ，ノミなどは，人間の衛生環境を悪化させる衛生害虫です。これらを駆除する"衛生害虫用殺虫剤"の成分は，人との接触の機会が多いため，薬事法の対象薬剤として規制を受けています。人体に対して強い作用のあるピレスロイド類の燻煙剤，有機リン剤のエアゾル剤や乳剤は，第2類医薬品です。また人体に対して作用が緩和な蚊取り線香類や，ピレスロイド類のエアゾル剤は，医薬部外品になります。衛生害虫以外の昆虫であるアリやハチに対する殺虫剤や，ナメクジに対する駆除剤は，医薬部外品になりません。また，ハーブによる虫除けで部屋に置くタイプは，芳香消臭剤になります。

参考

人にはあまり影響が無い，家庭用殺虫剤の作用メカニズム

　ピレスロイドという言葉は，衣類用防虫剤でも家庭用殺虫剤でも，ごく身近に耳にします。これは，除虫菊に含まれる有効成分の総称で，各種誘導体が合成され，広く殺虫剤として利用されています。合成ピレスロイドの殺虫メカニ

ズムは，昆虫類・両生類・爬虫類の神経細胞上の受容体に作用し，Na^+チャネルを持続的に開かせることにより脱分極を生じさせ，神経麻痺により死にいたらしめるものです。哺乳類・鳥類の受容体に対する作用は弱いので，人に対しては安全性が高いのです。しかし，人には影響は少ないといっても完全に無害ではないため，天然植物の香りを利用して虫を寄せ付けなくするものが最近増えてきました（表の芳香・消臭剤が該当）。害虫ごとに苦手なハーブ（におい）があるようで，蚊には，シトロネラやラベンダー，ハエにはゼラニウムやレモングラス，ゴキブリにはクローブと言われています。

害虫をなんとかしよう！！

殺虫剤の類も含め，家庭内の化学物質の暴露により，化学物質過敏症が引き起こされることが示唆されています。害虫を駆除することも重要ですが，生態を知って発生を防ぐこと，家の中に入れないようにすることも重要です。

ゴキブリ：雑食性で食べ物だけでなく，紙・ビニールまで食べます。外から持ち帰ったビニール袋や荷物に引っ付いて，知らぬうちに家の中に入ってくることもあります。20度以上の気温とえさがあるところ，つまり台所付近，お風呂の浴槽下，洗面台下などが生息地です。ゴキブリを住み着かせないためには，いつも清潔に，整理整頓することです。流しの三角コーナーに生ごみを残したままにしたり，ガスレンジ周りを油で汚したままにしないようにしましょう。

ハエ・蚊：ハエは，生ごみや腐った生ものの臭いによってきます。残った料理や果物を部屋に放置せず，臭いが出ないようにすることも予防対策として重要です。またお風呂場に良く見られるハエは排水溝に生息しているので，パイプ掃除剤を使うか，熱湯を流し込むのも効果的です。蚊は，水田や池など水が溜まっている所に多く発生します。雨水が溜まりやすい場所がないか，家の周りを探してみるもいいでしょう。外で湧いた蚊は，人や動物の体温を感知して寄ってきますから，窓には網戸を設置して家に入らないようにしましょう。

ネズミ：ネズミが出ないようにするには，「えさ・通路・巣」を排除することです。巣になりやすい布，紙，ビニール類のごみを散らかさない，隙間の掃除をしっかりとやることが重要です。また下水・排水溝からの浸入通路を遮断し，通路がわかったら（ラットサインといって足跡などの痕跡が残っています）そこに粘着シートなどのわなを仕掛けて捕獲してください。えさになるような食べ物（ペットのえさも）は，夜間出しっぱなしにしないようにし

カテゴリ		医薬品			防除用医薬部外品	
形態		蒸散	スプレー	その他	蒸散	スプレー
衛生害虫等	ゴキブリ	アースレッドW，アースレッドプロ，アースレッドノンスモークタイプ，フマキラー霧ダブルジェット（第2類医薬品）	ゴキアースレッド	アースゴキジェットプロ秒殺＋まちぶせ	バポナ（第1類医薬品）		ゴキジェットプロ，ゴキブリがいなくなるスプレー，ゴキブリフマキラーダブルジェット
	ハエ・蚊				バポナうじ殺しスティック（第2類医薬品）	どこでもベープ，電池でノーマット，蚊取り線香	フマキラーダブルジェット，ヤブ蚊バリア
	ダニ，ノミ		ダニアースレッド				ダニアース，ダニブロッカー
	ネズミ						
特徴		成虫駆除には有効だが卵には無効なため，数日後再度使用すると効果的。		メトキサジアゾンの殺虫効果（残効成分）が気温25度以上で1ヵ月持続。	有機リン系殺虫剤ジクロルボスがプレートから空気中に拡散。吊るすだけで効果あり。	薬剤を一定量放出し殺虫効果を維持。電池式，ファン付，長期間使用可能なものがある。	スプレーした部分の殺虫と忌避効果。

害虫		スプレー	設置型・粉末	蒸散
不快害虫	アリ・シロアリ	アリキンチョール，アリアースW，シロアリジェットプロ ↓ アリの行列（通り路）や巣を攻撃することで効果を出す	アリの巣コロリ，虫コロリアース（粉），アース屋外用虫除けジャンボ	虫コロリアースノンスモーク霧タイプ，アース屋外用虫除けジャンボ
	ムカデ・ヤスデ	虫コロリアース，イヤな虫キンチョール，ムカデコロリ，瞬間凍結ジェット ↓ 速効性と致死性をもつ薬剤により動きの速い害虫を殺虫する	わる虫フマキラー	
	ハチ，クモ	マグナムジェット，クモの巣消滅ジェット，ハチ・アブウルトラジェット ↓ 速効性と致死性，さらに噴射の工夫により大量に遠くまで薬剤を飛ばして殺虫する	ハチ激取れ	

薬部外品		雑貨		消臭・芳香剤
設置型	その他	スプレー	その他	固形
ゴキブリキャップ，アースゴキブリほう酸ダンゴコンク，インピレホウ酸ダンゴ			ゴキブリホイホイ	天然ハーブのゴキブリ除け
	おすだけペープ，チュットおすだけノーマット，バポナうじ殺し液剤	虫よけバリア網戸用，天然ハーブの虫よけジェット	コバエ激とれ，コバエがホイホイ，虫よけバリア	虫コナーズ，天然ハーブの虫よけ
ダニアースシート		ダニバリア		ダニ除けハーブ，ダニ除けトマトパワー
デスモアプロ			ネズミホイホイ，ネズミの見張り番	
害虫を誘引し，餌に混ぜられた薬剤により効果をしめす。害虫が現れやすい所に設置。	1回のプッシュで，必要なだけの薬剤が瞬時に部屋（4.5〜8畳）に広がり，効果が12時間持続。	カーペットや畳，ぬいぐるみ（ダニ用）あるいは網戸（ハエ・蚊用）に，ひと噴きで害虫を寄せ付けない。	置くだけで害虫を誘引し，捕獲殺虫。殺虫剤を噴霧できないところで使える。	天然忌避効果成分が室内を拡散し，置くだけで効果あり。

ましょう。

ヤスデ：家の周りの草むらに多く生息しています。草はできるだけ刈っておきましょう。家の床下から柱をつたって家の中に侵入してきますので，床下に殺虫剤の粉を撒いておくのが良いでしょう。

ムカデ・ナメクジ：長い間動かしていないプランターの下や，湿り気のある土によくいます。プランターは鉢の底と地面との間に隙間をつくること，ベランダなどは風通しをよくすることです。またナメクジは銅を嫌うので，鉢の底に銅でできた網を敷いておくと入ってこなくなるでしょう。

12 消毒剤

消毒とは？

"消毒する"と類似の言葉とその定義をまとめると下記の通りとなる。

消毒	人畜に有害な微生物又は目的の微生物のみ殺菌すること。滅菌のような無菌状態にはならない。	抗菌	微生物の増殖を阻止すること。
滅菌	すべての微生物を殺すか除菌した状態にすること。完全な無菌状態にすること。	静菌	微生物の増殖を薬剤があるときだけ阻止すること。
殺菌	微生物を死滅させること。	除菌	微生物を物理的に分別して取り除くこと。

消毒剤 Q&A

Q1：ジェルタイプのような速乾性擦り込み式手指消毒剤は，洗い流さなくて本当にいいの？

A1：速乾性擦り込み式とは，"ラビング法"といもいい，速乾性の消毒薬（主に，エタノールと逆性石鹸）を手（乾燥していること）にとり，乾くまで両手を擦りながら消毒する方法です。ですから，きちんと指の間，親指，手首にもよく擦り込んで消毒剤が乾燥すれば大丈夫です。

Q2：消毒用エタノール液IPと消毒用エタノールの違いはなにか？

A2：消毒用エタノール液IPは，エタノール（C_2H_6O）76.9〜81.4vol%を含有し，添加物としてイソプロパノール3.7vol%を含有した無色透明の液です。少量のイソプロパノールを添加することにより免税となり安価でありながら，消毒用エタノールと同濃度のエタノールを含有しているので，広い抗微生物スペクトルを有し，迅速な殺菌効果を示します。また，各種ウイルス（特にエンベロープを有するウイルス）の不活化にも有効です。なお，"消毒用エタノールB液IP"とは，青色1号を含有した淡青色透明の液で，無色透明である消毒用エタノールIPの誤使用を防止する目的で作られています。

参考

〜二酸化塩素（chlorine dioxide）〜

　二酸化塩素は，常温・常圧では黄色の気体であり，主に塩素ガスの代用として，パルプ製造の際の繊維漂白に用いられていました。近年，二酸化塩素を液体に溶存させ製品化することに成功したため，空中浮遊ウイルスの不活化や殺菌目的で，一般に販売されるようになりました。

　二酸化塩素は，フリーラジカルと呼ばれる特殊な分子構造を持ち，その強力な酸化作用により消臭，消毒作用を示します。フリーラジカルとは，通常1つの電子軌道に電子が対になって存在しているものが，1つしか存在していないため極めて不安定になっている状態の原子または分子を指し，他の安定している原子や分子から電子を1つ奪って安定になろうとします。これが，ウイルスや細菌に働くとその構成成分が傷害を受け，さらにその反応は連鎖的に進み，ウイルスの不活化や殺菌効果が得られます。

　私たちの周りや生体内では，常に活性酸素を始めとするフリーラジカルが多量に発生し，細胞傷害的に作用しています。しかしながら，組織全体として修復不可能な程度まで傷害を受けることは通常ありません。これは，スーパーオキシドディスムターゼ（SOD）と呼ばれる酵素など，活性酸素を消去する生体内メカニズムの存在や，抗酸化作用を有する物質を体内に摂り入れているおかげです。

何を消毒・殺菌？			一般名	商品名
けがしたとき	人体に	対象物に		
		哺乳瓶，器具，台所用品，介護用品，プールの消毒	次亜塩素酸ナトリウム	ミルトン，キレイキレイ除菌&漂白，ハイター
	手指	こどものおもちゃ，台所用品	エタノール	消毒用エタノール，アルコール除菌スプレー，手ピカジェル
		排泄物・嘔吐物	クレゾール石鹸液	クレゾール石鹸液
	手・指		グルコン酸クロルヘキシジン	ヒビテン液，マスキン液
	手・指		グルコン酸クロルヘキシジン・エタノール	ヒビスコール，サラヤンジェル
	手・指		塩化ベンザルコニウム，塩化ベンゼトニウム	逆性石けん液，オスバン，ハイアミン
	手・指		塩化ベンザルコニウム・エタノール	ウエルパス，ラビネット
創傷部分	手・指・のど		ポピドンヨード	イソジン，イソジンウォッシュ
創傷部分			オキシドール	オキシドール

特徴	注意点
インフルエンザ，ノロウイルスなどに，市販消毒薬の中で最も効果がある。	目や粘膜に刺激がある。金属や繊維を腐食させるので，これらを長時間つけ置きしないこと。
インフルエンザにも有効。揮発性が高いため，おもちゃの清拭によく用いられる。スプレータイプや不織布，綿等，ジェルタイプなど，さまざまな種類がある。	揮発性と可燃性があり，肌荒れも見られる。
蛋白質に対して効果が減弱しにくいので，排泄物に特に有効。	刺激臭があり，頭痛，めまいを起こすこともある。
特に病院などで，手指，皮膚等の殺菌消毒に広く用いられている。エタノールを含有したジェルやスプレーなど，外出先で使いやすいものがある。	粘膜には使わないこと。
洗浄力もあり，手指，皮膚の殺菌消毒に用いられ，特に食中毒のブドウ球菌に高い効果を示す。	過敏症と肌荒れに注意。
けがをしたときの創傷部位の消毒，うがい薬として多く使用され，のどへ直接噴霧するものも市販されている。	アナフィラキシーや甲状腺機能異常に注意。着色に注意。
目や口腔には使えないが，創傷部位の消毒ができる。	異臭で気分悪化。

お客様相談室一覧

アース製薬㈱
　〒101-0048　東京都千代田区神田司町2-12-1
　Tel：0120（81）6456　　http://www.earth-chem.co.jp/

㈱浅田飴
　〒171-0052　東京都豊島区南長崎3-1-5
　Tel：03（3953）4044　　http://www.asadaame.co.jp/

アサヒフードアンドヘルスケア㈱
　〒130-8602　東京都墨田区吾妻橋1-23-1　アサヒビール吾妻橋ビル 7F
　Tel：0120（630）611　　http://www.asahi-fh.com/

あすか製薬㈱
　〒108-8532　東京都港区芝浦2-5-1
　Tel：03（5484）8339　　http://www.aska-pharma.co.jp/

味の素㈱
　〒104-8315　東京都中央区京橋1-15-1
　Tel：0120（160）505　　http://www.ajinomoto.co.jp/

天藤製薬㈱
　〒541-0045　大阪市中央区道修町2-3-8
　Tel：06（6204）2715　　http://www.amato.co.jp/

㈱アラクス
　〒460-0002　愛知県名古屋市中区丸の内3-2-26
　Tel：0120（225）081　　http://www.arax.co.jp/

アルフレッサ　ファーマ㈱
　〒540-8575　大阪府大阪市中央区石町2-2-9
　Tel：0120（060）334　　http://www.alfresa-pharma.co.jp/

㈱池田模範堂
　〒930-0394　富山県中新川郡上市町神田16番地
　Tel：076（472）0911　　http://www.ikedamohando.co.jp/

イチジク製薬㈱
　〒130-0005　東京都墨田区東駒形4-16-6
　Tel：03（3624）6101　　http://www.ichijiku.co.jp/

井藤漢方製薬㈱
　〒577-0012　大阪府東大阪市長田東2-4-1
　Tel：06（6743）3033　　http://www.itohkampo.co.jp/

宇津救命丸㈱
　　〒101-0062　東京都千代田区神田駿河台3-3
　　Tel：03（3295）2681　　http://www.uzukyumeigan.co.jp/

エーザイ㈱
　　〒112-8088　東京都文京区小石川4-6-10
　　Tel：0120（161）454　　http://www.eisai.co.jp/products/index.html

エスエス製薬㈱
　　〒107-8589　東京都中央区日本橋浜町2-12-4
　　Tel：0120（028）193　　http://www.ssp.co.jp/

エステー化学㈱
　　〒161-8540　東京都新宿区下落合1-4-10
　　Tel：03（3367）2120　　http://www.st-c.co.jp/

㈱エバース・ジャパン
　　〒222-0033　神奈川県横浜市北区新横浜2-14-26
　　Tel：045（473）2391　　http://www.eversjapan.co.jp/

㈱近江兄弟社
　　〒523-0867　滋賀県近江八幡市魚屋町元29
　　Tel：0748（32）3135　　http://www.omibh.co.jp/

大杉製薬㈱
　　〒545-0002　大阪府大阪市阿倍野区天王寺町南1-1-2
　　Tel：06（6629）0062　　http://www.ohsugi-kanpo.co.jp/

㈱太田胃散
　　〒112-0011　東京都文京区千石2-3-2
　　Tel：03（3944）1311　　http://www.ohta-isan.co.jp/

大塚製薬㈱
　　〒108-8242　東京都港区港南2-16-4　品川セントラルタワー
　　Tel：03（6717）1400　　http://www.otsuka.co.jp/

オカモト㈱
　　〒113-6710　東京都文京区本郷3-27-12
　　Tel：03（3817）4172　　http://www.okamoto-inc.jp/

奥田製薬㈱
　　〒530-0043　大阪府大阪市北区天満1-4-5
　　Tel：06（6351）2100　　http://www.okudaseiyaku.co.jp/

㈱オフテクス
　　〒550-0002　大阪府大阪市西区江戸堀1-9-1
　　Tel：0120（021）094　　http://www.ophtecs.co.jp/

オムロンヘルスケア㈱
　　〒615-0084　京都府京都市右京区山ノ内山ノ下24番地
　　Tel：0120（306）606　　http://www.healthcare.omron.co.jp/

オリヒロ㈱
　　〒370-0073　群馬県高崎市緑町4-5-20
　　Tel：0120（87）4970　　http://health.orihiro.com/

㈱カイゲン
　　〒541-0045　大阪府大阪市中央区道修町2-5-14
　　Tel：06（6202）8911　　http://www.kaigen.co.jp/

花王㈱
　　〒131-8501　東京都墨田区文花2-1-3
　　Tel：03（5630）9911　　http://www.kao.co.jp/

カゴメ㈱
　　〒103-8461　東京都中央区日本橋浜町3-21-1
　　Tel：0120（401）831　　http://www.kagome.co.jp/

㈱カネボウ化粧品
　　〒105-8085　東京都港区虎ノ門5-11-2　オランダヒルズ森タワー
　　Tel：0120（518）520　　http://www.kanebo-cosmetics.co.jp/

カルピス㈱
　　〒150-0021　東京都渋谷区恵比寿南2-4-1
　　Tel：0120（378）090　　http://www.calpis.co.jp/index.html

川本産業㈱
　　〒540-0022　大阪府大阪市中央区糸屋町2-4-1
　　Tel：06（6943）8956　　http://www.kawamoto-sangyo.co.jp/

キッコーマン㈱
　　〒105-8428　東京都港区西新橋2-1-1
　　Tel：0120（120）358　　http://www.kikkoman.co.jp/

救心製薬㈱
　　〒166-8533　東京都杉並区和田1-21-7
　　Tel：03（5385）3211　　http://www.kyushin.co.jp/

牛乳石鹸共進社㈱
　　〒536-8686　大阪府大阪市城東区今福西2丁目4-7
　　Tel：06（6939）2080　　http://www.cow-soap.co.jp/

キューピー㈱
　　〒182-0002　東京都調布市仙川町2-5
　　Tel：0120（141）122　　http://www.kewpie.co.jp/

杏林製薬㈱
　〒101-8311　東京都千代田区神田駿河台2-5
　Tel：03（3293）3412　　http://www.kyorin-pharm.co.jp/

桐灰化学㈱
　〒532-0033　大阪府大阪市淀川区新高1-10-5
　Tel：06（6392）0331　　http://www.kiribai.co.jp/

キリンウェルフーズ㈱
　〒135-0044　東京都江東区越中島1-2-21
　Tel：0120（033）827　　http://www.kirin-wellfoods.co.jp/

㈱金冠堂
　〒154-0024　東京都世田谷区三軒茶屋1-34-14
　Tel：03（3421）6171　　http://www.kinkan.co.jp/

キンチョウ（大日本除虫菊㈱）
　〒550-0001　大阪府大阪市西区土佐堀1-4-11
　Tel：06（6441）1105　　http://www.kincho.co.jp/

クラシエ
　〒108-8080　東京都港区海岸3-20-20
　Tel：03（5446）3334　　http://www.kracie.co.jp/

グラクソ・スミスクライン㈱
　〒151-8566　東京都渋谷区千駄ヶ谷4-6-15　GSKビル
　Tel：0120（561）007　　http://www.glaxosmithkline.co.jp/

㈱クレシア
　〒163-1105　東京都新宿区西新宿6-22-1　新宿スクエアタワー13F
　Tel：03（5323）0299　　http://www.crecia.co.jp/

健栄製薬㈱
　〒541-0044　大阪府大阪市中央区伏見町2-5-8
　Tel：06（6231）5626　　http://www.kenei-pharm.com/index.html

㈱廣貫堂
　〒930-0055　富山県富山市梅沢町2-9-1
　Tel：076（424）2259　　http://www.koukandou.co.jp/

興和㈱
　〒103-8433　東京都中央区日本橋本町3-4-14
　Tel：03（3279）7755　　http://www.kowa.co.jp/

㈱コーセー
　〒103-8251　東京都中央区日本橋三丁目6番2号
　Tel：03（3273）1675　　http://www.kose.co.jp/

小太郎漢方製薬㈱
　　〒531-0071　大阪府大阪市北区中津2-5-23
　　Tel：06（6371）9106　　http://www.kotaro.co.jp/

小林製薬㈱
　　〒541-0045　大阪府大阪市中央区道修町4-3-6
　　Tel：06（6203）3625　　http://www.kobayashi.co.jp/

㈱再春館製薬所
　　〒861-2201　熊本県上益郡益城町寺中1363-1
　　Tel：0120（305）305　　http://www.saishunkan.co.jp/

佐藤製薬㈱
　　〒107-0051　東京都港区元赤坂1-5-27
　　Tel：03（5412）7393　　http://www.sato-seiyaku.co.jp/

サンスター㈱
　　〒569-0806　大阪府高槻市朝日町3-1
　　Tel：0120（008）241　　http://www.sunstar.com

参天製薬㈱
　　〒533-8651　大阪府大阪市東淀川区下新庄3-9-19
　　Tel：06（6321）8950　　http://www.santen.co.jp/

三宝製薬㈱
　　〒161-8541　東京都新宿区下落合2-3-18
　　Tel：03（3952）0100　　http://www.sampo-seiyaku.co.jp/

ジェーピーエス製薬㈱
　　〒224-0023　神奈川県横浜市都筑区東山田4-42-22
　　Tel：045（593）2136　　http://www.jps-pharm.com/

塩野義製薬㈱
　　〒541-0045　大阪府大阪市中央区道修町3-1-8
　　Tel：06（6209）6948　　http://www.shionogi.co.jp/

㈱資生堂
　　〒105-0021　東京都港区東新橋1-1-16
　　Tel：03（3573）6673　　http://www.shiseido.co.jp/

ジョンソン・エンド・ジョンソン㈱
　　〒101-0065　東京都千代田区西神田3-5-2
　　Tel：0120（834）389　　http://www.jnj.co.jp/

ジュジュ化粧品㈱
　　〒243-0031　神奈川県厚木市戸室5-31-2
　　Tel：0120（801）016　　http://www.juju.co.jp/

スノーデン㈱
　　〒101-0032　東京都千代田区岩本町3-7-16　マルメビル
　　Tel：03（3866）2828　　http://www.snowden.co.jp/

ゼリア新薬工業㈱
　　〒103-8351　東京都中央区日本橋小舟町10-11
　　Tel：03（3661）2080　　http://www.zeria.co.jp/

全薬工業㈱
　　〒112-8650　東京都文京区大塚5-6-15
　　Tel：03（3946）3610　　http://www.zenyaku.co.jp/

第一三共ヘルスケア㈱
　　〒103-8541　東京都中央区日本橋小網町1-8
　　Tel：03（6667）3232　　http://www.daiichisankyo.co.jp/

大幸薬品㈱
　　〒564-0032　大阪府吹田市内本町3-34-14
　　Tel：06（6382）1095　　http://www.seirogan.co.jp/

大正製薬㈱
　　〒170-8633　東京都豊島区高田3-24-1
　　Tel：03（3985）1800　　http://www.taisho.co.jp/index.html

大鵬薬品工業㈱
　　〒101-8444　東京都千代田区神田錦町1-27
　　Tel：03（3293）4509　　http://www.taiho.co.jp/

武田薬品工業㈱
　　〒103-8668　東京都中央区日本橋2-12-10
　　Tel：0120（567）087　　http://takeda-kenko.jp/

㈱タニタ
　　〒174-8630　東京都板橋区前野町1-14-2
　　Tel：03（3967）9655　　http://www.tanita.co.jp/

田辺三菱製薬㈱
　　〒541-8505　大阪府大阪市中央区北浜2-6-18
　　Tel：0120（547）080　　http://www.mt-pharma.co.jp/index.php

玉川衛材㈱
　　〒101-0032　東京都千代田区岩本町2-2-16
　　Tel：03（3861）2031　　http://www.tamagawa-eizai.co.jp/

㈱タモン
　　〒388-8012　長野県長野市篠ノ井二ツ柳2183
　　Tel：0120（202）964　　http://www.tamon.ne.jp/

ダンヘルスケア㈱
　〒550-0001　大阪府大阪市西区土佐堀1-4-11　金鳥土佐堀ビル7F
　Tel：06（6441）0547　http://www.danhc.co.jp/index.html

丹平製薬㈱
　〒567-0051　大阪府茨木市宿久庄2-7-6
　Tel：0120（500）461　http://www.tampei.co.jp/

㈱ディーエイチシー
　〒106-8571　東京都港区南麻布2-7-1
　Tel：0120（575）391　http://www.dhc.co.jp/main/main.jsp

㈱ツムラ
　〒107-8521　東京都港区赤坂2-17-11
　Tel：03（5574）6600　http://www.tsumura.co.jp/

テイカ製薬㈱
　〒930-0982　富山県富山市荒川1-3-27
　Tel：076（431）8863　http://www.teika.co.jp/

㈱東京甲子社
　〒101-0032　東京都千代田区岩本町3-10-9
　Tel：03（3862）4081　http://www.tokyokoshisha.co.jp/

常盤薬品工業㈱
　〒541-0052　大阪府大阪市中央区安土町3-5-12　住友生命本町ビル7階
　Tel：0120（875）710　http://www.tokiwayakuhin.co.jp/

㈱トクホン
　〒105-0014　東京都港区芝2-28-8　芝2丁目ビル13F
　Tel：0120（687）355　http://www.tokuhon.co.jp/

長野県製薬㈱
　〒397-0201　長野県木曽郡王滝村此の島100-1
　Tel：0120（100）975　http://www.hyakuso.co.jp/contact.html

ニチバン㈱
　〒112-8663　東京都文京区関口2-3-3
　Tel：03（5978）5622　http://www.nichiban.co.jp/

日東薬品工業㈱
　〒617-0006　京都府向日市上植野町南開35-3
　Tel：075（921）5344　http://www.nitto-pharma.co.jp/

日邦薬品工業㈱
　〒151-0053　東京都渋谷区代々木3-46-16
　Tel：03（3370）7174　http://www.nippo-yakuhin.com/

日本ウコン産業㈱
　　〒865-0007　福岡県みやま市瀬高町長田460
　　Tel：0210（312）342　　http://www.ukon.co.jp/

ノバルティス　ファーマ㈱
　　〒106-8618　東京都港区西麻布4-17-30
　　Tel：03（5766）2615　　http://www.novartis.co.jp/

バイエル薬品㈱
　　〒532-8577　大阪府大阪市淀川区宮原3-5-36
　　Tel：06（6398）1092　http://www.bayer.co.jp/byl/index.html

ハウス食品㈱
　　〒102-8560　東京都千代田区紀尾井町6-3
　　Tel：0120（501）231　　http://www.housefoods.co.jp/

白十字㈱
　　〒171-8552　東京都豊島区高田3-23-12
　　Tel：0120（01）8910　　http://www.hakujuji.co.jp/

P&G㈱
　　〒658-0032　兵庫県神戸市東灘区向洋町中1-17
　　Tel：0120（021）321　　http://jp.pg.com/

ビオフェルミン製薬㈱
　　〒653-0011　兵庫県神戸市長田区3-5-5
　　Tel：078（574）2360　　http://www.biofermin.co.jp/corporate/goaisatsu/index.himl

久光製薬㈱
　　〒100-6221　東京都千代田区丸の内1-11-1　PCPビル21
　　Tel：0120（133）250　　http://www.hisamitsu.co.jp/index.html

ピジョン㈱
　　〒103-8480　東京都中央区日本橋久松町4-4
　　Tel：03（5645）1188　　http://www.pigeon.co.jp/

七ふく製薬㈱
　　〒542-0072　大阪府大阪市中央区高津2-2-6
　　Tel：06（6213）0729　　http://www.hitifuku.co.jp/

ピップフジモト㈱
　　〒540-0011　大阪府大阪市中央区農人橋2-1-36
　　Tel：06（6945）4427　　http://www.pipfujimoto.co.jp/

フマキラー㈱
　〒101-8606　東京都千代田区神田美倉町11番地
　Tel：0077（788）555　http://www.fumakilla.co.jp/

ホーユー㈱
　〒461-8650　愛知県名古屋市東区徳川1-501
　Tel：052（935）9941　http://www.hoyu.co.jp/

㈱ポッカコーポレーション
　〒460-8415　愛知県名古屋市中区栄4-2-29
　Tel：0120（855）071　http://www.pokka.co.jp/

堀井薬品工業㈱
　〒540-0038　大阪府大阪市中央区内淡路町1-2-6
　Tel：06（6942）3485　http://www.horii-pharm.co.jp/

本草製薬㈱
　〒460-0002　愛知県名古屋市中区丸の内3-6-21
　Tel：052（951）0611　http://www.honzo.co.jp/

万田発酵㈱
　〒722-2192　広島県因島市重井町5800-95
　Tel：0120（005）339　http://www.manda.co.jp/

㈱マンダム
　〒540-8530　大阪府大阪市中央区十二軒町5-12
　Tel：0120（373）337　http://www.mandom.co.jp/

ミヤリサン㈱
　〒114-0016　東京都北区上中里1-10-3
　Tel：03（3917）1191　http://www.miyarisan.com/

㈱明色化粧品
　〒552-0012　大阪府大阪市港区市岡2-4-30
　Tel：0120（124）680　http://www.meishoku.co.jp/

明治製菓㈱
　〒104-8002　東京都中央区八丁堀4-6-1　八丁堀センタービル
　Tel：03（3273）3474　http://www.meiji.co.jp/home.html

明治製薬㈱
　〒104-8002　東京都中央区京橋2-4-16
　Tel：0120（858）660　http://www.meiji.co.jp/

㈱梅丹本舗
　〒566-8566　大阪府摂津市学園町1-1-26
　Tel：0120（892）468　http://www.meitanhonpo.jp/

㈱メタボリック
　〒150-0001　東京都渋谷区神宮前2-7-7　JIKビル4F
　Tel：03（5410）6011　　http://www.mdc.co.jp/
㈱メニコン
　〒460-0006　愛知県名古屋市中区葵3-21-19
　Tel：0120（103）109　　http://www.menicon.co.jp/products/index.html
持田製薬㈱
　〒160-8451　東京都新宿区市谷本村町2-12
　Tel：0120（015）050　　http://www.mochida.co.jp/
森下仁丹㈱
　〒540-8566　大阪府大阪市中央区玉造1-1-30
　Tel：0120（181）109　　http://www.jintan.co.jp/

㈱ヤクルト本社
　〒105-0061　東京都中央区銀座7-16-21　銀座木挽ビル
　Tel：03（5550）8964　　http://www.yakult.co.jp/front/index.html
ユースキン製薬㈱
　〒210-0014　神奈川県川崎市川崎区貝塚1-1-11
　Tel：0120（221）413　　http://www.yuskin.co.jp/
祐徳薬品工業㈱
　〒849-1393　佐賀県鹿島市大字納富分2596-1
　Tel：0954（63）1231　　http://www.yutokuyakuhin.co.jp/
ユニ・チャーム㈱
　〒108-8575　東京都港区三田3-5-27　住友不動産三田ツインビル西館
　Tel：0120（192）862（ベビー用品）　http://www.unicharm.co.jp/
養命酒製造㈱
　〒150-8563　東京都渋谷区南平台町16-25
　Tel：03（3462）8222　　http://www.yomeishu.co.jp/

ライオン㈱
　〒130-8644　東京都墨田区本所1-3-7
　Tel：0120（813）752　　http://www.lion.co.jp/index2.htm
㈱リアル
　〒652-0885　神戸市兵庫区御所通1-3-18
　Tel：078（682）8091　　http://www.real-co.com/top/

リバテープ製薬㈱
　〒861-0136　熊本県鹿本郡植木町岩野45
　Tel：096（272）0631　http://www.libatape.jp/index.html

㈱龍角散
　〒101-0031　東京都千代田区東神田2-4-8
　Tel：03（3866）1326　http://www.ryukakusan.co.jp/

レキットベンキーザー・ジャパン㈱
　〒160-0022　東京都新宿区2-5-10　成信ビル6階
　Tel：0120（079）991　http://www.rb.com/home

ロート製薬㈱
　〒544-8666　大阪府大阪市生野区巽西1-8-1
　Tel：06（6758）1230　http://www.rohto.co.jp/

わかもと製薬㈱
　〒103-8330　東京都中央区日本橋本町2-1-6
　Tel：03（3279）1221　http://www.wakamoto-pharm.co.jp/product/index.html

㈱和漢薬研究所
　〒160-0022　東京都新宿区新宿1-29-8
　Tel：0120（432）894　http://www.capony-wakanyaku.co.jp/

湧永製薬㈱
　〒101-0062　東京都千代田区神田駿河台2-5-1
　Tel：03（3293）3363　http://www.wakunaga.co.jp/

和光堂㈱
　〒101-0048　東京都千代田区神田司町2-14-3
　Tel：0120（889）283　http://www.wakodo.co.jp/

ワダカルシウム製薬㈱
　〒538-0043　大阪府大阪市鶴見区今津南2-7-36
　Tel：06（6965）0831　http://www.wadacal.co.jp/

本文索引

[あ]

IgA腎症　297,298
IgA腎症の食事療法　298
アーチ・プラス　52
アイクレオの低出生体重児用ミルク　155
亜鉛　32
あかぎれ　91
赤チン　81
アカメガシワ　225
アクエリアス　30
アクネ菌　27,28
アシクロビル　88
明日葉　217
アスコルビン酸　287,288
アスコルビン酸ナトリウム　48
アスピリン　60,61,212
アセトアミノフェン　72,90
アセナトール　135
遊び食べ　166
アディポネクチン　62
アテネントール錠　209
アトピー性皮膚炎　74,220
アナフィラキシー　34
アネートルトリチオン　209
アネロンニスキャップ　73
アフタ性口内炎　23
天海のにがり　283
アミグダリン　191,192
網戸に虫こないエアゾール　270
アミノ安息香酸エチル　74
アミノ酸の製造方法　228
アミノフィリン　74
アメリカで薬剤師　309
アモキシシリン　56
アラントイン　23
アリナミンA　40,41
アリナミンEX　40,41
アリナミン錠の主な成分　41
アリルイソプロピルアセチル尿素　74
アルカリイオン水　175,176
アルギニン　25,235,236
アルピニーA坐剤　90
アルピニー坐剤100　90
α-リポ酸　46,174,175
アロエ　136
アロンアルファ　58
泡　97
アントシアニン　293
アンメルシンコンドロパワー錠　57

[い]

EDTA　33
イオウカンフルローション　28
イオン導入　85,86
胃潰瘍　56
息切れ　38,70
育毛効果　17
育毛剤　16
育毛法　51
医行為　302
イスコンチン　284
胃切除後障害　249
胃切除後症候群　249
イソジンうがい薬　35
イソフラボン　230
イチョウ葉エキス　212
一酸化窒素　234
一般医療機器　95,115
井戸水の消毒法　256
井戸水の水質検査　256
犬のけが　240
犬の目薬のさし方　240
イノシシ避け　268
命の母A　88,89
イブプロフェン　60,61
医療ガーゼ　95
医療ガーゼの形状　96
医療機器　95
医療機器のクラス分類　115
医療用の接着剤　58
入れ歯安定剤　266
色の定着　258
インシュリン抵抗性　178

インスリン製剤　46,47
インソールプロ　52
インドメタシン製剤　133
院内製剤　244
インフルエンザ　86
インフルエンザの予防接種　18

　　　　　　　[う]

ウィンダム　141
ウコン　176
ウコン茶　219
う蝕　22
ウナコーワA　79
うるおいキープ　209

　　　　　　　[え]

ABC粉末消火器　259
AD/HD　303,304
AGA　16
AHCC　224
ATPコーワ腸溶錠　20
hCG　137
HMG-CoA還元酵素阻害剤　45
L-シスチン　215
L-システイン　215
LDL-コレステロール　118
LDLコレステロール　193,201
MSM　189,190
SOD　184
SPFとPA　147
SPスポイト　123
栄養表示基準　281
栄養補給剤　249
液体歯磨き　257
エストロゲンレセプター　230
エタノール　146,257
エバユースホワイト　215
エポザックカプセル　210
エマリールゼリー　39
エルゴタミン　303
塩化セチルピリジニウム　23
塩化ベルベリン　109
塩化ベンザルコニウム　81,109
塩化ベンゼトニウム　81
円形脱毛症　17
嚥下障害　252
塩酸ジフェニドール　74

塩酸ジフェンヒドラミン　64,67,74
塩酸プロメタジン　74
塩酸メクリジン　74
塩酸メチルエフェドリン　308
エンシュアリキッド　20
塩素系消毒剤　37
塩類下剤　49

　　　　　　　[お]

OC　26
OS-1　30,200
オイラックス　244
オイラックスG・メディクイック　35
嘔吐　30
オウバク末製剤　133
オーラルバランス　209,250
奥田脳神経薬　106
オクトチアミン　45,46
お屠蘇　41
オムーニ　135
おむつ費助成　245
オメガ3脂肪酸　195
オメプラゾール　56
オリゴ糖　253,300
オルチミンクリーム　79

　　　　　　　[か]

蛾　270
介護用おむつ　245
疥癬　246
界面活性剤　261
潰瘍性口内炎　23
外用の消炎鎮痛剤　133
牡蠣エキス　213
加工酢　278
風邪薬　129,133
肩こり　42
活性酸素　184,203
カネソンブレストパッド　159
カビ　258,264
カフェイン　74
花粉症　291
かぼちゃボーロ　162
加味帰脾湯　64
カユネード　135
痒み　75
ガラクトース血症　164

本文索引　421

ガラスの汚れ防止　258
カラメル　234
カリウム　279
カリウムの生理作用　279
カリカリ梅　290
カルキ　37
カルシウム　54
カルボキシビニルポリマー　39
カルボキシメチルセルロース　33
カレンデュラ・キンセンカ　221
カロヤン　17
革製品　258
肝硬変　176
看護師　302
肝静脈閉塞症　197
関節痛　42,57
感染性胃腸炎　31
甘草　33,42,130
カンタン昆虫標本セット　311
浣腸　132
寒天　204
肝斑　82
陥没乳頭　159
γ-BHC　244
γ-リノレン酸　220
管理医療機器　115
寒冷蕁麻疹　83

【き】

偽アルドステロン症　42,43
基材　36
キシリトール　22,152
キシリトールおよび含有率の計算方法　153
キシリトールガム　209
基礎体温　139
基礎代謝量　295,296
キチンとキトサン　199
気つけ　38,70
キトサン　198
キトサンオリゴ糖　198
キネシオロジー　24
キノコ中の機能性成分　224
救急搬送システム　310
救心　38,69
丘疹　155
急性緑内障　29

Q10ホワイト　215
牛乳アレルギー　161
旧表示指定成分　149
希ヨードチンキ　81
局所麻酔薬　74
キレート加工　228
禁煙補助薬　102
金魚の餌　266
ぎんなん　204,205

【く】

クインケ浮腫　87
クールワン去たんソフトカプセル　131
クエン酸　99,100,282
クエン酸第一鉄　50
くこ葉茶　219
草木染　258
クミスクチン　193
クミスクチン茶　194
クラリスロマイシン　56,303
クラロイシン錠200　303
クリアミン　303
クリームとは　150
グリセリン　91,94
グリセリンカリ液　91
グリチルリチン酸　33
グリチルリチン酸二カリウム　33,111
グリチルリチン酸の薬理作用　130
グリチルレチン酸　143
グリナ　64
クルクミン　177
グルコサミン　57,178
グルコサミンと糖毒性の研究報告　179
グルコシノレート　233
グルコマンナン　204
グルコン酸クロルヘキシジン　125
グルタクリーン　98
グルタチオン　174
グルタミン酸　208
グルタラール　98
クロイツフェルトヤコブ病　32
クロトリマゾール　142
黒にきび　28
黒にんにく　223
黒豆　293
黒豆調理　292
クロム　232

クロル・テスター　256
クロロブタノール　110

【け】

経皮的酸素飽和度　119
ケイヒ油　67
劇物　94
劇薬　105
化粧品の定義　146
血圧計　117
血圧とは　117
血液検査　121
血管性浮腫　87
血小板活性化因子　213
結石　182
血糖値　138,178,179
血糖値測定器　116
結膜炎　112
下痢　30
ゲルマニウム　180,181
下呂膏　81
減感作療法とは　222

【こ】

抗アセチルコリン剤　74
抗アレルギー剤（薬）　75,83
甲殻類のアレルギー　56
口渇　19,20
抗がん作用　205
抗菌目薬　113
抗菌薬　36
口腔アレルギー症候群　291
口腔乾燥症　20
口腔ケア　210
航空性中耳炎　55
高血圧　48,229
高血圧症　130,131
高血圧予防　279
高血糖　138
抗コリン作用のある市販薬配合成分の例　130
抗コリン薬　73
抗酸化作用　174
抗酸化力　203
抗酸化力測定装置　203
高脂血症　118
虹視症　28
紅色陰癬　132
口唇ヘルペス　23,88
香水を薄める　146
高度管理医療機器　115
口内炎　23
抗ヒスタミン剤　74,75,111
抗ヒスタミン薬　73,83,84
虹輪視　28
ゴオウ　38
コクゾウムシ　269
骨粗鬆症　217
骨病変　54
コデイン類　65
粉ミルク　152
コバエを捕獲　269
コバラミン　111
鼓膜　54
コメド　28
コラーゲン　186,187
コレステロール　201,214
コレステロール胆石　182
コンサータ錠　303,304
今治水　67
コンタクトレンズ　109,114,123
コンタクトレンズ用精製水　96
混濁尿の鑑別方法　121
コンタックせき止めST　131
昆虫標本　311,312
コンドーム　140
コンドロイチン　187
コンドロイチンZS錠　57
蒟蒻　204
コンフリー　196

【さ】

柴胡加竜骨牡蛎湯　64
再生不良性貧血　296,297
サキナビル　224
酢酸カルシウム　53
サジー　195
流石茶　225
殺虫剤　270
殺虫用のくん煙剤　271
サテニジン液　126
さび　292
さび釘　292
サメ軟骨　205

サラジェン錠　210
サリチル酸　143
サリチル酸メチル　133
サリブレンカプセル　209
サリベートエアゾール　209
3Aマグネシア　127
3Aマグネシウム　49
酸化亜鉛　80
三価クロム　232
酸化マグネシウム　49
産後　77
酸棗仁湯　64
酸素濃度　119
残留塩素濃度　256

[し]

次亜塩素酸カルシウム　37
次亜塩素酸ナトリウム　124,126,256
シアノアクリレート　58
シアノコバラミン　114
紫雲膏　248
塩タブレット　199
シオノギD軟膏　79
塩の種類　197
紫外線と日焼け止め　312
紫外線量　312
歯科技工用　58
しこり　170
脂質異常症　118,201
しそ酢の作り方　294
湿潤療法　66
湿疹　74
指定医薬品　104
シトルリン　234,235
ジノテフラン　269
ジヒデルゴット　303
ジフェンヒドラミン　143
ジプロフィリン　74
脂肪細胞　62
耳鳴丸　106
しもやけ　70
シモン芋　226
シモン茶　226
芍薬　42
ジャコウ　38
シャント　38
臭化水素酸スコポラミン　74

習慣性医薬品　105
周産期　156
自由診療　16
十全大補湯　63
重曹　97,99,100,282
重炭酸ソーダ　92
十薬　231
授乳中に薬　134
授乳中に摂るとよい食品　299
シュミテクトPROエナメル　84
潤滑ゼリー　39
消火器　259
生姜　42
硝酸塩類　280
硝酸ナトリウム　280
掌蹠膿疱症　143
消毒　94,98
消毒剤　124
消毒剤の強さ　125
消毒用エタノール　126
消毒用エタノールIP　126
小児の薬物代謝能力　90
小児用解熱剤　90
褥瘡　247
褥瘡の分類　248
植物ステロール　201
食物アレルギー　161,162
食物繊維　180,214,215,226
暑熱障害　30
処方せん医薬品　104
シラミ駆除　274,275
シリコーン　260
シリコン　260
脂漏性湿疹　74
白チン　81
白にきび　28
白にんにく　223
深海鮫エキス　195
深海鮫生肝油　195
新型乳酸菌　202
人工唾液　209
シンジュ　38
親水ワセリン　36
新生児痤瘡　155,156
身体障害者用標識　313
身長を伸ばす薬　24
新ブロン液エース　131,308

[す]

水銀　68
水銀温度計　67
水酸化マグネシウム　49
睡眠改善薬　64
睡眠薬　63
スギ花粉加工食品　222
スギ花粉症　222
スキムミルク　281
スクアレン　196
スクワレン　195,196
スターアニス　238
スタンダードスキンクロージャー　59
ステアリルアルコール　36
ステリストリップ　59
ステロイド　35,36
ステロイド外用剤　36
ステロイド剤　75
ストナ去たんカプセル　131
酢の種類　278
スピルリナ　183,184,185
スミスリンパウダー　274,275
スミチオン　271
スラーリア　49
スルファメトキサゾールナトリウム　111

[せ]

青酸中毒　192
正常眼圧緑内障　214
精製水　96
成長ホルモン　25,236
生理食塩水　240
咳止め　131
咳止め薬の成分　131
セスキ炭酸ソーダ　92
石けん　262
接触性皮膚炎　74
セビメリン塩酸塩　209,210
ゼラチン　186,204
セルシン錠　20
セレキノン錠　19
洗剤　261
洗剤と石けんの違い　262
全成分表示　149
センソ　38
洗濯ソーダ　92

センナ　39,40,136
センナジツ　40
センノシド　39
前立腺肥大症　129,211

[そ]

創傷部位消毒の注意点　241
壮年性脱毛　17
増粘多糖類系　251
ソーダ類の違い・比較　93
ソーパルメット　210
足底腱膜炎　57,58
疎経活血湯　42,43
ソフラチュール　68,69
ソルドールE　20

[た]

第１類医薬品　104
ダイエタリーファイバー　214
ダイエット　51
ダイオウ　136
大学目薬　107
大豆アレルギー用醤油　294
大豆イソフラボン　229
タウリン　190,191
唾液分泌促進効果　209
脱水症状　30
脱毛予防法　51
ダニ　238
ダニアースパウダー　274,275
ダニ駆除　274
タブソルト　200
ダブレットU　22
たまごたっぷりぼうろ　162
炭酸カルシウム　53
炭酸水　282
炭酸ソーダ　92
胆汁　182
男性型脱毛　16,17
胆石症　182
胆石発作予防　225
タンニン　216
胆のう結石　181

[ち]

チオクト酸　45,174
蓄膿症　218

本文索引　425

乳首の裂傷原因と予防法　154
着色料　234
チャンピックス　102,103
注意欠陥／多動性障害　303
中枢神経興奮薬　74
超音波検査　101
チョウジ油　67
鎮うん剤　74
チンク　107
鎮静剤　74

【つ】

ツキシマ　200
爪の水虫　27
爪白癬　27

【て】

DHA　193
DHEA　193
DHT　16
DHT　17
dl-カンフル　67
手洗いの基本　141
低周波治療器　116
低出生体重児　154
低出生体重児用　森永ドライミルク
　『GP-P』　155
低身長　25
低用量経口避妊薬　26
低用量ピル　26
テーピングテープ　24
デオキシノリジマイシン　177
デオキシリボ核酸　152,185
テオフィリン　74
手づかみ食べ　166
鉄剤　50,51
鉄さびの落とし方　263
テトラヒドロゾリン　108
テラ・コートリル軟膏　23
点眼の仕方　111
デントヘルスマウスローション　209
デンプン系　251

【と】

動悸　38,70
当帰六黄湯　63
糖質の計算　282

糖尿病　178,232
糖尿病合併症予防　174
頭皮マッサージ　52
動物胆　38
動物用医薬品　98
動物用医薬品店舗販売業　99
動物用医薬品特例店舗販売業　99
豆腐の作り方　283
毒劇物販売業　94
ドクターサム　163
ドクダミ　218,231
ドクダミ茶の作り方　218
特定疾患　296
トコトリエノール　207
トコフェロール　207
屠蘇散　41,42
屠蘇酒　41
独活葛根湯　42,43
ドライアイ　109,114
ドライマウス　20,250
トラベルカルテ　19
トランシーノ　82
トリプトファン　45
トレドミン錠　19
とろみ調整食品　251

【な】

NAPLEX　309
ナイアシン　45
ナイスリープ　64
納豆菌　128
ナトリウム　48
ナファゾリン　108,111
ナリピタン　106
軟膏基材の種類　37
難消化性デキストリン　179,180
難病　296

【に】

にがり　283
にきび　27,28
肉離れ　47,48
ニコチン依存症　103
ニコチンガム　101
ニコチン酸　45
ニコチン酸アミド　44,45
ニコレット　101

2次充血　108
2枚爪　26
乳がん　171
乳酸菌　253
乳歯　158
乳児痤瘡　156
乳歯先天性欠如　158
乳歯と咀嚼リズム　158
乳汁に移行する主な成分　134
乳腺症　170
乳腺線維腺腫　171
乳糖不耐症　164
ニューらくらく点眼　107
尿検査紙　120
尿中尿酸値　120
二硫化炭素　94
妊娠　77
ニンジン　38
妊娠検査薬　137
妊娠性掻痒　134
妊娠線　157
妊娠糖尿病　138,139
にんにく　223
にんにくと医薬品の相互作用　223

[ぬ]

抜け毛　51

[ね]

ネオイスコンチン　284
ネオサンループ錠　140
ネコにマタタビ　239
猫ノミ　238
根コンブ　228
ネズミの種類と特徴　272
熱さまし　72
熱中症　29,30,200

[の]

ノイビタゴールド　45,46
ノコギリヤシ　210,211,212
ノミ　238
乗り物酔い予防薬　74
ノルウェー疥癬　246
ノロウイルス　124,140

[は]

パーコール法　136
ハーブティー　156
バーユ　153
バイアスピリン　61
バイオパッド　66
廃棄法　76
ハイゼット錠　201
ハイドロハイター　263
排卵日検査薬　139
歯ぎしり　21
白色ワセリン　247
白癬菌　142,143
麦門冬湯　209
ハチノスツヅリガ　94
八味地黄丸　106
八角　238
白血球数　121
発酵コンドロイチン　188
発酵ヒアルロン酸　188
発色剤の働き　280
バッテリー液　78
発熱　72
BAP Test　203
ハトムギ　206
ハトムギ糖　206
ハトを駆除　272
ハナノア　71
パナルジン　212
パブロン　50,129
バポナ　105,273
歯磨き粉　263
パラアミノ安息香酸　208
パラオキシ安息香酸エステル　148
パラオキシ安息香酸エステル類　110
パラベン　148
バランスフィット　ペロティ　52
貼り薬　133
バルサルバ法　55
パルスオキシメーター　119
バレニクリン　102,103
バンテージ　24
BAND-AID キズパワーパッド　66
パントテン酸　208,209
販売数量規制等の内容　308
パンプキン種子　211

[ひ]

BNP　121,122
BNP CLEIA 法　122
PABA　208
PAF　213
PF 容器　109
ヒアルロン酸　187,188
ビーンスタークハキラ　22
冷え性　219
冷え症　219
ビオチン　143,227
ビオチン欠乏と疾患　227
飛行機　54
ヒスタミン　83,84
ヒスチジン　284
ヒゼンダニ　246
ビタミン B_2　110,285
ビタミン B_2 欠乏　285
ビタミン B_6　286
ビタミン B_6 欠乏　286
ビタミン B_{12}　111
ビタミン B 群　45
ビタミン C　85,287,288
ビタミン E　207
ビタミン H　143,227
ビタミン K　183,217
ヒト絨毛性性腺刺激ホルモン　137,138
ヒト胎盤エキス　31
ひな人形　264
ひな人形用防虫剤と衣類用防虫剤の違い　264
避妊用膣薬　140
美の友ナスハミガキ　263
ひび　91
ひび・あかぎれ　75,76
ヒビケア軟膏　75
ヒビテン　125
ビフィズス菌　253
皮膚接合用テープ　59
肥満　62
日焼け止め　147
白虎加人参湯　209
ピューラックス　256
表示指定成分　149
ひょうたんごっこ　265
ひょうたんにミミズ　265
ひょうたんの作り方　265
漂白剤　263
ピリドキサール　286
ピル　25
ピレスロイド系の殺虫剤　275
ピロカルピン塩酸塩　210
ピロキシリン　59
ピロリ菌　56,63
ピロリン酸第二鉄　50
びわの葉エキス　191
貧血　50,77
頻尿　204,210

[ふ]

vCJD　31,32
フィチン酸　33
フィッシュミール　267
フィナステリド錠　16
プーアール茶　219
プール消毒　37
フェイスマッサージ　82
フェノール　67,143
フェノトリン　274,275
フェルビナク製剤　133
フォローアップミルク　169
副鼻腔炎　218
浮腫　33
婦人薬　79
不正出血　44
プチパッド　159
ブドウ糖　29
フマル酸第一鉄　50
不眠　63,64
FRAS 4 フリーラジカル分析システム　203
プラセンタ　31,77
ブルーベリー　293
ブルーレットドボン　265
フルコート F　80
ブレストパッド　159
プロゼリー　101
プロテクトハーブノミよけスポット　238
プロトンポンプ阻害剤　56
プロペシア錠　16
プロマック顆粒　32
ブロムワレニル尿素　74
ブロムワレリル尿素　105

ブロン錠　65

[へ]

ベビー用外用剤　135
ベビー用の保湿剤　160
ヘビ避け　273
ヘム鉄　50,77
ヘリコバクター・ピロリ　63
ベルクリーンS軟膏　70
ベルツ水　91
ヘルペス性口内炎　23
ベンジン　267
ベンゼン　288,289
ベンゼンヘキサクロライト　244
便の色　167
便の臭い　252
便秘　132,135,136,203
便秘薬　127
扁平乳頭　159

[ほ]

ホウ酸水　240
防腐剤　109
防腐剤無添加容器　109
ポカリスウェット　29
ポカリスエット　282,283
保険薬局及び保険薬剤師療養担当規則　245
補中益気湯　63
ポラプレジンク　32
ポリグリップS　266
ポリリン酸　33
ホルマリン　59,60

[ま]

マーキュロクロム液　81
マーユ　153
マウスピース　21
マウスピュア　209
マカ　233
マキロン　81
マグネシウム系便秘薬　127
マクロゴール　36
マスティックデンタルリンスジェル　263
股ずれ　132
マタタビ　239
マリーゴールド　221

マルチビタミン　299
マレイン酸クロルフェニラミン　65,74,111
まわた薬　79

[み]

ミコナゾール　142
水虫・たむし薬　141
水虫薬　142
緑色の便　167
ミネラル　232
ミノキシジル　17
耳鳴り　106
ミョウバン　258,290
ミョウバン媒染液の作り方　259
ミルク　152,161
ミルク・アルカリシンドローム　128
ミルクアレルギー　161
ミルクアレルギーと乳糖不耐症の違い　162
ミルマグ　49
民間救急の事業者　310
民間の救急車　310

[む]

ムイラプアマ　188,189
むくみ　33
虫コロリアース　270
虫刺さされ　34
虫刺され　79
虫歯　22,67,263
無脂肪　281
胸のしこり　170
ムヒS　79,80

[め]

明治ラクトレス　164
メイラックス錠　19
目薬　107,108,109,110,111,112,114
目薬に使用されている防腐剤　109
メダカの餌　266
メチルスルフォニルメタン　189,190
メチルパラベン　148
目によい　293
目の疲れ　114
メバロチン　44,45

目やに　112
メルスモン　31
免疫乳酸菌　202
メンソレータムE軟膏　75
メンフェゴール　140

[も]

モイストヒーリング　66
モートン病　52,53
藻塩　197

[や]

ヤーコン　300
薬剤性味覚障害　32
薬用化粧品　146
やけど　65
野菜ボーロ　162
ヤモリ駆除　274

[ゆ]

ユーカリ茶　216
雪目　107
指しゃぶり　163

[よ]

酔い止め　73
葉酸　208,209
ヨーチン　81
ヨモギクリーム　150
ヨモギの効能　150

[ら]

RICE　47
ラエンネック　32
ラクトース　164
ラズベリーリーフ　156
ラットサイン　272
ラノリン　36
ラミシール　141
ランソプラゾール　56

[り]

リアップ　17
リグロイン　267
リドカイン　70,143

リトナビル　223
離乳食　171
リボ核酸　152,185
リボフラビン　285
硫酸　78
硫酸亜鉛　107
硫酸第一鉄　50
硫酸フラジオマイシン　68
硫酸マグネシウム　49
両面界面活性剤　126
緑内障　29
緑内障予防　213
旅行用国際基準診断書　19
リン　54
リン吸着剤　53,54
リンゴ酸カルシウム　53
リン酸型ビタミンC　85
リン酸カルシウム錠　137
リン酸コデイン　308
リン酸ジヒドロコデイン　65,308

[る]

ルイボスティー　219
ルビーナ　88,89

[れ]

レイヨウカク　38
レートリル　191
レスタミンコーワ　80

[ろ]

ロウの染み抜き　267
ロートUVキュア　107
ロクジョウ　38
ロタウイルス　31
六価クロム　232

[わ]

ワーキングタイム　52
和漢薬　80
ワクチン　18,86,87
わらび餅　289
ワルファリン　128,183,207,212
1デーコンタクト　123

ドラッグストアQ&A　Part 2
～薬・健康食品・化粧品・ベビー・生活用品の情報BOOK～

2011年5月13日　第1刷発行
2013年7月13日　第2刷発行

監修　尾関孝英（高橋・尾関法律会計事務所，弁護士）
　　　　河野武幸（摂南大学薬学部教授）
　　　　小松龍史（同志社女子大学生活科学部食物栄養科学科教授）
　　　　筒井廣明（昭和大学藤が丘リハビリテーション病院整形外科准教授）
　　　　堀美智子（株式会社エスアイシー）
　　　　宮澤三雄（近畿大学理工学部応用化学科教授）

執筆・編集　㈱ユタカファーマシー
浅井慧	岩田恵樹	大倉順一	岡本真紀	小倉麻紗美
兼松雅博	川村鮎美	木原宏美	小塚美幸	此枝修一
佐竹正人	瀬野智美	高橋佳代	高橋幸男	戸田裕美
藤田知子	布施英紀	牧野佑亮	深山由佳子	

協力　金子真理　　久保真弓　　中條薫　　中村江里　　堀内友美恵

＊監修，執筆・編集，協力は50音順に掲載。

発行　株式会社薬事日報社
　　　　〒101-8648　東京都千代田区神田和泉町1番地
　　　　電話 03-3862-2141　　URL http://www.yakuji.co.jp

印刷　昭和情報プロセス株式会社

好評発売中！！

ドラッグストアQ&A
薬・健康食品・化粧品・ベビー・生活用品の情報BOOK

監修
大西 憲明　京都薬科大学助教授
小木曽太郎　近畿大学薬学部名誉教授
尾関 孝英　弁護士
戸部　敏　昭和大学薬学部教授
宮澤 三雄　近畿大学理工学部教授
目澤 朗憲　めざわ耳鼻科クリニック院長
山元 俊憲　昭和大学薬学部教授
吉岡 正則　摂南大学薬学部教授

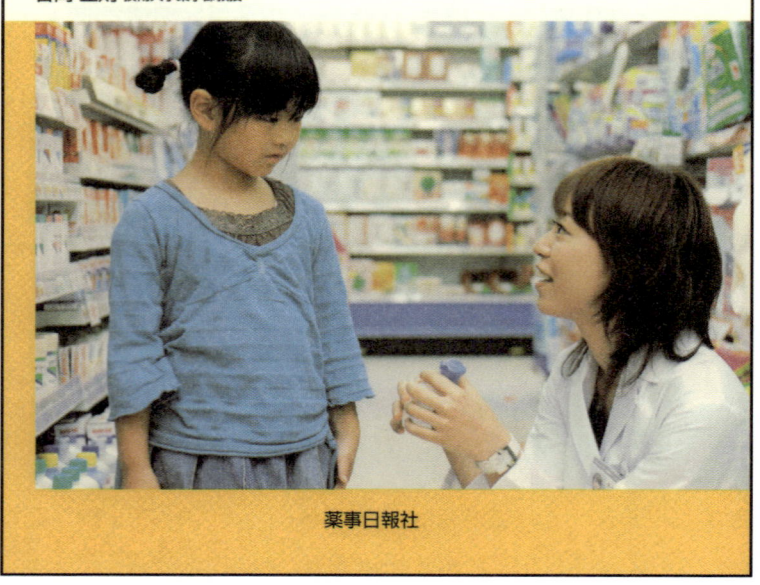

薬事日報社

ドラッグストアで扱う多種多様な商品に関する様々な疑問・質問、相談に答えた一問一答集（全311問）。疑問・質問これで解決の大好評Q＆Aの第1弾。Part2と併せてさらに強力なお役立ちツールに。

A5判　524頁　定価3,255円　ISBN978-4-8408-0832-5